無歯顎補綴に強くなる本 上

著者：寺西　邦彦

to be expert in Edentulous Jaw

クインテッセンス出版株式会社　2009

Tokyo, Berlin, Chicago, London, Paris, Barcelona, Istanbul, Milano, São Paulo, Moscow, Prague, Warsaw, New Delhi, Beijing, and Bukarest

インプラント時代の無歯顎補綴

前回、「総義歯に強くなる本」を執筆したのは今から26年前になります。この26年間、歯科臨床は大きな進歩を遂げ、日常歯科臨床の現場においても、その治療体系も大きく様変わりしてきたように思えます。

とくにオッセオインテグレイテッド・インプラントの普及は欠損補綴の考え方を一変したように感じられます。26年前の「総義歯に強くなる本」の79章「インプラントは必要か」においては、「当時の日本にはまだオッセオインテグレイテッド・インプラントが導入されていなかったため、また無歯顎症例に安心して使用できるインプラントは存在しないため今後の研究開発を期待する」といった趣旨で締めくくっていますが、ご存知のように現在の歯科界は一変しているわけです。

現実問題として、筆者の日常臨床においても、無歯顎症例はありますが、そのほとんどがインプラント補綴症例で、純粋な総義歯補綴症例はきわめて少なくなってきております。

こういった状況から、今回「総義歯に強くなる本」の改訂を、との依頼をいただいたときに、どのように改訂したものかと正直言って非常に悩みました。ただ、インプラント補綴が増えたといっても、それは手法論であって、対象が無歯顎症例であることには違いはなく、無歯顎補綴臨床の基礎であるところの、先人らが確立してきた総義歯補綴学の基礎と臨床が必要不可欠と言えるのです。

そこで今回、本書はあえて「無歯顎補綴に強くなる本」と書名を変更して、総義歯補綴のみに言及することなく、無歯顎および無歯顎に準ずるような多数歯欠損症例に対する、総義歯、オーバー・デンチャーそしてインプラント補綴に関して、幅広く応用、活用できる書籍を目指して執筆してみました。

　各章の解説には、それぞれどの補綴方法に活用できる理論か、そして術式なのかを各アイコンにて明示してみました。

　ただ本書の体裁上、ページ数にかぎりがあり、より深く理論、術式を記述することが不可能なため、各章に関する詳細な知識が参照できるように、関連書籍「ビジュアル・セミナー臨床咬合学入門」と「ビジュアル・セミナー臨床総義歯学入門」(ともにクインテッセンス出版刊) へのリンクマークを付与してありますので、これらの書籍にてより詳しい解説を参照していただきたいと思います。

　本書が多くの方々の日常欠損補綴臨床の一助となれば幸甚と思います。

２００９年２月

寺西邦彦

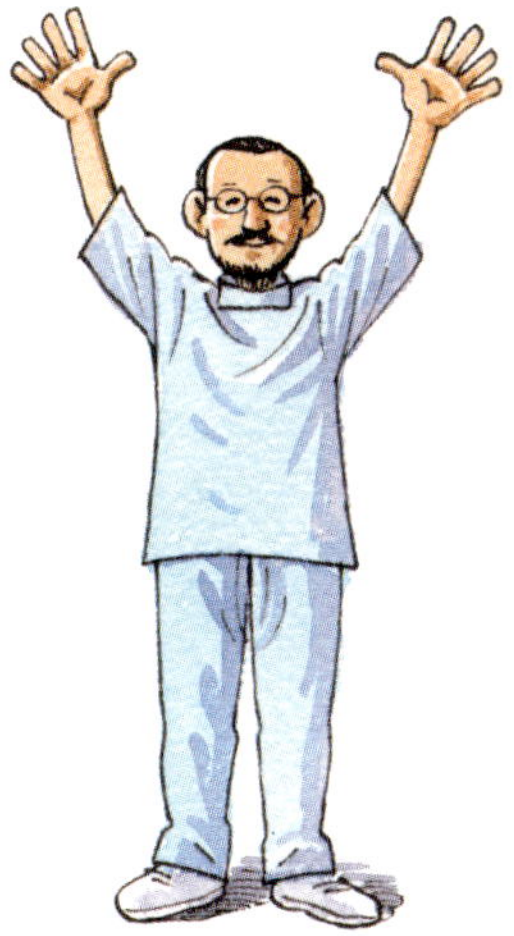

目次　上巻

第1部　考え直してみよう無歯顎補綴臨床

第2部　実践的臨床テクニック

第3部 リニアー・テクニックによる総義歯調製

目次　下巻（別売）

第3部

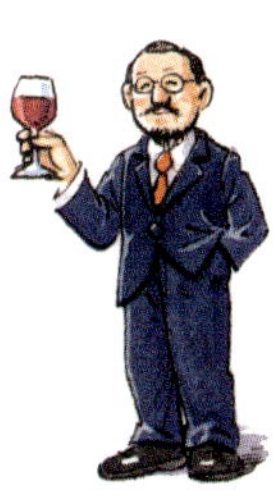

装丁：サン美術印刷株式会社
イラスト：伊藤 典

本書の見方と構成

本書は上巻（第1項から第51項）と下巻（第52項から第90項）に分かれています。各項の先頭ページの右上にあるアイコンとリンクマークは以下の意味を示します。

◆アイコン

「総義歯を用いた治療にも応用できる内容」の意味を示します。

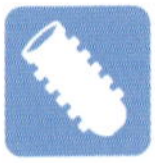

「インプラントを用いた治療にも応用できる内容」の意味を示します。

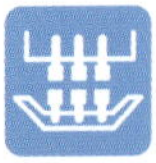

「オーバーデンチャーを用いた治療にも応用できる内容」の意味を示します。

◆リンクマーク

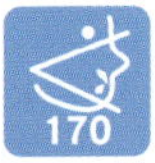

「ビジュアル・セミナー臨床咬合学入門」との関連を示し、リンクマーク内の数字は本書の内容に相当する「ビジュアル・セミナー臨床咬合学入門」のページを示します。

「ビジュアル・セミナー臨床総義歯学入門」との関連を示し、リンクマーク内の数字は本書の内容に相当する「ビジュアル・セミナー臨床総義歯学入門」のページを示します。

ビジュアル・セミナー
臨床咬合学入門

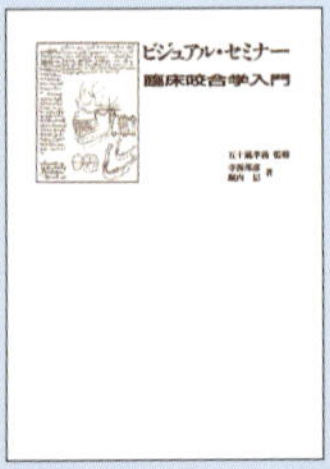

（1998年、クインテッセンス出版）

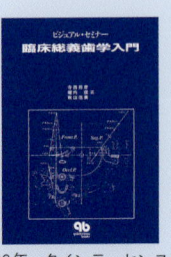

ビジュアル・セミナー
臨床総義歯学入門

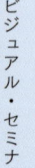

（1998年、クインテッセンス出版）

リンクマーク

アイコン

第1部から第5部までの部番号を示します。

ノンブル

項番号を示します。

項タイトル

用語解説
下段の欄には、本項の内容を補足する用語の解説や無歯顎補綴に関する臨床ヒントなどが掲載されています。

50

セントリックとは何だろう?
——セントリック・リレーションでいこう!

1．咬合採得II

咬合採得IIでは、上下顎の人工歯を水平的にどの位置で咬合させるかを決定していくことで、すなわち水平的顎間関係位の採得をゴシック・アーチ・トレーシングで行い、決定、採得していくことになりますが、ここでよく問題となってくるのが、どのような上下顎間関係位を採用していくかということです。

総義歯での上下顎間関係位については、多くの理論が存在します。それらを現実的な臨床の観点より大別すると、

①習慣性咬合位を用いる方法

②中心位（セントリック・リレーション・図50－1，2）を用いる方法

の2つが挙げられるでしょう。

①の習慣性咬合位を用いる方法は、なんとなく聞こえは良く、現実

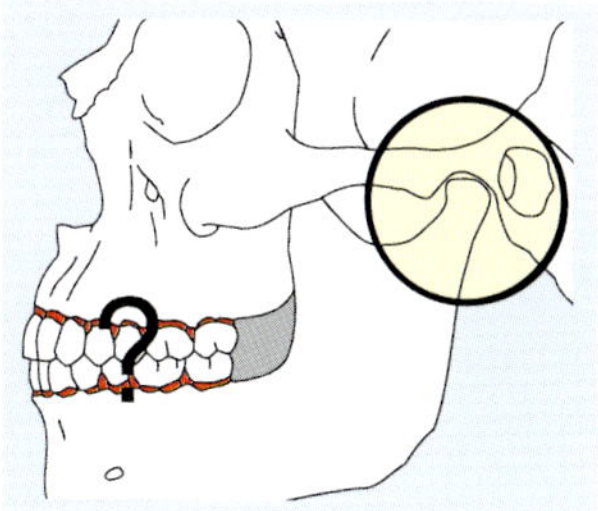

図50-1　中心位。顆頭が下顎窩内で前上方に位置し、再現性のある下顎位。歯によって決まる位置ではない。

◆ポイント・セントリック
中心位と咬頭嵌合位とが一致した状態（中心位咬合）で、その間のずれのない咬合状態を示す。

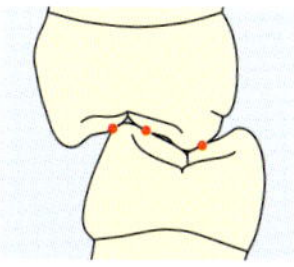

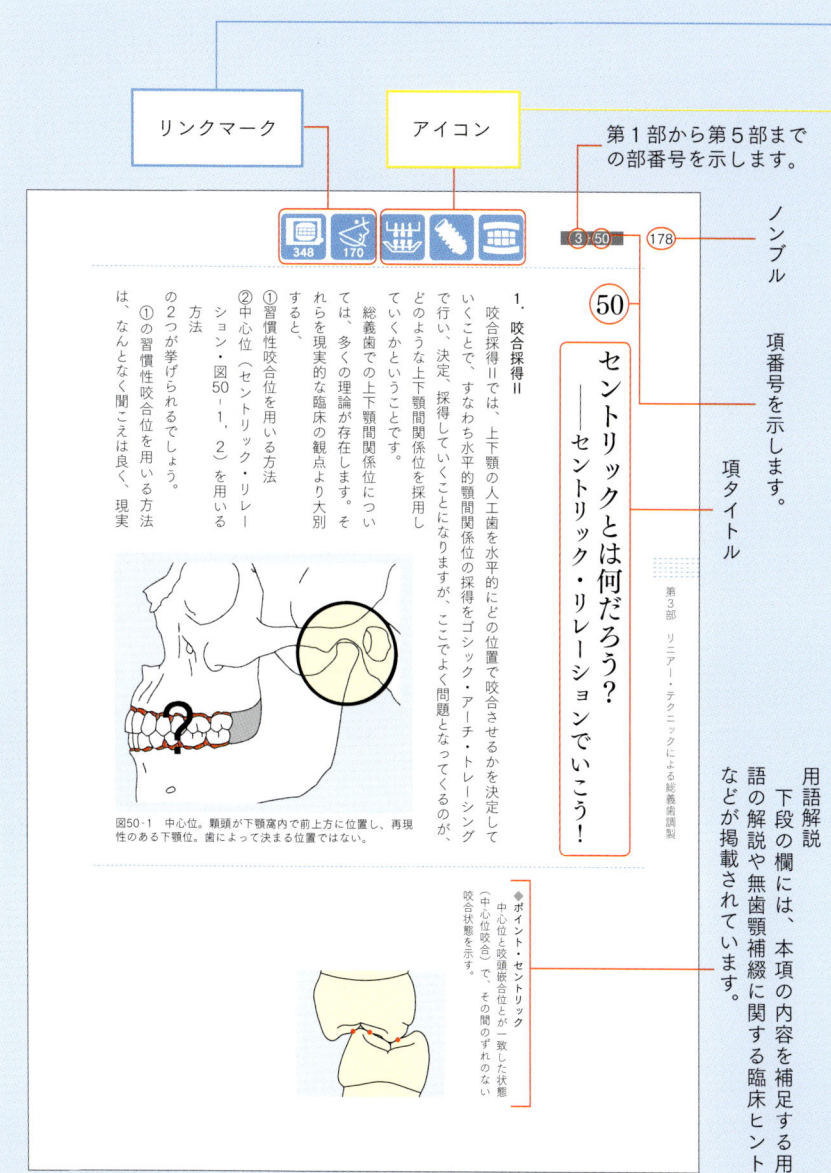

第1部

考え直してみよう無歯顎補綴臨床

1 欠損補綴はなくなるのか？
――現代社会の問題から考える

最近の歯科学の発展には目覚ましいものがあります。カリオロジーの発達と予防歯科の確立、歯周治療の進歩、さらには包括的歯科臨床への取り組みといった大きな流れは明らかに、日常臨床における欠損補綴症例の減少を達成しつつあるように思えます。

しかしながら、はたして本当に欠損補綴はなくなるのでしょうか。

50年後はわかりませんが、今後10～20年後については、答えは「No」でしょう。と言いますのは、最近10～20年のわが国の現状をみますと、つぎの事柄が起きています。

①バブル崩壊後の長期にわたる経済状態
←
受診率の低下・・・・プライマリー・ケアの減少

②医療保険制度の改革
←
患者負担の増加・・・受診率の低下・・・プライマリー・ケアの減少
医院経営の困窮・・・患者受けする歯科治療の増加（対症療法の増加）

◆パラファンクション

機能でない活動、口腔顔面領域においては、クレンチング、ブラキシズム、噛舌癖、咬唇癖および咬頬癖などが挙げられるとされている。

また変調したまま正道から外れた異常な機能ともされている。通常は、クレンチング、グラインディング、空口咀嚼運動などの実際の機能と無関係の運動を指す。

このような運動時に加わる力は、機能時に加わる力に比較して顎口腔系にとっての為害作用が大きいとされる[1]。

③歯学教育の問題点
　←
治療レベルの低下

こういった現象が続くなかでは、本当に欠損補綴が減少、そして「ゼロ」になるとは到底思えません。

またどんなに歯周治療や予防歯科が発展しても、広い意味での咬合すなわち力の問題（歯ぎしりなどのパラファンクション、歯根破折、外傷など）が解決されなければ、欠損症例はなくならないでしょう。

これら力の問題は、いざ欠損症例になった場合には、さらに問題を起こす要因となり、多数歯欠損症例をも生むことにつながってきます。50年後くらいには確かに欠損補綴はかなり少なくなるとは思いますが、残念ながら「ゼロ」にはならないでしょう。

ですから重要なことは、欠損が生じた場合に、正しい処置を行い、決して無歯顎症例や無歯顎に準ずるような多数歯欠損症例を作らないことです。

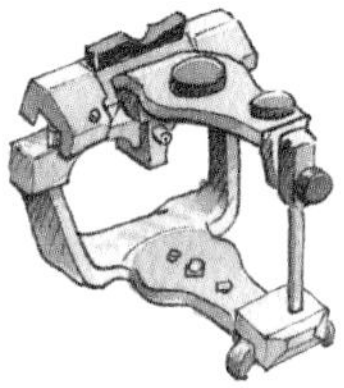

◆**プライマリー・ケア**

広辞苑によると、プライマリー・ケアとは、患者が最初に接する医療の段階であり、また、それが身近に容易に得られ、適切に診断処置され、また、以後の療養の方向について正確な指導が与えられることを重視する概念で、そのために訓練された一般医・家庭医（プライマリー医師）がその任に当たることとなっている。

本項で述べている歯科におけるプライマリー・ケアとは、症状がないか、軽微な症状を呈している初期のデンタル・カリエスや歯周疾患などの治療を指しており、的確な処置が行われることにより、欠損症例や歯列の崩壊症例を防ぐことを意味している。

症状がないか、軽微な症状を呈しているため、景気の低迷や患者負担の増加といったことにより、受診率が低下してしまうとプライマリー・ケアは減少してしまう。

2 超高齢化社会と欠損補綴
――重要な歯科医療の役割

先生方がご存知のように、現在、日本は超高齢社会（表2-1）を迎えています。そして、そのために、年金問題、老々介護などの介護問題、さらには老人医療費の問題など、連日新聞紙面をにぎわせています。高齢社会と歯科治療とのかかわり合いについてはさまざまなものが挙げられますが、その問題点としては、つぎのようなものが考えられます。

高齢者を対象とした歯科治療の問題点

①具体的な治療上の問題点
a．全身疾患との問題点（訪問歯科治療）
b．組織抵抗性の減退による治療に対する組織反応の低下
c．老化による治療に当たってのコミュニケーション確立の困難さ

②健やかに老いるための一助としての歯科治療
a．老後の食生活と歯科治療のかかわり合い（咀嚼機能回復の重要性）
b．積極的な社会参加への一助となる歯科治療（リハビリテーション医療としての歯科治療）

◆**義歯と義眼の違い**

総義歯を人工臓器の一種とみた場合、それはほかの人工臓器に比べ特異な条件下にある。

たとえば、義眼では外観といった審美的な要素は回復できても、「視力」といった感覚機能や眼球の運動は回復できない。

しかし総義歯では、感覚能・運動能のそれ自体は回復されなくても、効果器として咀嚼機能、調音機能、表情構成能の回復が期待できるのである。

介護や訪問歯科治療はもちろん重要な問題ですが、それ以前に高齢者の多くは若い年代の方よりも欠損補綴を必要とされている方は明らかに多いわけですから、的確な欠損補綴治療を行い、良好な食生活の回復こそ、重要な歯科医療の役割ではないでしょうか。そしてそれにより、多くの高齢者の方が健康に老後の社会参加を行っていくことが重要だと思います。

欠損歯列であるため若い方々と同様においしいものが食べられないようでは、家に引きこもりがちになり、健康を維持することは困難になるでしょう。

さらにまた、万一、病気のため、入院や寝たきりとなった場合には当然、訪問歯科治療の必要性が生じるわけですが、その場合の歯科治療にはある程度限界が生じてしまいます。

このような場合の欠損補綴治療においては、可撤性義歯のように口腔外にて修理、補修が行える補綴処置が有用になると思われますから、欠損補綴イコール、インプラントによる固定性補綴物といった考え方は短絡的とも言えるでしょう。

表2-1　超高齢社会と欠損補綴

		年齢（5歳階級），男女別推計人口								
		平成19年7月1日現在（確定値） July 1, 2007（Final estimates）						平成19年12月1日現在（概算値） Dec. 1, 2007（Provisional estimates）		
年齢階級 Age groups		総人口 Total population			日本人・人口 Japanese population			総人口 Total population		
		男女計 Both sexes	男 Male	女 Female	男女計 Both sexes	男 Male	女 Female	男女計 Both sexes	男 Male	女 Female
15～64		83,163	41,802	41,361	81,764	41,147	40,618	8,293	4,170	4,123
65歳以上	and over	27,267	11,613	15,654	27,152	11,559	15,593	2,759	1,176	1,583
うち75歳以上	and over	12,582	4,713	7,869	12,536	4,693	7,844	1,282	482	800
		割合（単位%）　Percentage distribution								
0～14歳	years old	13.6	14.3	12.9	13.6	14.3	13.0	13.5	14.2	12.9
15～64		65.1	67.1	63.2	64.8	66.9	62.9	64.9	66.9	63.0
65歳以上	and over	21.3	18.6	23.9	21.5	18.8	24.1	21.6	18.9	24.2
うち75歳以上	and over	9.8	7.6	12.0	9.9	7.6	12.1	10.0	7.7	12.2

注）・単位未満は四捨五入してあるため，合計の数字と内訳の計が一致しない場合がある。
・平成17年国勢調査による人口を基準人口としている。
・当月分の人口（概算値）は，今後，算出用データの更新にともなって改訂され，5ヵ月後に確定値となる。

3　欠損補綴で構造不況を乗り切ろう！
――3つ星歯科医師を目指そう！

先にお話ししたように、わが国は超高齢社会を迎え、65歳以上人口は総人口の20％以上となっており、また最近団塊の世代がリタイアしつつあります。この状態から考えると、欠損補綴患者の数は明らかに増加してきているでしょう。

数年前にある経済界の方が、今後の日本において入れ歯、インプラント市場は3兆円産業になると言っていました。

でも現実はどうでしょうか。現在、日本における歯科医療は構造不況業種のひとつに挙げられつつあるようです。

昨今のテレビのニュースなどでは歯科医院の数はコンビニエンス・ストアの数よりも多く（図3－1）、また政府の医療費抑制政策による社会保険診療報酬の減少などにより歯科医師のなかにはワーキング・プアが出現してきているとも報道されているようです。

では、これらのギャップはどこから来るのでしょう。

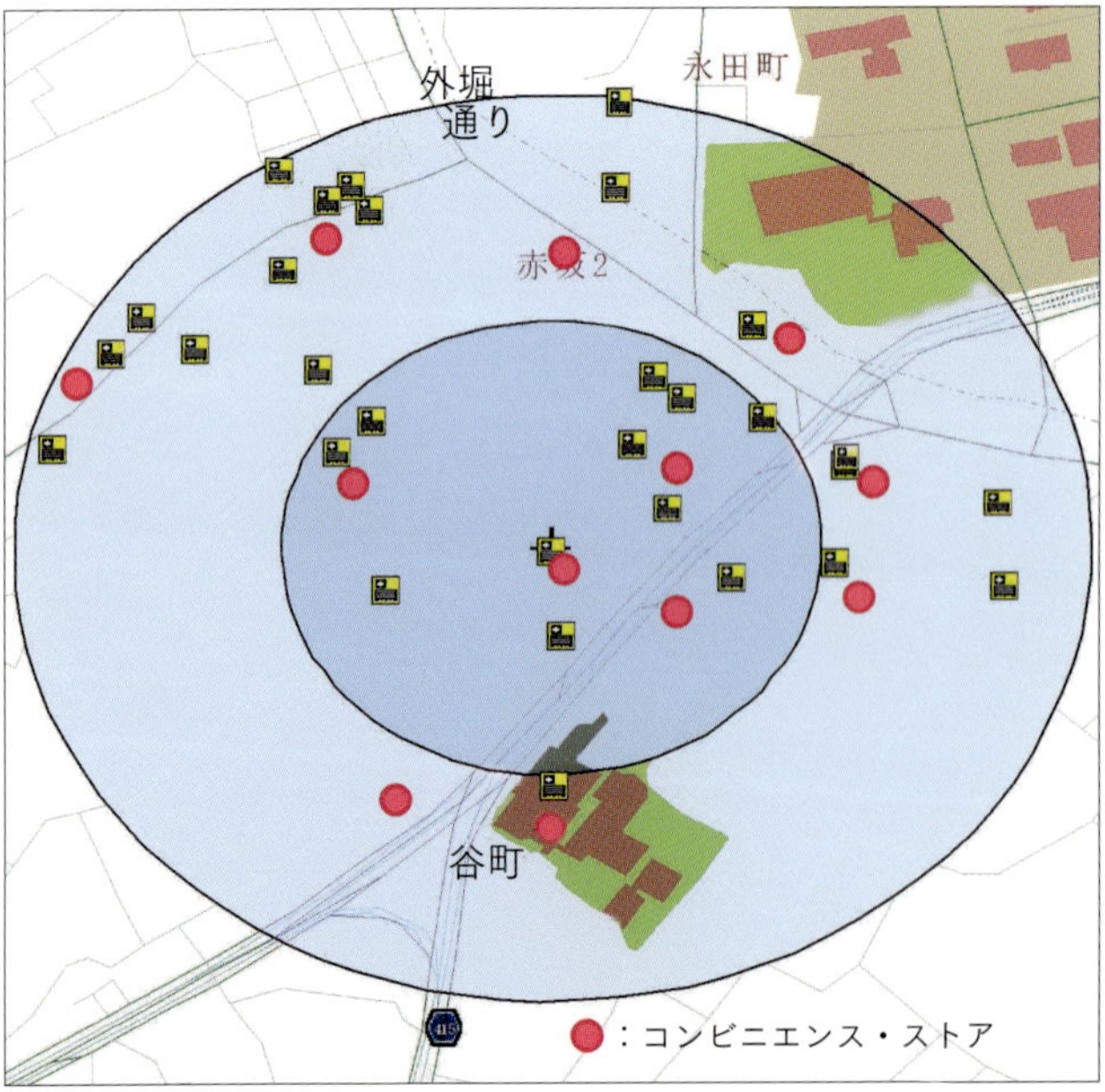

図3-1　筆者の歯科医院を中心に半径500m内の歯科医院とコンビニエンス・ストアの数。明らかに歯科医院のほうが多い。

現実には多くの欠損補綴患者はいるのです。ただすべての歯科医院に均等には受診されないのです。

リタイアされた高齢者は多くの社会勉強をしてきているのです。評判の悪い歯科医院には行かないでしょう。皆さん紹介などにより欠損補綴治療での実績のある評判の良い歯科医院に行かれるわけです。

ですから、先の３兆円をすべての歯科医院が均等に受け取っているのではなくかぎられた歯科医院が担ってきているのではないでしょうか。欠損補綴にも「勝ち組」そして「負け組」が存在するわけですね。

そもそも、歯科医院とコンビニエンス・ストアを比較することに問題があります。コンビニエンス・ストアはブランド名こそ違っていても、だいたい扱っている商品は均一です。どこへ行っても大きな差はないわけですから、林立したら経営は成り立たないでしょう。

一方、歯科医院はどうでしょう。行っている治療自体は大差がないにしても、その治療結果は均一でしょうか。とくに義歯やインプラントといった欠損補綴の治療結果に関しては千差万別なのが現状です。

ですから、良好な欠損補綴を行って評判の良い「３つ星歯科医師」になり、さらに続くであろう歯科構造不況時代を乗り切っていきましょう。市場は３兆円ですよ。

◆患者さんの望む歯科治療

欠損のない患者は①痛くなく、②早く、③安くを望む。欠損症例では①噛めるように、②痛くなく、③早く、④安くを望む。

すなわち欠損症例の場合は噛めるようにといった、明確に患者自身がわかる良好な結果を望むわけであり、治療の結果が悪ければ、決して満足はしない。

その結果、多くの人から治療結果の評判を聞き、評判の良い歯科医院に欠損症例は集まることになる。

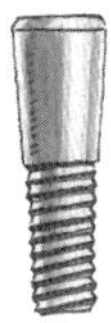

4 なぜ無歯顎補綴は難しいのか？ 有歯顎治療はリフォームか？

ではなぜ欠損補綴、とくに無歯顎や無歯顎に近い多数歯欠損症例は難しいのでしょうか。その答えは、欠損補綴を建築にたとえてみるとわかりやすいと思います。口腔内をひとつの建造物とした場合、有歯顎症例の補綴処置や1～2歯の少数歯欠損症例の補綴処置は家のリフォームと考えられます。

内装を新装する、あるいは間取りを変えるくらいのリフォームであれば、構造設計まで考えた複雑な設計図は必要としないでしょうし、工事期間も短くて済むでしょう。一方、無歯顎や無歯顎に近い多数歯欠損症例の場合は、家やビルなどの新築と同じで、ほとんど現状がない状態から新たな物を構築しなければなりません。そのため耐震をも考えた構造設計や精密な設計図が必要でしょうし、クライアントの趣味や要望も聞き、何回となく打ち合わせをしながら、新築していかなければなりません。そのため工期も費用もかかってくるものです。

ですから無歯顎や無歯顎に近い多数歯欠損症例の場合は、咬合平面や咬合高径の決定、リップ・サポート、バッカル・サポートを考慮しての人工歯の排列位置、そして患者さんが希望される審美性の確立、さらには生体力学も考慮した咬合の付与といったさまざまな事項に配慮して処置していかなければならないのです。まさしくビルを新築していくのと同じです。

ましてや、総義歯や少数歯現存のオーバー・デンチャーに至っては、咬合支持を

◆**リップ・サポートとバッカル・サポート**

直訳するとリップ・サポートは口唇支持、そしてバッカル・サポートは頬部の支持ということになる。

口唇および頬部は皮膚の下の多くの表情筋によって構成されており、これらは口腔内の内容物である、歯、歯肉、歯槽骨そして上下顎骨によって支持されている。

無歯顎や無歯顎に近い多数歯欠損症例においては、これら口腔内の内容物が喪失し、その結果として表情筋は弛緩してしまい、張りのない、口唇や頬部となりシワクチャになってしまうのである。

担うものが床下粘膜といった軟らかく、沈下してしまうものですから、沼地や海の上に浮き桟橋や船といった構造物を作るのと同じで、決して容易なものではないのです。また、これら可撤性補綴物（義歯）には固定性のそれとは異なった難しさがあります。第一には、治療結果と患者さんの自覚症状とが一致していることにあると思われます。そして患者さんが自由に取り外すことのできる可撤性の補綴物であるため、患者さんの主観によって容易に拒否されてしまうわけです。

歯周治療、歯内療法、そしてクラウン・ブリッジなどの歯科治療であれば痛みなどの主たる自覚症状さえなくせば、たとえ治療結果が完璧ではなくとも、いったんは患者さんからのクレームはなくなるでしょうし、また患者さんが容易に治療に手を出したり、拒否することはできないでしょう。この点で総義歯などは簡単ではないのです。

第二には、総義歯などの場合、対象となる患者さんは一般的に高齢者であり、多くの場合は担当する歯科医師より年齢が高いため、そんな患者さんの置かれた境遇を理解しがたいようです。また担当医自身が無歯顎者でない場合も多く、無歯顎者が抱える問題点を理解することは難しいでしょう。

だからと言って、「総義歯臨床は無歯顎歯科医師でなければ行えない」など非現実的な話です。考えてもみてください。もし、そうならば義眼や義足の治療は義眼や義足の医師が治療しなければならないことと同じことになってしまいます。

ですから、リフォーム感覚で無歯顎や無歯顎に近い多数歯欠損症例の補綴を行えば、決して良好な結果は得られず、患者さんの満足とは程遠いものになってしまいます。いいですか。リフォームと新築は違いますよ。

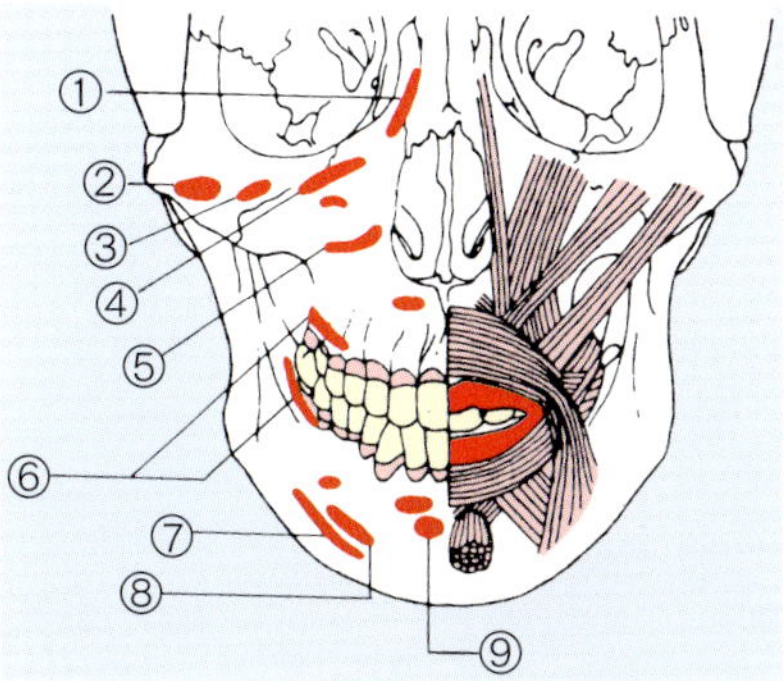

◆**表情筋の起始**
①上唇鼻翼挙筋、②大頬骨筋、③小頬骨筋、④上唇挙筋、⑤口角挙筋、⑥頬筋、⑦口角下制筋、⑧下唇下制筋、⑨オトガイ筋（Heartwell,C.M.Jr. Syllabus of Complete Denturesより引用・改変）。

5 無歯顎患者がかかえる問題点
——4つの障害を理解しよう!

無歯顎とは口腔内に存在していたすべての歯牙を喪失した状態を言いますが、それは単に歯牙のみを喪失した状態にはとどまらず歯槽骨、そして顎骨の一部をも喪失し(図5-1, 2)、つぎのような障害を抱えています。

①咀嚼機能障害
②発音機能障害
③審美的障害
a. 静的審美障害
b. 動的審美障害(表情構成能)
④心理的障害

1. 咀嚼機能障害

咀嚼機能障害すなわち「入れ歯が痛くて噛めない」などは来院してくる無歯顎患者さんからの訴えのなかでもっとも多いものですが、このことは有歯顎と無歯顎の咀嚼圧負担能力の違いに起因するものであると言えましょう。有歯顎は咀嚼圧を天然歯の歯根膜によって負担していますが、無歯顎は咀嚼圧を顎堤粘膜によって負担しており、ただ単に咀嚼圧を負担する歯根膜の表面積と顎堤粘膜の面積を比べてみても、その違いは歴然としているのです。(図5-3~6)

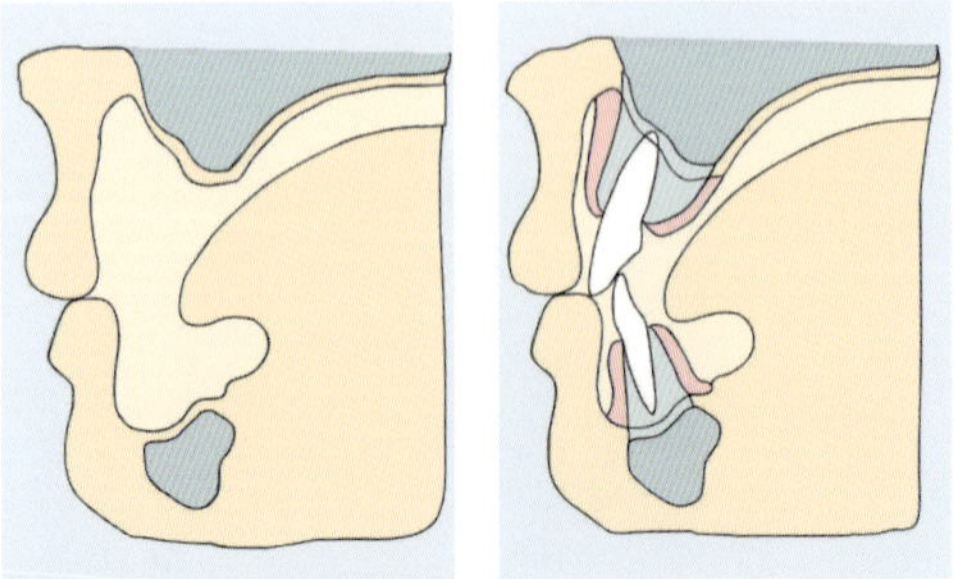

図5-1, 2 無歯顎は口腔の内容物である。歯、歯肉、歯槽骨、顎骨の一部を喪失した状態である。

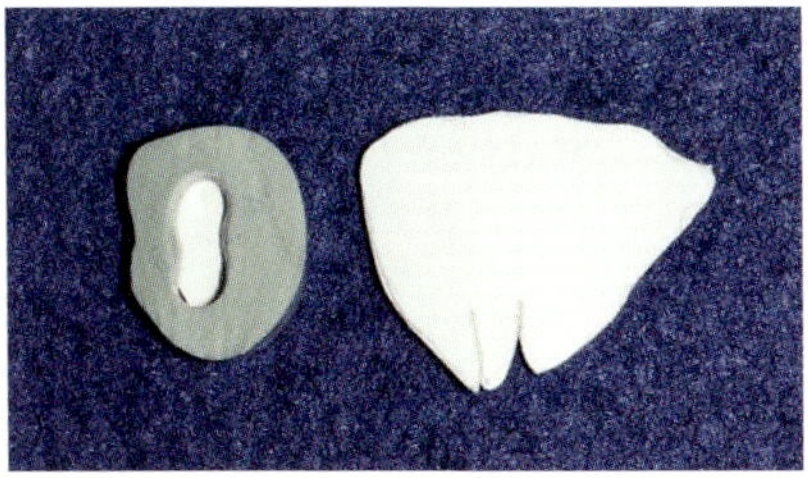

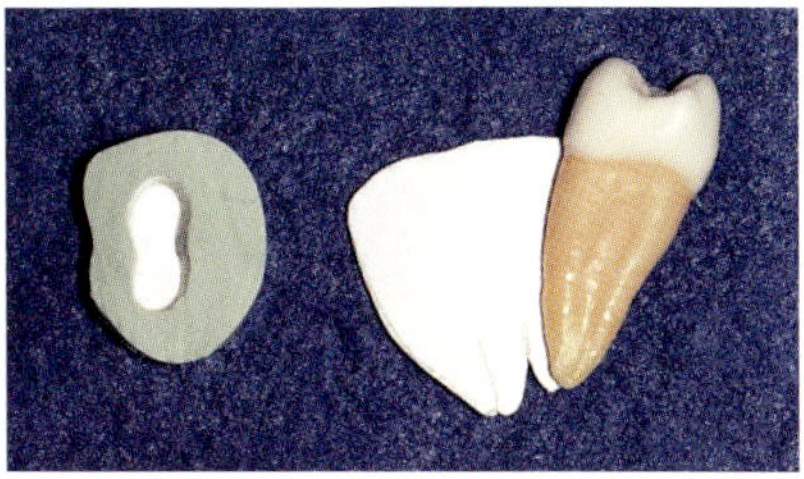

図5-3, 4　咀嚼圧負担能力の差。有歯顎時の歯根膜の表面積は粘膜の表面積の約4倍に相当する（歯冠部横断面積と歯根表面積の比較）。

そのため無歯顎患者さんは、かなり条件の良好な症例か、よほど考慮され、調製された総義歯を装着された場合でなければ、有歯顎者と同様の食事は摂れないことになります。そしてこのことは、ただ単に食事ができないということだけではなく、有歯顎者と同じ場に出たくないといった心の問題まで引き起こすことになってきます。

2. 発音機能障害

歯牙を喪失し無歯顎状態になると、子音、母音と多くの発音障害を受けますが、とくに子音で歯音といわれる〔s〕〔ts〕〔dz〕、両唇音〔p〕〔b〕〔m〕〔φ〕〔w〕、唇歯音〔f〕〔v〕など前歯の欠損、口唇支持の喪失などで生じた発音・談話の障害を持つことになります。また装着された総義歯の人工歯の排列位置が適切でなく舌房が狭くなれば当然舌の動きを阻害することになり、これも発音障害を引き起こしてきます。

発音障害は、会話を円滑に行いにくくすることになり、このことはコミュニケーション機能のひとつである聴覚的コミュニケーション機能を障害し、そのため人と接したくないといった心の問題を生じることにも

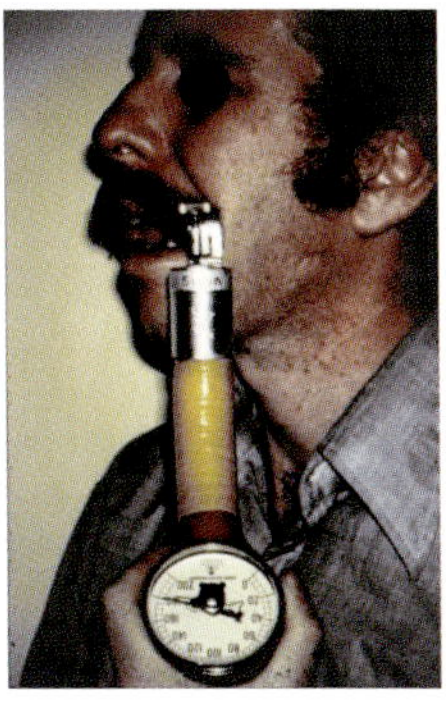

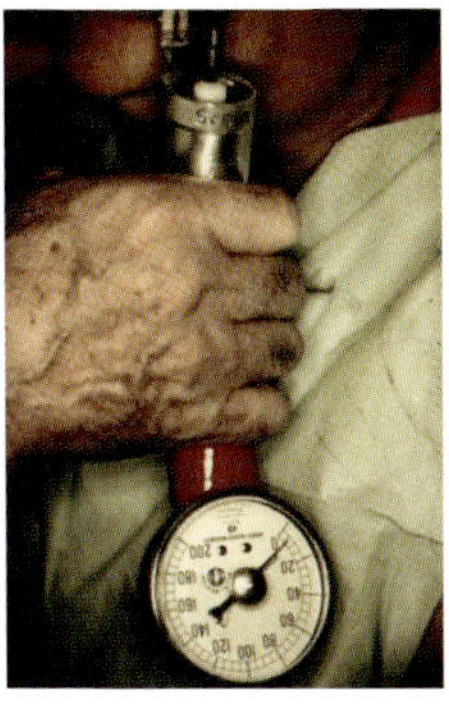

図5-5, 6　無歯顎と有歯顎における咬合・咀嚼圧の許容度には大きな差が存在する（故Dr. Max B. Sosinのご厚意による）。

つながってくるのです。

3. 審美的障害

①静的審美障害

審美的障害と言うと、すぐ歯牙の色や形態といったことを連想しますが、無歯顎の場合、それは歯のみにとどまらず顔貌といった大きな単位の障害となってきます。歯牙、歯槽骨、顎骨の一部を喪失することは、言い換えれば、口腔内の内容物を失うことであり、このことは咬合高径の低下そして口腔周囲の表情筋の弛緩を生むことにつながって、顔貌は弛緩し、俗に言う「梅干しバアサン」の状態になるわけです（図5-7～10）。

②動的審美障害

表情筋が弛緩すると、動的審美である円滑なる表情筋の活動（表情構成能）は望めなくなり、結果として人間が持つ独特なコミュニケーション機能である視覚的コミュニケーション機能が障害され、人前に出たくないといった心の問題をも生じてしまいます。

4. 心理的障害

無歯顎患者が抱える心理的障害は歯牙を失ったことによる精神的ショックや食事や会話が不自由であるといった、今お話しした機能障害、そして審美的障害に基づく心の問題が起因するものであり、有歯顎時代とは一変した別の境遇におかれる心

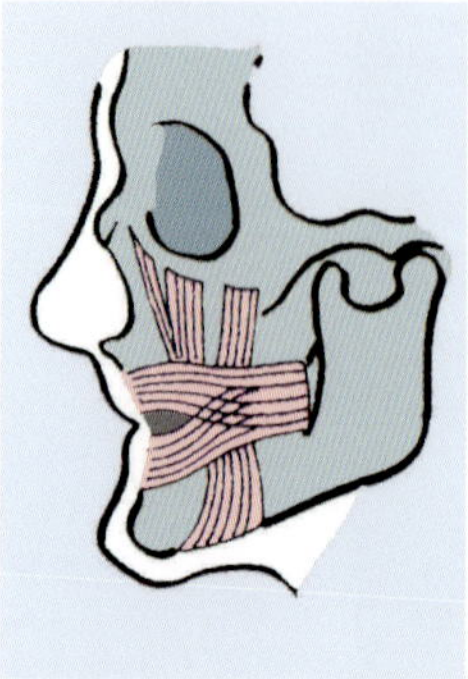

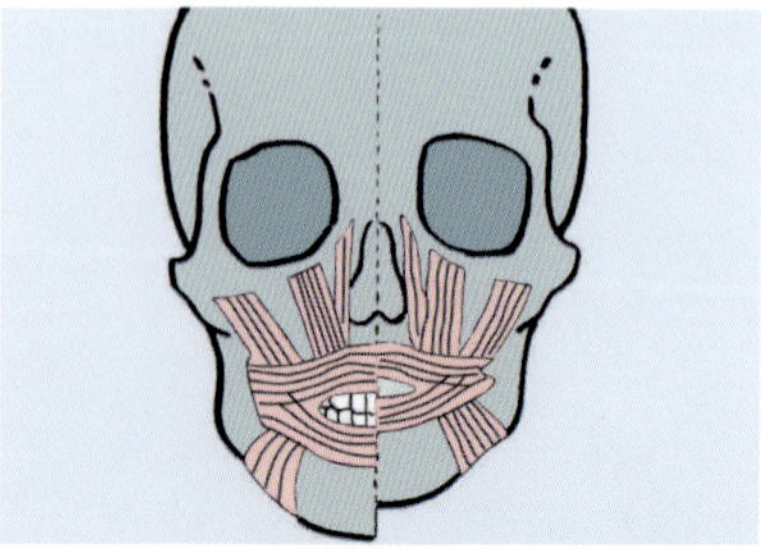

図5-7, 8　口腔周囲の表情筋の走行。歯を喪失することによって口腔周囲の表情筋は弛緩してしまう。

の負担が二次的に心理的障害といった複雑な状況をも生むことになります。そして極端な症例においては「生きがい」の喪失に至ってしまうことも稀ではありません。

たとえば、結婚式の披露宴を考えてみましょう。咀嚼障害を持った総義歯患者さんが披露宴に招待されたとき、一般的には披露宴の御馳走のメニューは特別には選べないでしょう。となれば、おのずと食べられる物はかぎられてくるわけで、メイン・ディッシュのステーキは手つかずとなるでしょう。こういったことが続けば、普通の人であれば、披露宴に招待されても行きたくなくなるでしょう（図5-11）。

また、ある不適合総義歯を装着していた患者さんの家庭では、不適合総義歯のために通常の食事が摂れないため、お嫁さんとの仲がうまくいかなくなったお姑さんがいました。別にお嫁さんは、お姑さんに意地悪をしているわけではなく、良かれと思って、わざわざほかの家族とは違った柔らかい食物による献立にしていたわけですが、お姑さんにとっては、自分が家族というひとつのコミュニティーから隔離されたような気持ちとなって、おもしろくなかったわけです（図5-12）。

このように、たかが総義歯といっても、われわれが思う以上に多くの問題を引き起こすことにもなるのです。

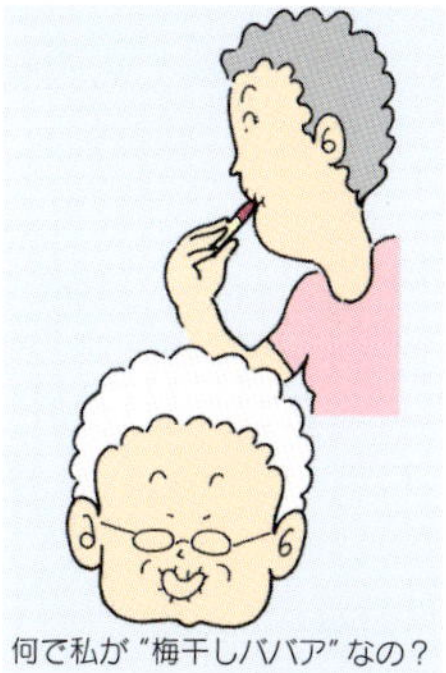

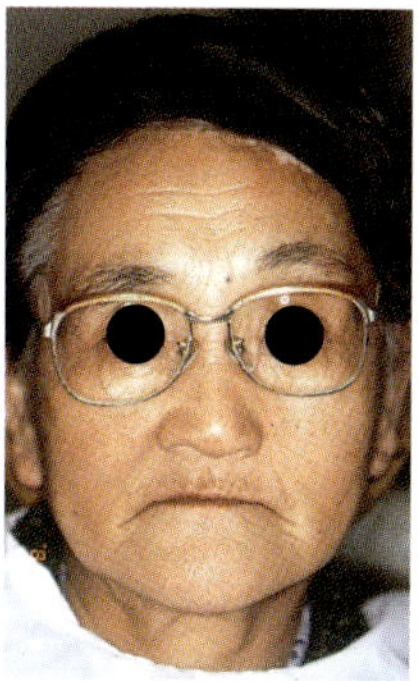

図5-9, 10　無歯顎者の典型的な顔貌。咬合高径の低下、口腔周囲の表情筋の弛緩を生む。顔貌は弛緩し、俗にいう「梅干しバアサン」の状態になる（静的審美障害）。また、顔面表情筋の多様な活動が制限され、さまざまな表情をとることが困難となる（動的審美障害）。

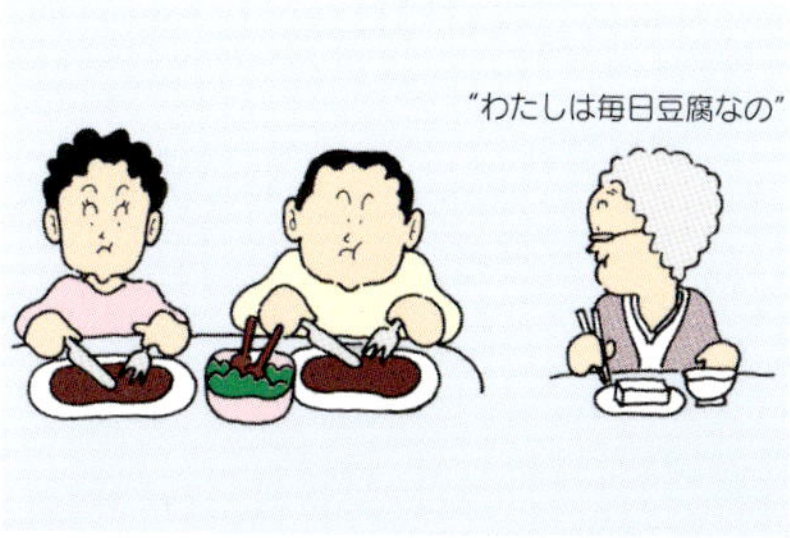

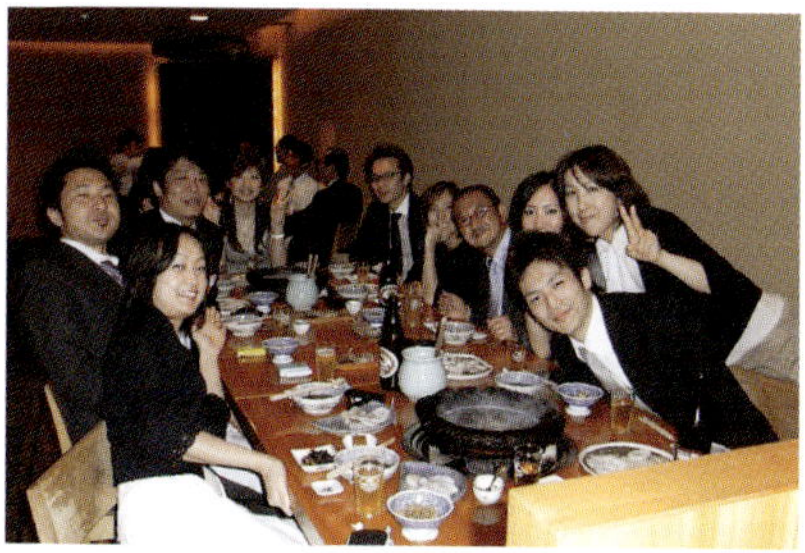

図5-11, 12　現代社会において会食は欠かせない。有歯顎者と同様の食事が摂れないことは、ただ単に食事ができないということだけでなく、有歯顎者と同じ場所に出たくないといった心の問題まで引き起こす。

6 無歯顎補綴臨床の目的
――患者さんに勝つか、負けるか

さて、無歯顎患者さんが抱えている問題点がわかれば、その問題点をこれから行う総義歯臨床で解決していけば良いわけですが、ここで無歯顎補綴臨床の目的について少し整理してみましょう。

無歯顎患者さんが持つ障害が認知できれば、無歯顎補綴臨床の目的は容易に察知することができます。一言で言えば、「補綴物で失った組織を失った分だけ復元し、失った諸機能を回復すること（図6-1，2）」です。そしてそれが「長期間にわたって維持されること（図6-3，4）」と言えるでしょう。

つまり、補綴物を装着することで、大きく分けて、つぎの2つの目的を達成することです。

第一の目的は、機能回復を目指して、「咀嚼機能回復（食の回復）」と「コミュニケーション能力の回復」を図ります。

「コミュニケーション能力の回復」とは具体的に言えば、「視覚的コミュニケーション能力の回復（静的、動的審美障害の回復）」と「聴覚的コミュニケーション能力の回復（発音機能の回復）」のことです。

そして、忘れてはならない第二の目的は、「機能回復による社会復帰」と「治療を通しての生きがいの回復」といったリハビリテーションを行うことです。

無歯顎補綴となると、咀嚼機能回復にばかりにとらわれがちになり、ほか機能の

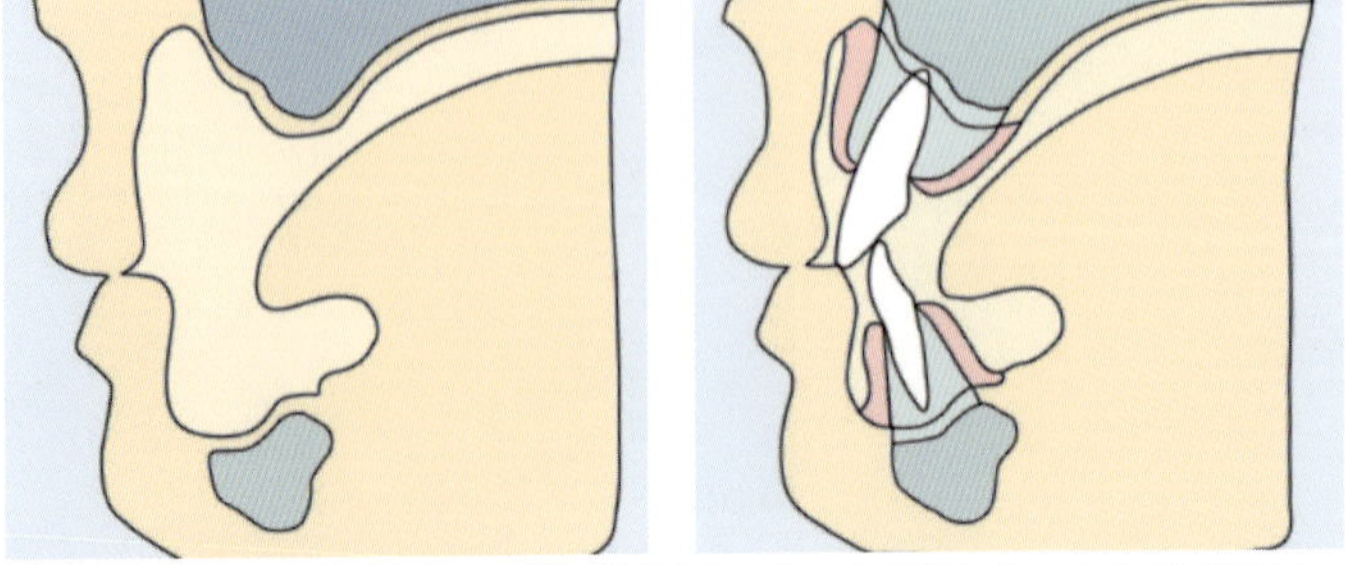

図6-1，2　無歯顎補綴臨床の目的。「補綴物で失った組織を失った分だけ復元し、失った諸機能を回復すること」。

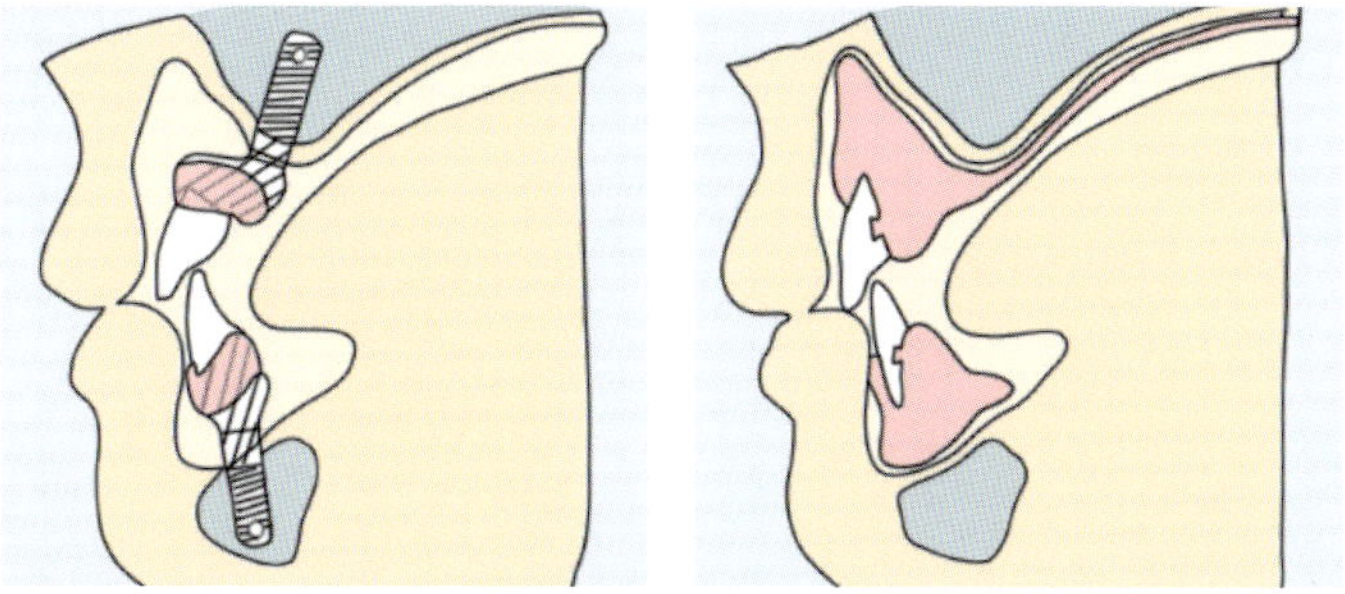

図6-3, 4　そして、それが「長期間にわたって維持されること」。このことは総義歯補綴、オーバー・デンチャー、そしてインプラント補綴においても同様である。

回復にまで気がまわらなくなりやすいのです。

つまり、咀嚼機能回復は重要な要素ですが、人工歯を有歯顎時の天然歯が植立していた位置に排列し、有歯顎時の咬合高径を回復し、口腔の内容物を復元することなど、トータルな回復を行い、心理性の回復までも行うことが重要と言えるでしょう。

以上のように、無歯顎患者が抱える問題点と無歯顎補綴臨床の目的について解説をしてきましたが、先にお話ししたように総義歯は患者さんが自由に取り外すことができる可撤性の補綴物であるため、患者さんの主観によって容易に拒否されるわけです。

ですから治療にあたっては、「患者さんに勝つか、負けるか」（少し過激な言い方かもしれませんが）と言った真剣勝負のような心意気で行っていかなければなりません。

◆コミュニケーション能力

人間には視覚、聴覚、触覚、嗅覚、味覚といった五感がある。そして、これらを使い分けながら、人とのコミュニケーションを図っている。①表情、そしてボディーランゲージ（視覚的コミュニケーション）、②会話、そして唸りや叫び（聴覚的コミュニケーション）、③握手、ハグ、そしてキス（触覚的コミュニケーション）、④香水の使用（嗅覚的コミュニケーション）などを用いて他者との接触を行う。

なかでも視覚的コミュニケーションと聴覚的コミュニケーションの回復は無歯顎補綴臨床の目的において重要なものである。

7 インプラントVS義歯
——入れ歯はなくなるのか？

1965年にDr. P. I. Brånemarkによってオッセオインテグレイテッド・インプラントが臨床応用されてから約40余年の歳月が流れ、その間に数多くの改良がなされ、現在においては世界的にインプラントは欠損補綴の代名詞となってきたようです。

こんな時代ですから、「入れ歯はなくなってしまうのでは」と言う質問をよく受けます。どうでしょうか。義歯はなくなってしまうのでしょうか。

筆者はそうは思いません。確かにインプラントと義歯とを単純に比較した場合は、インプラント補綴に軍配が上がるかもしれません。ただ、現実にいくらインプラント治療を希望されても、全身疾患のために外科手術を行うことが難しい患者さんはいらっしゃいますし、経済的にインプラント治療を受けることができない患者さんも決して少なくはないでしょう。こういった場合にはやはり義歯に頼るしかないでしょう。

また、制約が少なくインプラント治療が可能な場合でも、無歯顎や無歯顎に準じた多数歯欠損症例においては、先にお話ししたように、歯のみならず多くの歯槽骨および顎骨の一部は喪失してしまっています。

とくに上顎においてそれらは著しい場合が多く、的確に顔貌の回復を行い、そして審美的な固定性インプラント補綴を行おうとした場合には、ボーン・グラフトな

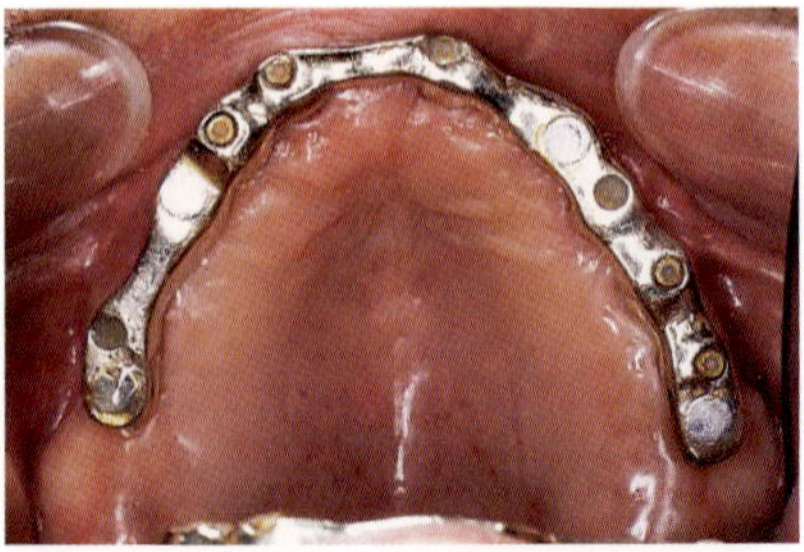

図7-1 顎堤の吸収の多い上顎無歯顎症例にインプラントによるオーバー・デンチャーを適用した症例。

どの骨造成のためのアドバンスな外科手術が必要な場合が少なくありません。
これは患者さんにとっても術者にとっても決して容易なことではありません。こういった場合には、可撤式のインプラント補綴、すなわちインプラントを用いたオーバー・デンチャーを応用すれば、比較的容易に解決することができるでしょう（図7-1～3）。

経済的な問題がある患者さんでは、固定性インプラント補綴は無理としても、数本のインプラントを植立してのオーバー・デンチャーであれば、リーズナブルなものになるのではないでしょうか。

これらはたとえ、インプラントを用いていても、義歯は義歯です。ですから、インプラント時代だといっても入れ歯はなくなるものではないのです。

よくインプラント治療を専門的にやってらっしゃる先生方は、「入れ歯は前世紀の遺物だ」と言われることもあります。また一方、義歯とくに総義歯を得意とされている先生方は、「インプラントは義歯の下手な先生が使うものだ。インプラントは、しょせん異物で、異物を骨に入れるなんて」と言われます。

双方とも言わんとすること、そしてそれぞれに対しての思い入れはわかりますが、患者さんにとっては非常にばからしい論争だと思います。患者さんのことを本当に思いやるのであれば、症例に応じてインプラント、そして義歯を適材適所に応用することのほうが重要ではないでしょうか。

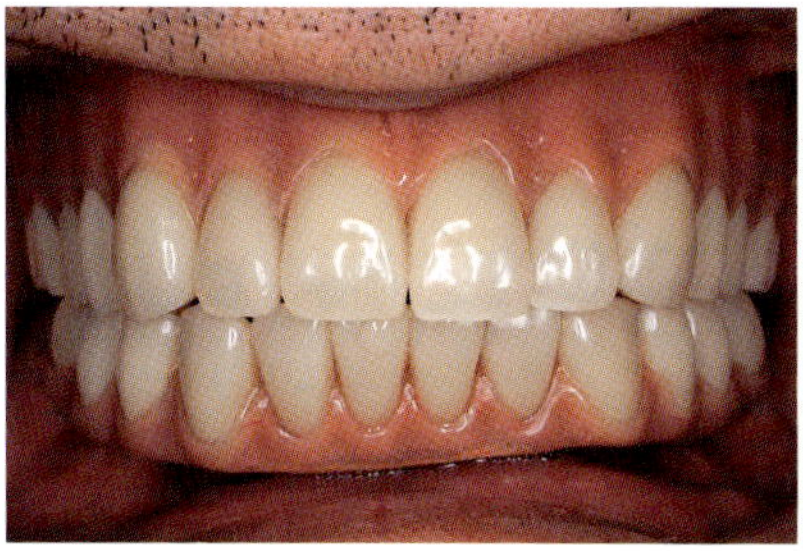

図7-3　同正面観。これもある意味では義歯と言えよう。

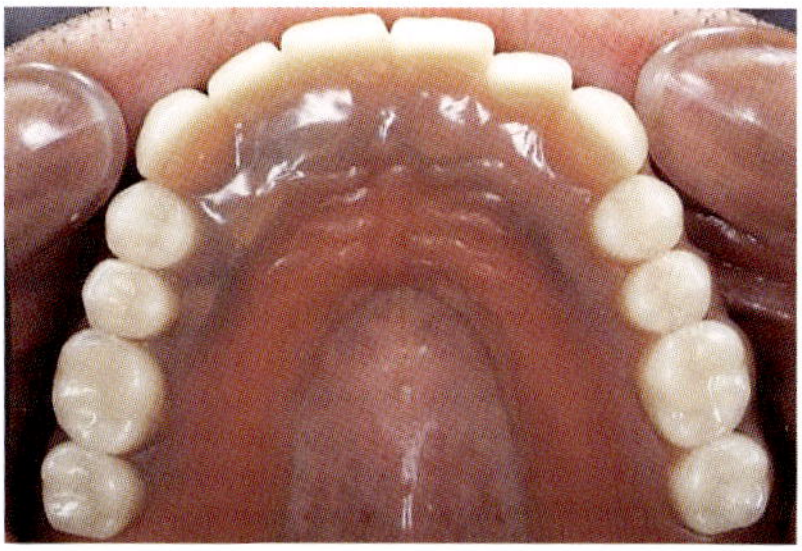

図7-2　機能回復のみならず、的確な顔貌の回復をも含めた、審美性の回復が達成されている。

8 無歯顎および無歯顎に準ずる多数歯欠損の治療オプション

オッセオインテグレイテッド・インプラントの登場以前では、多数歯欠損症例の治療オプションは可撤性義歯と相場が決まっていましたが、インプラントが認知された現在ではさまざまなオプションが考えられます。

そこで、それらのオプションを考えるうえで、無歯顎症例と少数歯現存症例に分けて考えていきましょう。

1. 無歯顎症例

無歯顎症例の場合、その治療オプションは総義歯かインプラントの活用しかないわけですが、インプラント活用の場合、ハイブリッド・タイプやクラウン・ブリッジ・タイプの固定性補綴物とインプラント支台によるオーバー・デンチャーといった可撤性補綴物が考えられます。

一般にインプラント補綴というと固定性と思われがちですが、前の第7項にてお話しした理由などから可撤性補綴物の適応症例は意外と多いものです。

2. 少数歯現存症例

少数歯現存症例の場合は、その治療オプションはかなりバラエティーに富んだものとなります。

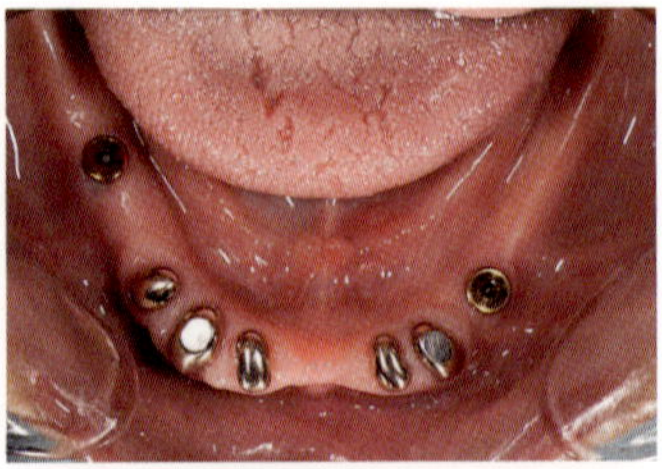
図8-1　少数歯現存にインプラントを追加した症例。

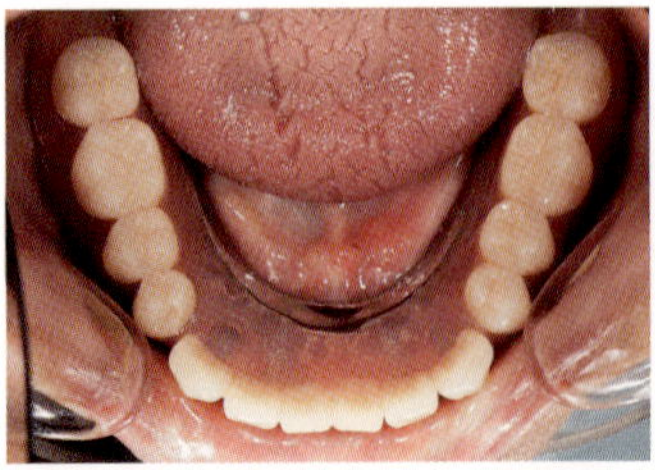
図8-2　オーバー・デンチャーを装着した口腔内所見。

代表的には現存歯のみによるオーバー・デンチャー、現存歯とインプラントによる固定性補綴、現存歯とインプラントによるオーバー・デンチャーが挙げられます（図8-1，2）。

オーバー・デンチャーの場合、前後、左右の力学的なバランス、すなわち咬合支持といった点から考え、現存歯の位置関係によっては、インプラントを部分的に植立し、現存歯とインプラントによるオーバー・デンチャーといった症例も多くなってくると思います。

3. 治療のオプション

以上のことをまとめると治療オプションは、無歯顎症例では「総義歯」または「インプラント」があり、「インプラント」のなかには「固定性補綴物」と「可撤性補綴物（インプラントによるオーバー・デンチャー）」があります。

「少数歯現存症例」では「現存歯によるオーバー・デンチャー」「現存歯とインプラントによる固定性補綴」、そして「現存歯とインプラントによるオーバー・デンチャー」「総義歯」があるのです（図8-3）。

図8-3　少数歯現存症例（多数歯欠損症例）における治療オプション。

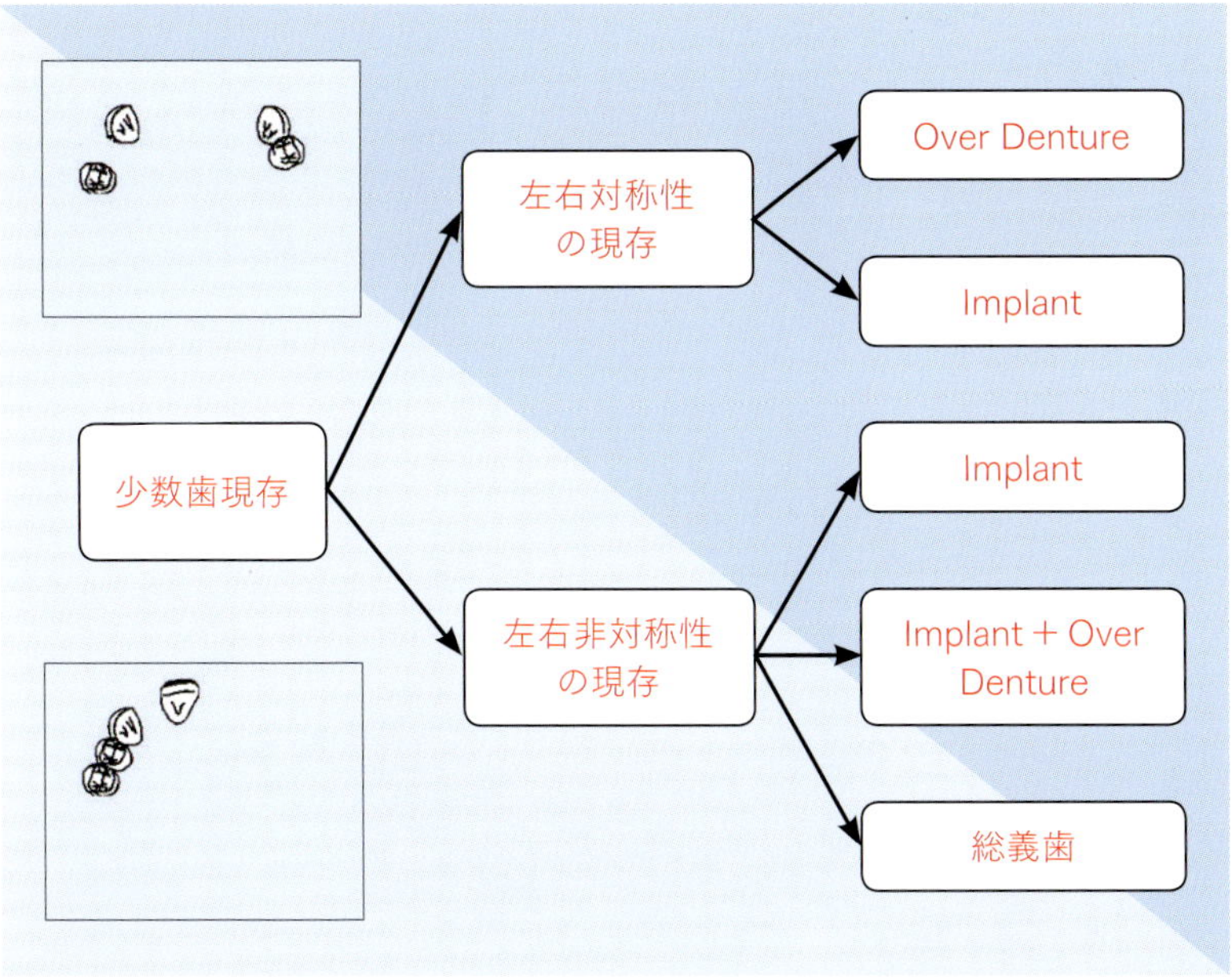

9 総義歯の長所と短所
——患者さんの感情を捉えろ！

ここでは少し総義歯の長所と短所について考えてみましょう。総義歯の長所とは何でしょうか。

第一に挙げられるのは、インプラントとは異なり、外科手術が不要といったことが挙げられるでしょう。もちろん総義歯調製の前処置として外科処置が必要な場合は例外としてありますが、通常は、外科的手術は不要なわけで、有病者においても問題なく製作できるわけです。

第二に挙げられるのは、後戻りが容易な治療ということでしょう。インプラント治療とは異なり顎骨内にインプラントを植立したりしないわけで、旧義歯にさえ手を加えないかぎり、治療中止となっても術前の状態に戻ることができます。

第三には術後の問題として、病気入院や寝たきりになった場合が挙げられるでしょう。入院時で緊急の場合すぐに口腔内より外すことができますし、介護歯科治療もインプラント補綴よりは容易に行うことができるでしょう。この問題は超高齢社会のわが国の現状を考えた場合に重要な要点とも言えるわけです。

そして最後に経済性の問題が挙げられるでしょう。確かに総義歯調製は手間がかかる治療ですが、インプラント治療よりは比較的安価に治療できるでしょう。

一方、総義歯の短所とは何でしょうか。一番の短所といえば咬合支持の問題が挙げられます。第5項でお話ししたように本来顎堤粘膜は咬合圧を負担するように

◆無歯顎堤は雪道か（床面積の拡大）

無歯顎の顎堤は雪道のようなものであろう。雪道をハイヒールで歩いたらどうなるだろうか。

ズブズブと雪に足が潜ってしまって、歩けないであろう。ましてや、重い荷物を持って歩こうとしたらどうなるか。もう、歩けないどころではない。雪道には、雪に沈まないための履物が必要なのである。

だから雪国では面積の広い樏（カンジキ）が履かれていた。もちろんスキーだって同じことである。スケートでは雪道は歩けないのである。

この例えからもわかるように、総義歯も咬合負担面積を増加させるためには、生理的に害のない範囲にて義歯床面積を拡大させる必要がある。

はできていないわけです。そのため有歯顎患者と同等の食事を摂れるようにする場合は、当然、咬合圧負担面積を増加させるための義歯床の拡大や、機械的人工臼歯などの使用が不可欠となってきます。

第二の短所としては、経年的な顎骨の吸収をたとえ遅らせることができたとしても、「ゼロ」にすることはできないことが挙げられます。

第三の短所としては、可撤性補綴物であるため、患者さんがご自身の感情によって外せることにあるように思います。

どんなに咬めるような総義歯を作ったとしても、なかには形や大きさが患者さんご自身のイメージしたものと異なっているため気に入らないという患者さんも少数ですがいらっしゃるようです。

筆者の今は亡き米国の師匠の一人が約28年前におっしゃった言葉があります。「総義歯でもっとも問題となる要因は、エモーショナル・ファクターだよ」と、つまり、患者さんの感情によっては不具合が出やすい歯科治療だということです。

総義歯の短所ばかり話していくと途方にくれそうになってしまいますが、つぎの第10項にてお話しするような難症例でなければ、通常は的確な処置をステップ・バイ・ステップを踏んでいけば、良好な治療結果を得ることができるのです。

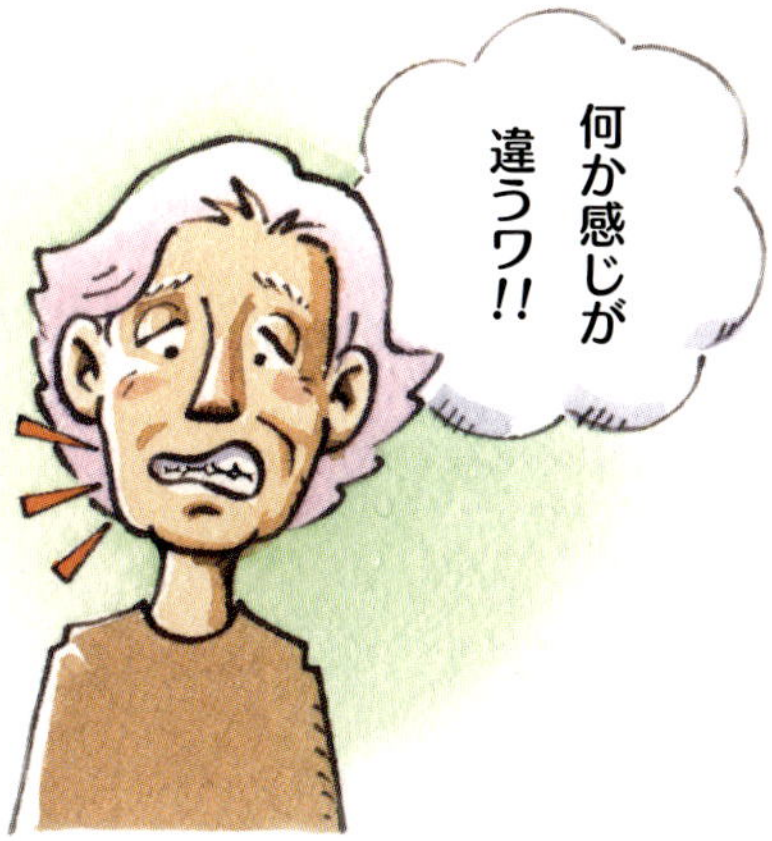

10 何が難しいのか？
総義歯補綴——総義歯の難症例とは？

まず総義歯の難症例とは何かを考えていきましょう。ここで言う難症例とは術者の知識、そして技量不足によって生じているものではなく、本質的な難症例と考えてください。

つまり、ただ単に顎堤の吸収が著しいから難しいといったものではなくて、本質的に難しい症例です。

難症例には大別して①器質的な難症例（例：著しく支持性の悪い症例）と②心理的な難症例（例：総義歯の便宜上の形態を心理的に許容できない症例）の2つが考えられます。

1．器質的な難症例

第5項の無歯顎者が抱える問題点のところでお話ししたように、有歯顎と無歯顎とでは根本的に咀嚼圧負担能力には大きな差が存在します。

この点について、筆者は咀嚼圧負担面積の拡大を図り、生理的に許容される範囲内での義歯床面積の拡張や少ない咀嚼圧によっても食物を粉砕できるブレード・メタル・ティースなどの機械的人工臼歯の活用を積極的に行い対処してきています。

しかし、症例によっては顎骨のトポグラフィーが不良で著しく支持性に乏しく、リリーフでは対処しきれず、軟性床用材料の使用が不可欠であったり、それを使用

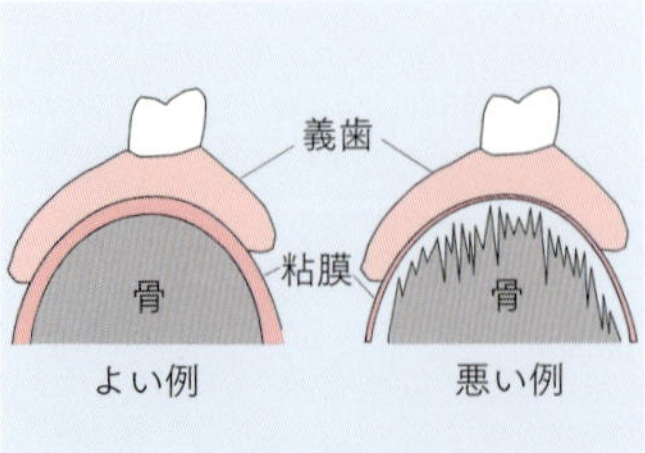

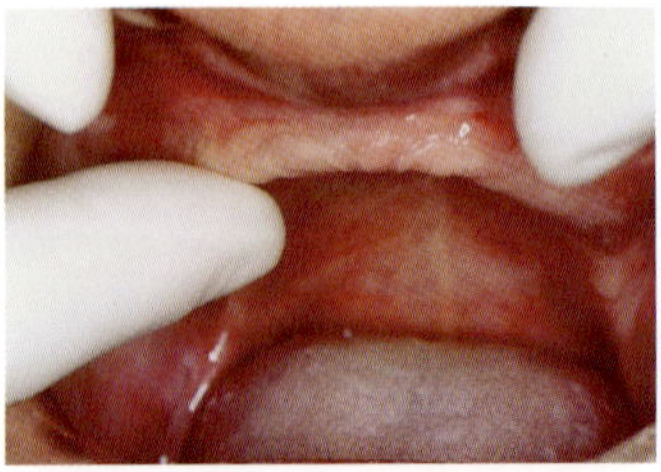

図10-1, 2　器質的な難症例の口腔内所見。顎骨のトポグラフィーが不良で著しく支持性に乏しく、リリーフでは対処しきれず、軟性床用材料の使用が不可欠であったり、それを使用しても食物の選択を制限させなければならない症例。

しても食物の選択を制限させなければならないものがあります（図10－1，2）。こういった症例こそ難症例と言えるでしょう。

2．心理的な難症例

「総義歯は取り外しのできる補綴物だからいやだ」などと言った要求過剰な無歯顎患者さんは別としても、無歯顎患者さんのなかには総義歯の便宜形態を好まない患者さんも多いのが現状でしょう。

総義歯の便宜形態というと、おかしく聞こえるかもしれませんが、総義歯には無歯顎補綴臨床の目的である「補綴物を用いて失った組織を失った分だけ復元し、失った諸機能を回復すること」に反する、失われてもいないのに機能回復を行うために設置している2ヵ所の便宜上の形態が存在するのです。

その2ヵ所とは、「上顎口蓋部義歯床」「下顎顎舌骨筋線より下方に延長された舌側床縁」です（図10－3）。

(1)　上顎口蓋部義歯床

上顎においては天然歯喪失後、歯槽骨および顎骨の吸収は主として唇側そして頬側より進行しますが、口蓋部とくに正中口蓋縫合部では吸収は長期間にわたってもわずかにしか認められないのです。

しかしながら、総義歯において前歯部で食物を摂ることができるようにするためには上顎総義歯の吸着を図らなければなりません、そのためには便宜上、口蓋部には義歯床を設置しなければならないのです（図10－4）。

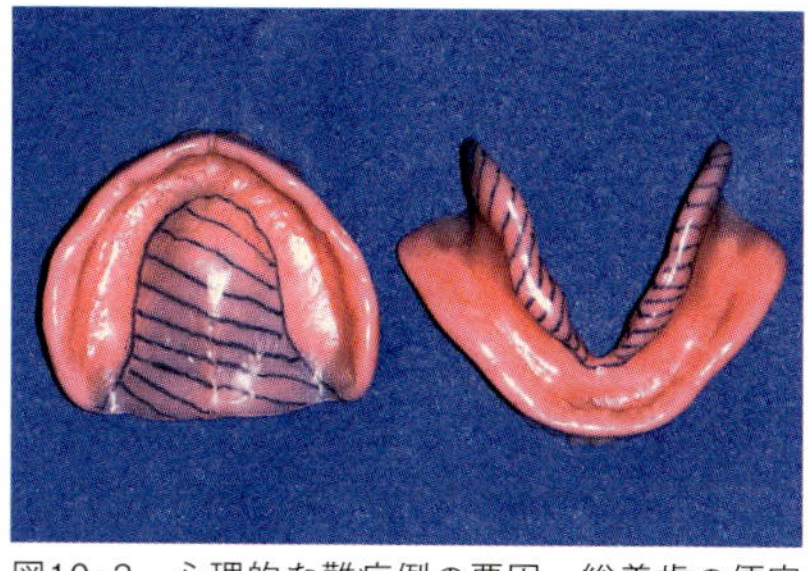

図10-3　心理的な難症例の要因。総義歯の便宜形態（斜線部）。

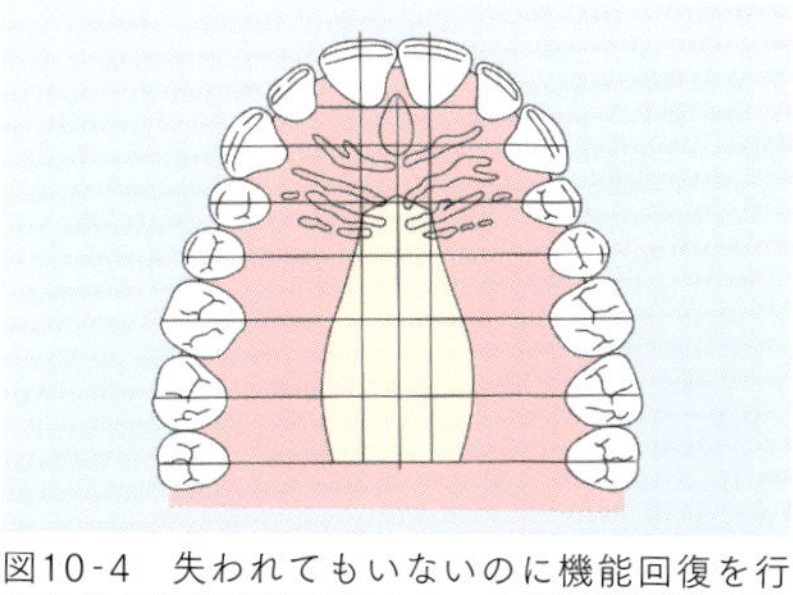

図10-4　失われてもいないのに機能回復を行うために便宜上設置された、上顎口蓋部義歯床（Watt.D.Mらの図を引用・改変）[2]。

(2) 下顎顎舌骨筋線より下方に延長された舌側床縁

下顎においては天然歯喪失後、歯槽骨および顎骨の吸収は主として上方より進みますが、かなりの吸収が起きても顎舌骨筋線下方の顎骨の吸収は少ないものです。

しかしながら、機能回復の点から下顎総義歯の維持・安定を図るためには便宜上、顎舌骨筋線より下方に義歯床縁を延長しなければならないのです（図10－5）。

これらの総義歯の便宜形態を好まない無歯顎患者に対しては患者教育といった手段で対処していかなければなりません。

器質的な難症例と比べれば、本質的な難症例とは言えないかもしれませんが、こういった心理的な問題点も実際の臨床ではよく遭遇する問題であり、難症例のひとつと言えるでしょう。

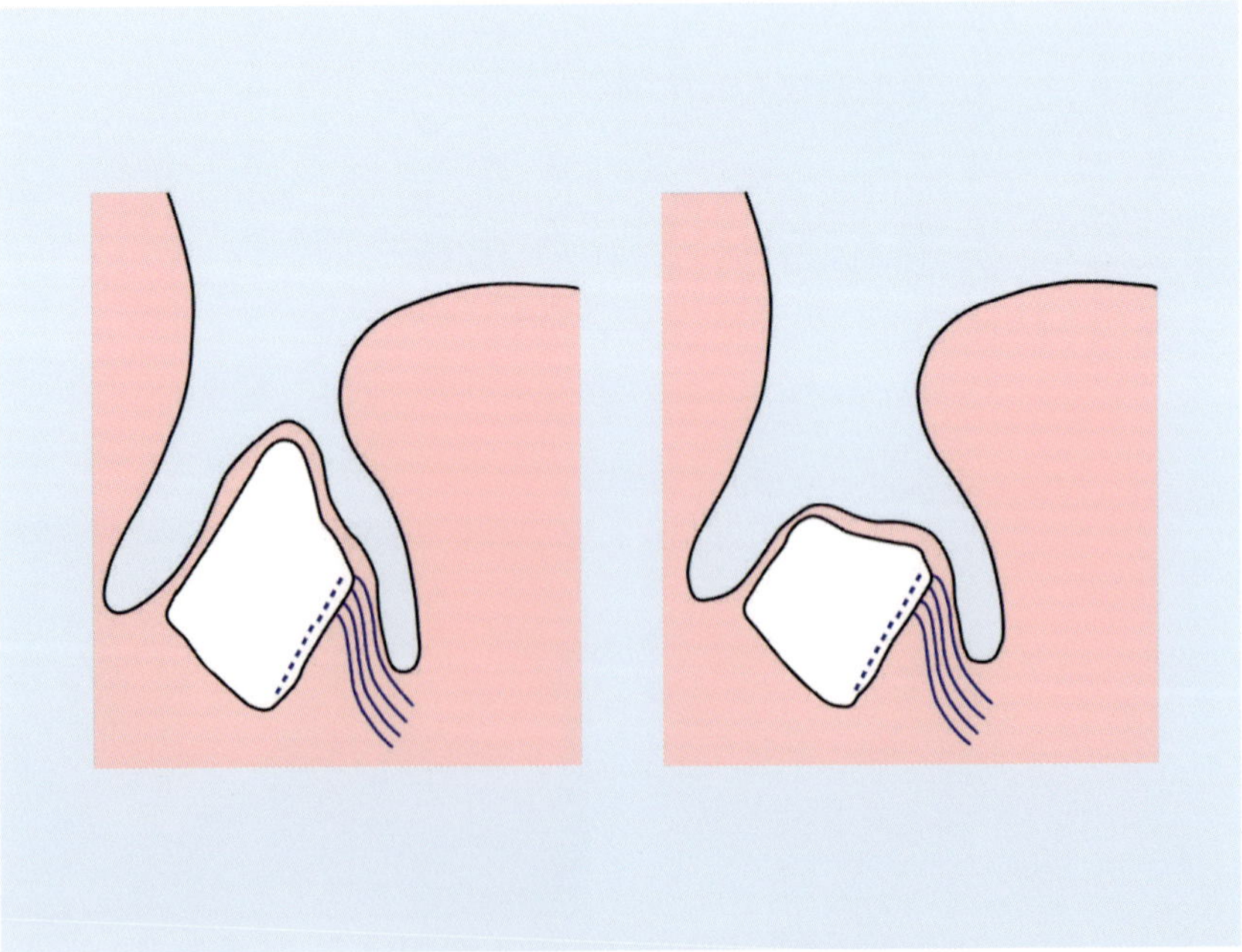

図10-5　下顎臼歯部における天然歯喪失後の骨吸収の状態。舌側顎舌骨筋線下方部における吸収はほとんど認められない。

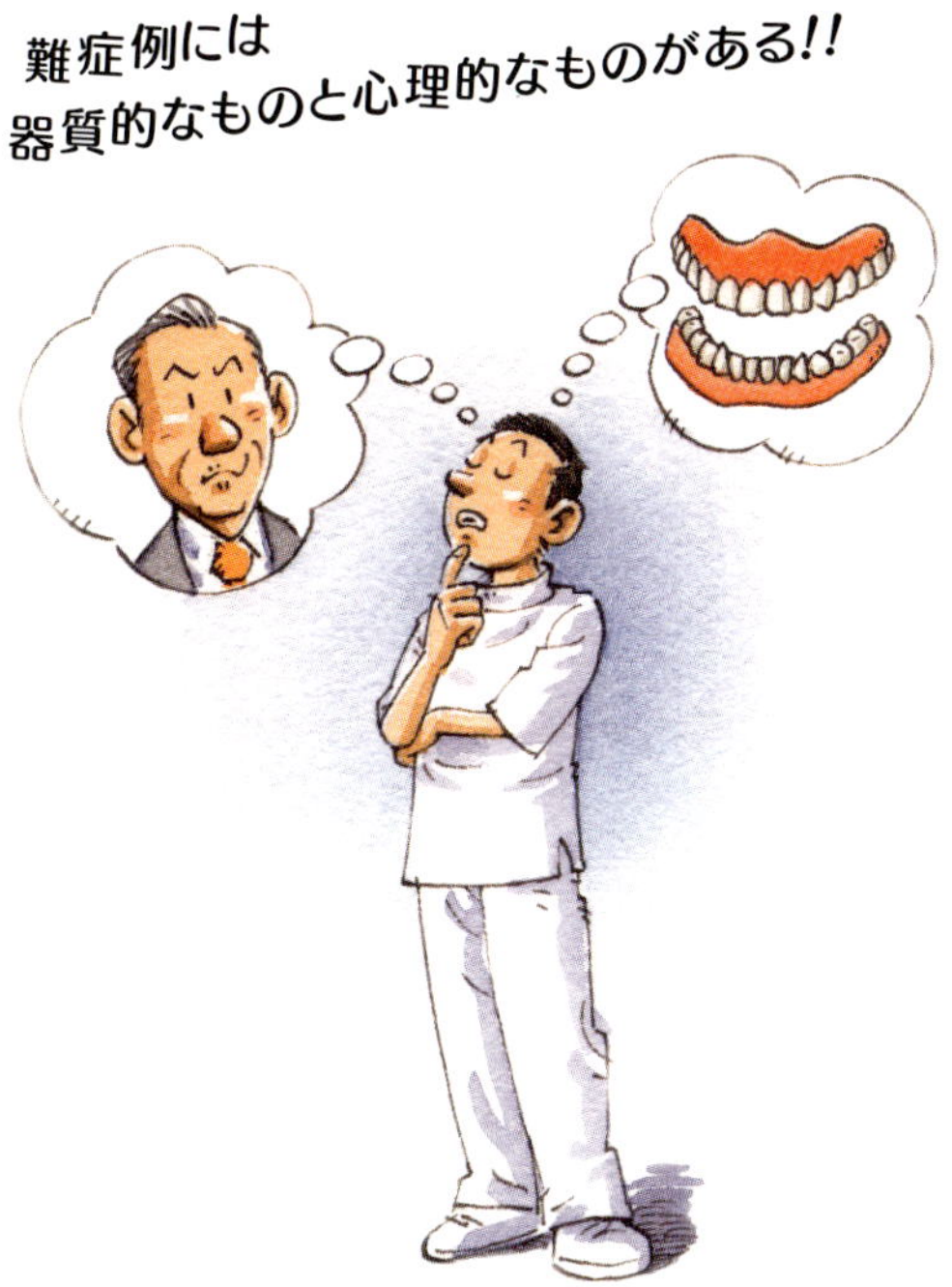
難症例には
器質的なものと心理的なものがある!!

11 オーバー・デンチャーの意義とは何だろう？

この第11項では少しオーバー・デンチャーのことを考えていきましょう。少数現存歯を用いたり、インプラントを用いてオーバー・デンチャーを製作していく場合がありますが、いったいオーバー・デンチャーにする意義とは何でしょうか。

それらには大別して4つの意義があるからでしょう。それは①咬合支持、②義歯の維持・安定、③歯根膜圧受容器の活用、④顎骨の長期的保全でしょう。

1．咬合支持

オーバー・デンチャーの意義のなかでもっとも重要と思われるもので、以前の項にて繰り返しお話ししたように、咬合圧を粘膜にて負担させるのは、はなはだ無理があるわけで、それを少しでも現存歯の歯根膜に負担させる、あるいはインプラントに支持させるといったことは良好な食生活を回復するうえで、きわめて有用な方法です。ただ問題は、現存歯の位置関係があります。もし左右非対称なバランスが悪い位置に現存歯がある場合には、インプラントを数本追加し、力学的なバランスを整えたうえで処置を行ったほうが良好な結果を得ることができるでしょう。

2．義歯の維持・安定

オーバー・デンチャーにすることによって、現存歯やインプラントに義歯の維持、

◆歯根膜圧受容器

歯根膜は歯根周囲を覆い歯と歯槽骨を結びつけ、歯根膜腔を満たしている線維性結合組織であり、歯に加わる力の量的感覚の受容などの重要な役割を果たしている。これらの感覚を受けるものを受容体と呼ぶ[3]。

そして安定をゆだねることができたならば、第10項でお話しした総義歯の便宜上の形態である、上顎口蓋部義歯床および下顎顎舌骨筋線より下方に延長された舌側床縁の形態を控えめにすることができます。すなわち無口蓋義歯や舌側の装着感の良い義歯を製作することができるわけです。

3. 歯根膜圧受容器の活用

どんなに素晴らしい総義歯を調製し、咬めるようになったとしても、総義歯は顎堤粘膜の上に乗って、そこに咬合圧を加えているわけで、俗に言う「歯ざわり」とか「咬み心地」といったような微妙な感覚を実感することは難しいものです。

その点、オーバー・デンチャーでは、現存歯の数や、位置にもよりますが、咬合圧が歯根膜に伝えられ、圧受容器を刺激しますので、このような微妙な咀嚼感覚が得られることになります。また歯根膜圧受容器を介しての顎運動の生理的な制御機構も症例によっては期待できます。

4. 顎骨の長期的保全

このことは忘れられがちな、でもたいへん重要な意義のひとつです。総義歯補綴の場合、残念ながら、どんなに素晴らしい総義歯を調製し、たとえ経年的な顎骨の吸収を遅らせることができたとしても、「ゼロ」にすることはできないのです。現存歯を用いオーバー・デンチャーにした場合は、それら現存歯の十分な炎症のコントロールを行って、健康状態を維持したならば、顎骨の吸収を抑えることができるのです。超高齢社会の現代においては、この意義はたいへん重要と言えるでしょう。

◆**ウルフの法則（Wolff, Law）**

ドイツの外科医Julius Wolffによって提案された骨に関する法則で、骨は適切な力が持続的に加われば（正常な機能圧が加われば）、維持され、過剰な力が加わったり、機能圧が加わらなかったら、吸収を起こすといった考え。

オーバー・デンチャーやインプラントを用いることにより、顎骨には機能圧が加わり、経年的な顎骨の吸収を抑えることが可能となる。

12　インプラントの適応症例とは何だろう？

――経時的な顎堤の吸収を考えよう！

　無歯顎症例におけるインプラントの長所、そしてその適応症例とは何でしょうか。総義歯と比べインプラントを応用する長所としては、①総義歯と比較し咀嚼圧負担能力が優れているため総義歯の器質的難症例に適応できる。②固定性の補綴物の製作が可能なため、無歯顎患者さんが持つ心理的な問題点を解決することができる。③総義歯と比較し、長期間にわたる経時的な顎堤（顎骨）の吸収を抑えることが可能と思われる、などが挙げられるでしょう。

　そしてあえて総義歯よりもインプラントが適応症例と思われる症例にはつぎのようなものがあります。

①著しく支持性の悪い症例（器質的難症例・図12－1〜3）

②心理的難症例

③若年者の無歯顎症例

　要するに、第10項でお話しした総義歯の難症例が該当するわけです。最後の若年者というのは、誤解しないでいただきたいのですが、20代や30代といった意味ではなく、比較的中年の無歯顎症例を意味しているのです。

　すなわち治療後20年、30年といった長期にわたって過ごされるであろう患者さんです。これらの方々を総義歯で治療した場合、どうしても経時的な顎骨の吸収を抑

◆インプラントによる咀嚼圧

　ここで実際にあった、ある患者さんの例を話そう。

　もう20年近く前の話であるが、この患者さんは以前、筆者が上下顎の総義歯を調製し、たいへん満足され、それを使用してきたが、術後10年のリコール時にそろそろ新義歯を作りたいと話された。

　また、ここ10年間歯科の技術も進歩しただろうから、最新の方法を取り入れていただきたいとのご要望もあったので、上顎総義歯そして下顎にはインプラントによるボーン・アンカード・フルブリッジを装着した。

　術後に食生活の変化について聞いたところ、以前の入れ歯でも何でも噛めていたので、大きな変化はなかったとのことであったが、ただ一点大きく異なることがあると言う。

　それは今まで義歯では感じられなかった、「歯ざわり」を感じるとのことであった。具体的には胡麻和えのごまをすりつぶす感触がよみがえったと言うのである。

えることが難しく、最終的にはかなりの難症例となってしまい、食生活の制限などが必要となる可能性があるわけです。

ですから、こういった患者さんの将来のことを考えた場合、インプラント補綴が適応と思われるわけです。

もちろん、これら以外でも患者さんの要望があればどんな症例でもインプラントの適応症例と言っても良いと思います。


インプラント周囲の骨には歯根膜ほどの圧受容器はないはずであるが、粘膜負担の総義歯と比べれば、はるかに咀嚼圧を感じることができるようである。この点は、やはりインプラント補綴のほうが勝っている点かもしれない。

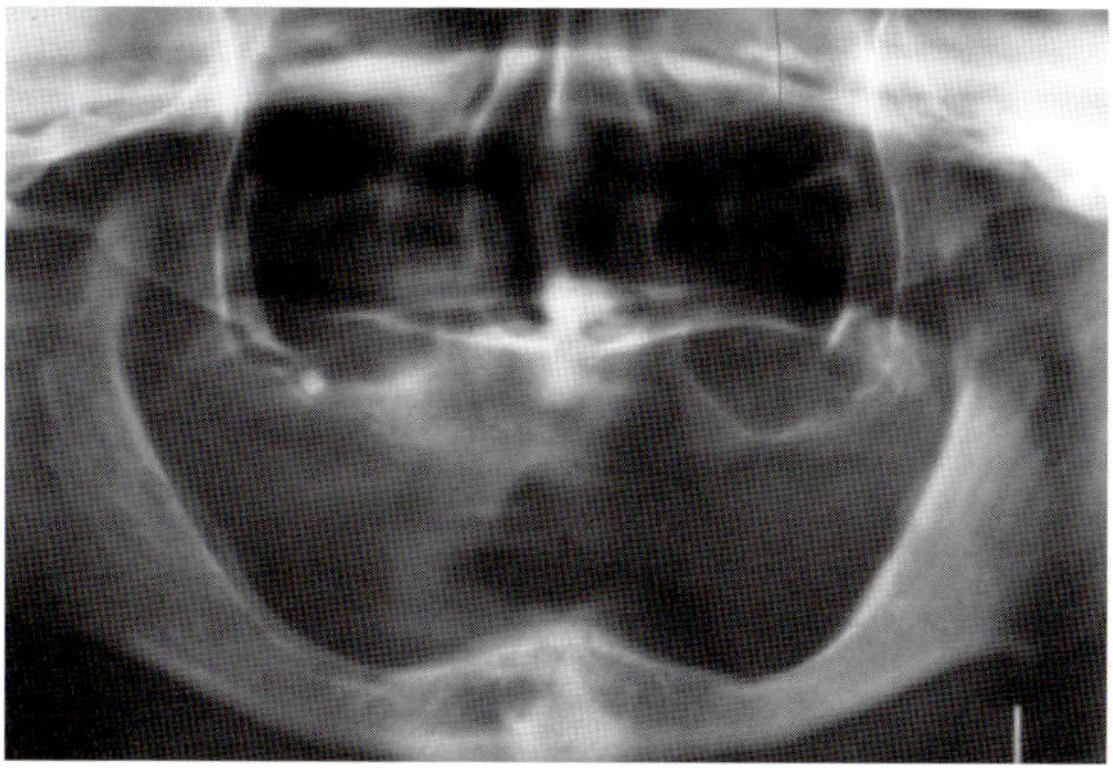

図12-1　オトガイ孔および下顎管が顎堤上部に露出してしまっている、著しく支持性の乏しい症例。

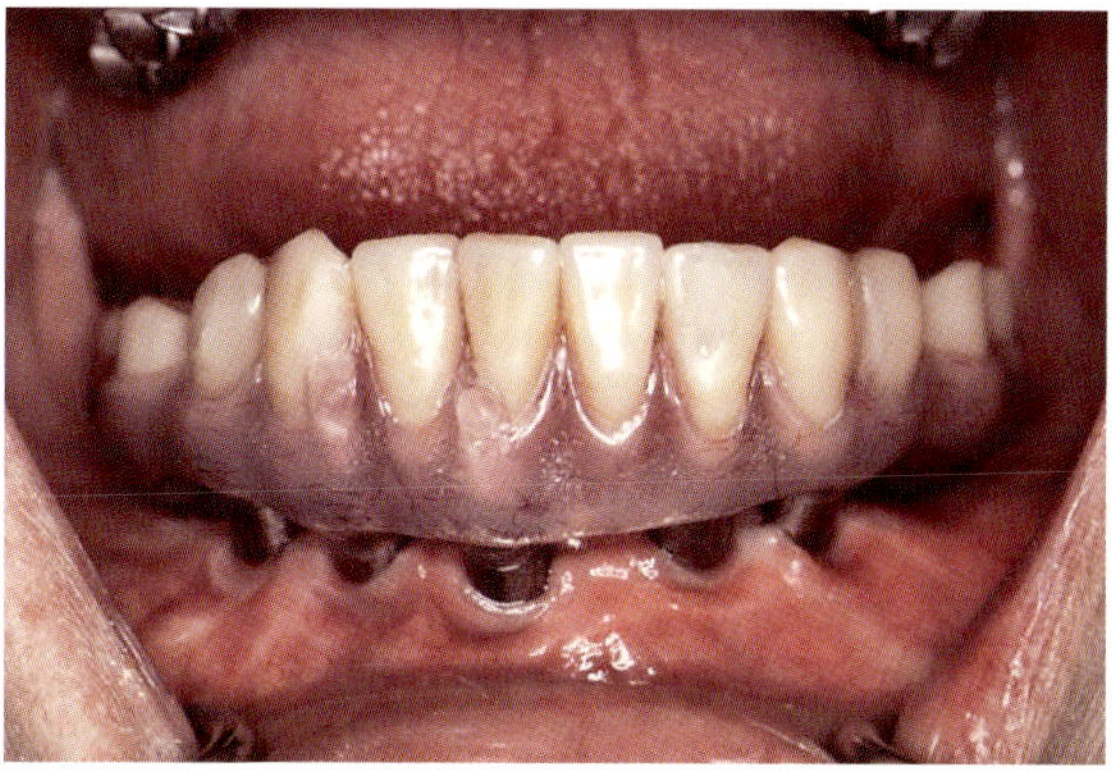

図12-2　この症例に適用されたインプラントによるボーン・アンカード・フルブリッジ。

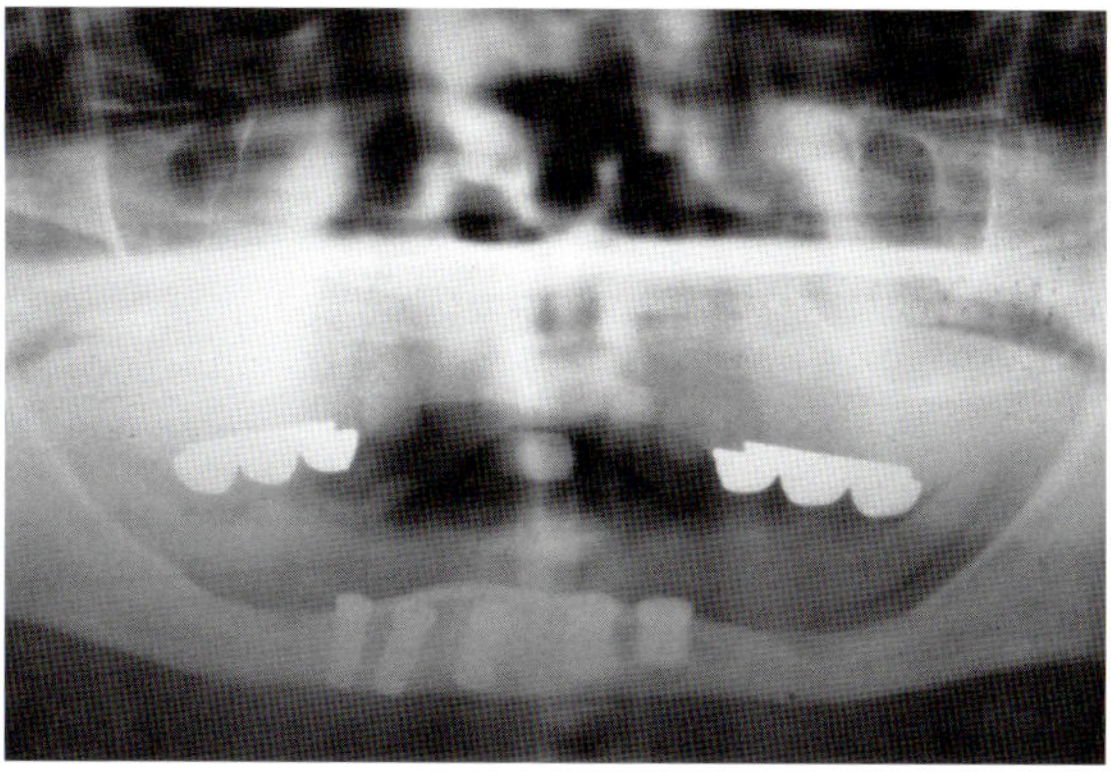

図12-3　同症例の術後パノラマエックス線写真。

13 何が良いのか？ 無歯顎補綴におけるインプラント

無歯顎補綴にインプラントの活用を考慮した場合、先ず問題になるのがインプラントの選択でしょう。これについて筆者はつぎのような選択基準を設けています。

①長期間のリサーチに裏付けられたものであり、成功率が高いこと。
②無歯顎症例に適応できること（単独植立が可能で、固定性補綴そしてオーバー・デンチャー双方に使用可能）。
③トラブル時のダメージが最小限であること。

最後に挙げたトラブル時のダメージが最小限であることは、臨床上たいへん重要な要因です。つまり、どんなに優れたインプラント・システムであっても、人間が行う治療ですから、100％の成功ということはなく、少ないといっても失敗も起きるわけですから、そういったときであっても、ダメージが最小限でやり直しが問題なく行えるものでなくてはなりません。

筆者が初めて、オッセオインテグレイテッド・インプラントを日常臨床に導入したのは１９８７年、今から約20年前になります。当初はブローネマルク・インプラントを導入し、約10年間臨床応用してきました。そしてそのサバイバル・レートは上顎症例で約92％、下顎症例で約97％と臨床上比較的満足のいくものだったのです。

しかしながら、アバットメント・スクリューの緩みや破折などに代表される力学

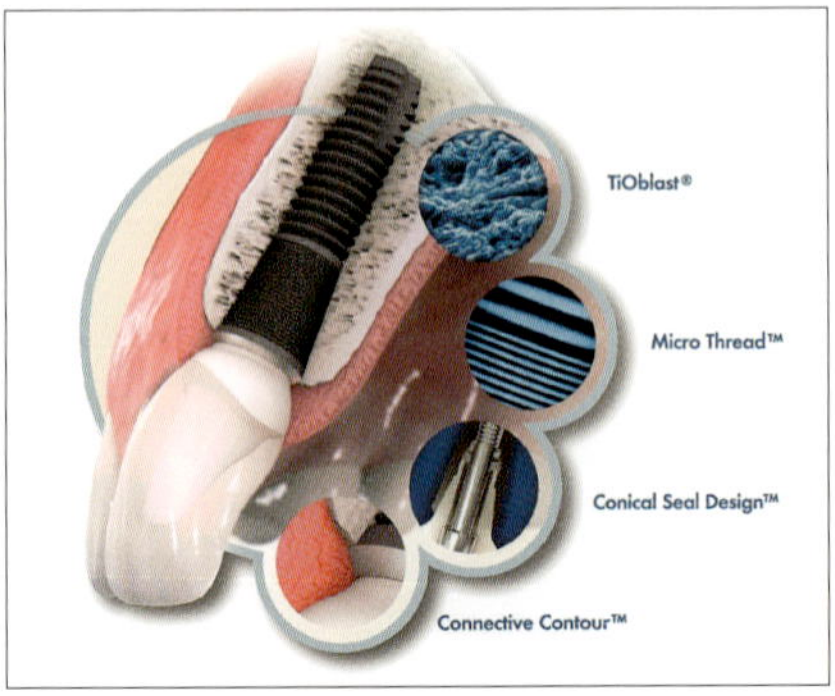

図13-1 “Astra Tech Bio-Management Complex”。①TiOblast, ②MicroThread, ③Conical Seal Design, ④Connective Contourの効果によるMarginal Bone Loss（辺縁骨の吸収）がないことが特徴である。

的な偶発症、さらには経年的な辺縁骨の吸収といった問題は臨床上再考の余地があるものとして考えて、1997年より「Astra Tech Implant System」に変更して、現在臨床に応用しています。

この「Astra Tech Implant」の特徴は、「Astra Tech BioManagement Complex」といわれる①TiOblast、②MicroThread、③Conical Seal Design、④Connective Contourの効果によるMarginal Bone Loss（辺縁骨の吸収）がないことが挙げられるのです（図13-1，2）。

従来インプラント周囲の辺縁骨は機能回復後、1～2スレッドの骨吸収はなかば常識とされ、またわずかながら（年間0.2ミリ以内）の辺縁骨の経年的な吸収もやむをえないものとされてきましたが、現在「Astra Tech Implant」は、それらを認めない唯一のインプラント・システムと言えるのです。

この「Marginal Bone Loss」（辺縁骨の吸収）がないことは日常臨床においてつぎのようなさまざまな恩恵をもたらしてくれています。

①1回法、2回法を問わず双方にオールマイティーに使用できる。
②経年的な骨吸収がないため、もはや15ミリ以上の長いインプラントを使用する必要はなく、ショート・インプラントの適応症例においても安心して使用できる。
③審美領域におけるインプラント治療において、リセッションなどのリスクが軽減される。

このような優位な点が挙げられますが、とくに無歯顎症例を考えた場合、多くの症例において顎骨の吸収があるわけで、決して簡単には長いインプラントを植立す

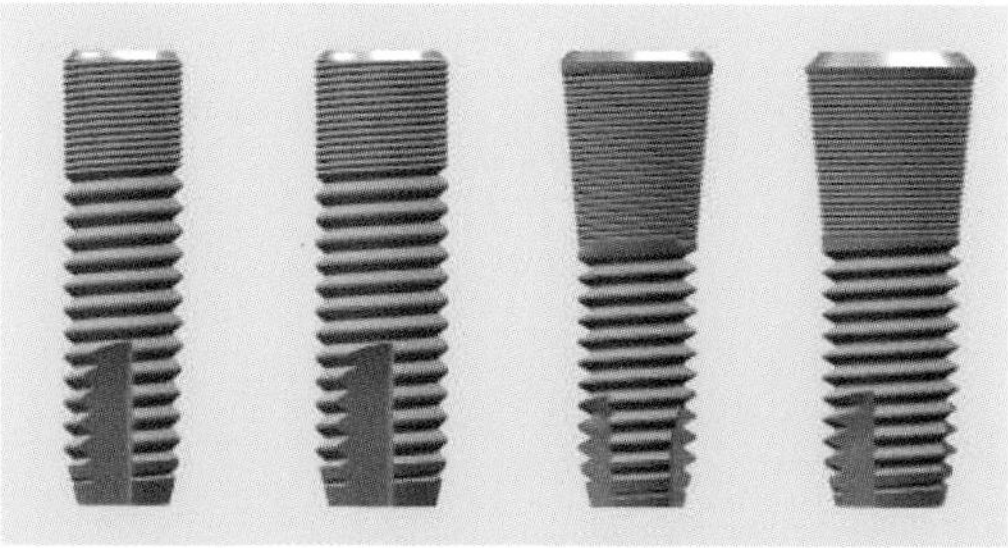

図13-2 Astra Tech Implantのフィクスチャー。

ることができません。

　そこで通常は短いインプラントを適用するわけですが、長期的に考えたときインプラント周囲骨の経年的吸収が存在するようなインプラント・システムであった場合、良好な長期的な予後は望めなくなってしまいます。こういった視点より、筆者は現在「Astra Tech Implant」を日常臨床に活用しているのです（図13 - 3～5）。

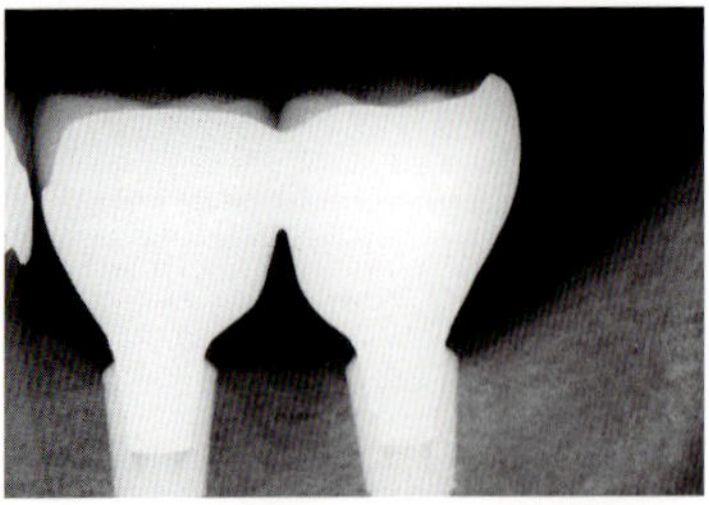

図13-3　術後5年のAstra Tech Implantによる治療例。辺縁骨の吸収は一切認められない。

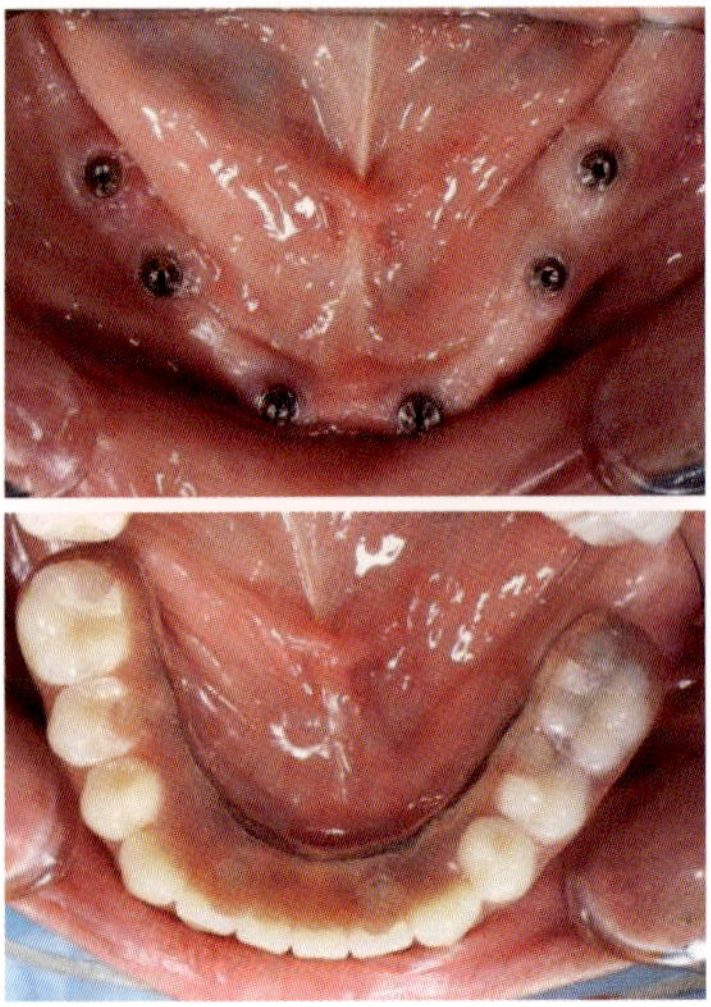

図13-4, 5　Astra Tech Implantによる下顎無歯顎ボーン・アンカード・フルブリッジ症例。

第2部

実践的臨床テクニック
——診査、診断、治療計画

14 君は患者さんとのコミュニケーションの時間を惜しんでいないか？

1. 患者さんにいかに勝つかの診査、診断、治療計画

さて、前の項までは、無歯顎および無歯顎に準ずるような多数歯欠損症例のおかれた環境、そしてそれらに対する治療オプションなどについてお話ししてきましたが、ここからは、実践的な内容について解説していきたいと思います。

筆者たちが歯科臨床を行う場合、症例が有歯顎であろうが、少数歯欠損、多数歯欠損そして無歯顎症例であろうが、まず、最初に行わなければならないことに、診査、診断、治療計画があります。そこでまず無歯顎および無歯顎に準ずるような多数歯欠損症例における診査、診断、治療計画についてお話ししていきましょう。つまり、ここからの内容は、総義歯、オーバー・デンチャーそしてインプラントといったすべての治療オプションに共通の内容となるわけです。

実戦の場において無歯顎補綴や多数歯欠損補綴を成功させるためには、孫子の「彼を知り己を知れば百戦危うからず」の言葉どおり、「患者さんにいかに勝つか」を考えての術前の診査・診断がたいへん重要となってきます。

一見、有歯顎の診査・診断と比べ無歯顎の場合は、診査・診断項目が少ないように思われるかもしれませんが、総義歯臨床は歯科臨床のなかでもっとも患者の主訴と直結する歯科臨床と言えますので、個々の患者の持つ問題点を浮き彫りにし、その原因を究明することは重要で、そのため、診査にあたっては必ず主訴との兼ね合

◆総義歯カンバセーション

歯科医療を良好に行ううえで、患者さんとの会話は大切な要素であるが、とくに総義歯治療の場合には、重要になってくる。

来院される無歯顎患者さんの多くは、おそらく読者の先生方よりも年輩者である場合が多く、なかなか日常会話の成立がむずかしいかもしれない。そこで、自分たちの祖父や祖母と会話しているつもりで、話題を相手に合わせる努力が必要である。

たとえば、お孫さんの話をしてみるとか、食事の話をする場合でも、イタ飯やフレンチではなく、和食を中心に話をするのが良いであろう。

いを持って行う必要があります。

そこで最初に行うのが問診ということになりますが、問診は主訴を明確化することに加えて患者の過去の情報を知るうえでも非常に重要な診査と言えます。問診においては、①主訴、②歯科的既往歴、③全身的既往歴などを聞いていきます。

2. 主訴もさまざま

まず主訴を問診していくわけですが、それが①咀嚼障害、②発音障害、③審美障害、④その他（心理的問題）のうち、どれにあたるかをチェックしていきましょう。

①咀嚼障害

同じ「咬めない」でも具体的に、「何が咬めないのか」「なぜ咬めないのか」「何を咬みたいのか」を聞いていくわけですが、多くの多数歯欠損患者は一般的に奥ゆかしく、具体例を挙げて聞かないと容易には答えてはくれません。ですから、高齢者が好むであろう食品を挙げて問診していく必要があります。

古漬の沢庵などの「シナット」した咬み切りにくい食品が多数歯欠損患者の苦手な食品です。「センベイ」などは咬みにくいように思えますが、少し我慢して咬めば割れてくれるので咬めるものなのです。

そして「何が咬めないか」がわかったら、つぎに「なぜ咬めないのか」をチェックし、その原因を探っていきます。そして患者の治療に対する要求を知るうえで、「何を咬みたいのか」を聞いていきます（図14-1）。

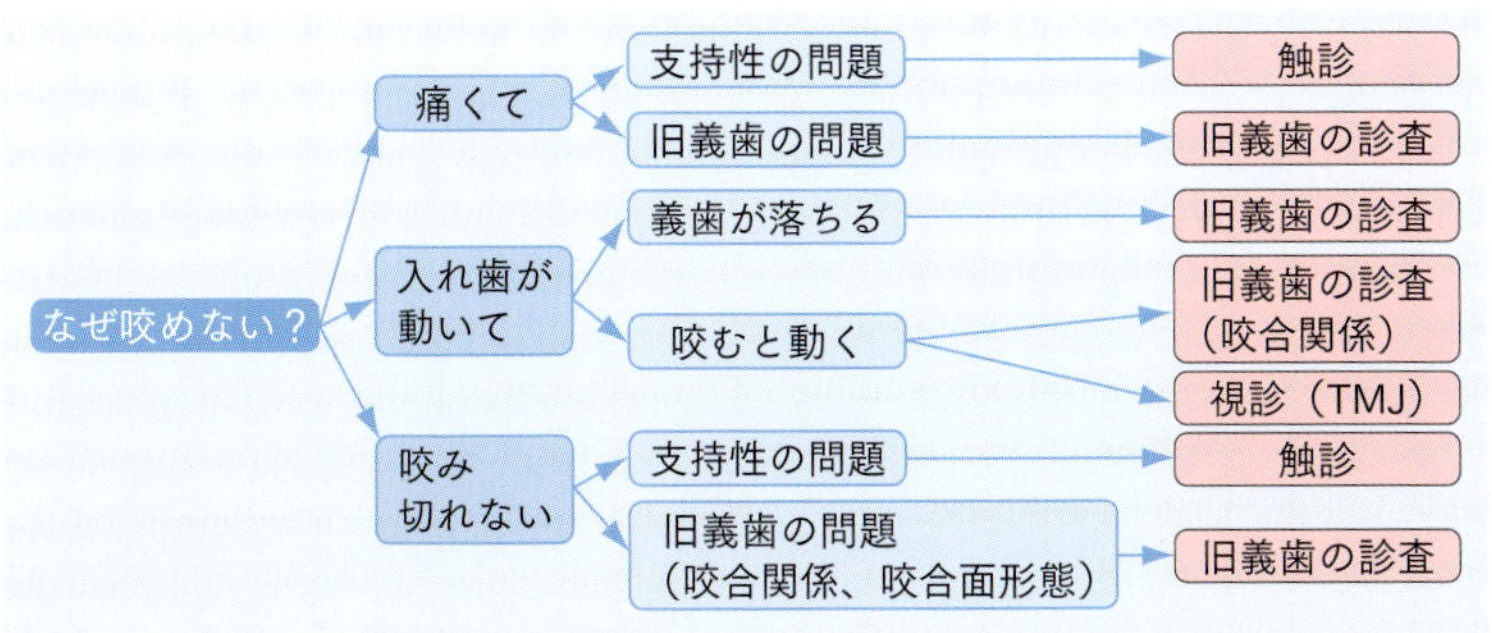

図14-1　咀嚼障害。なぜ咬めないのか。

②発音障害

発音障害をチェックするときには、「どういう発音がしにくいかのか」また「なぜしゃべりづらいのか」などを問診していくわけですが、ただ答えを聞くだけではなく、なにげない日常会話を交わし、視診を加えながら発音障害をチェックし、その原因が何によるのかを診ていくことが肝心です（図14-2，3）。

③審美障害

審美障害を主訴として来院する患者さんは少なくはないのですが、その訴えは「顔が歪んだ感じ」とか、「ふけ顔になった」など、なかなか抽象的なものが多いものです。そこで旧義歯の人工歯に関する問題と全体的な顔貌についての問題に分けて、視診を加えながら評価していくことが重要です（図14-4，5）。

④心理的問題点、その他

義歯に起因すると思われる生活環境からの心理的問題点などをある意味でのカウンセラーになったつもりで問診していきますが、そのほか、対象が高齢者であるため多くの不定愁訴も訴えてきますから、それらを少し気長になって、義歯との関連性をチェックしていきます。

3．歯科的既往歴

歯科的既往歴の問診にあたっては、①有歯顎より多数歯欠損に至った経緯、②総義歯などになってからの歯科治療歴を聞いていきます。

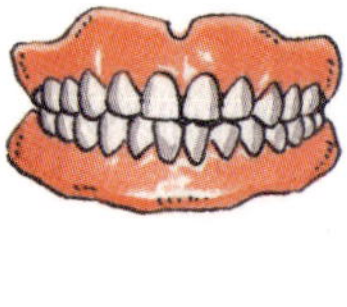

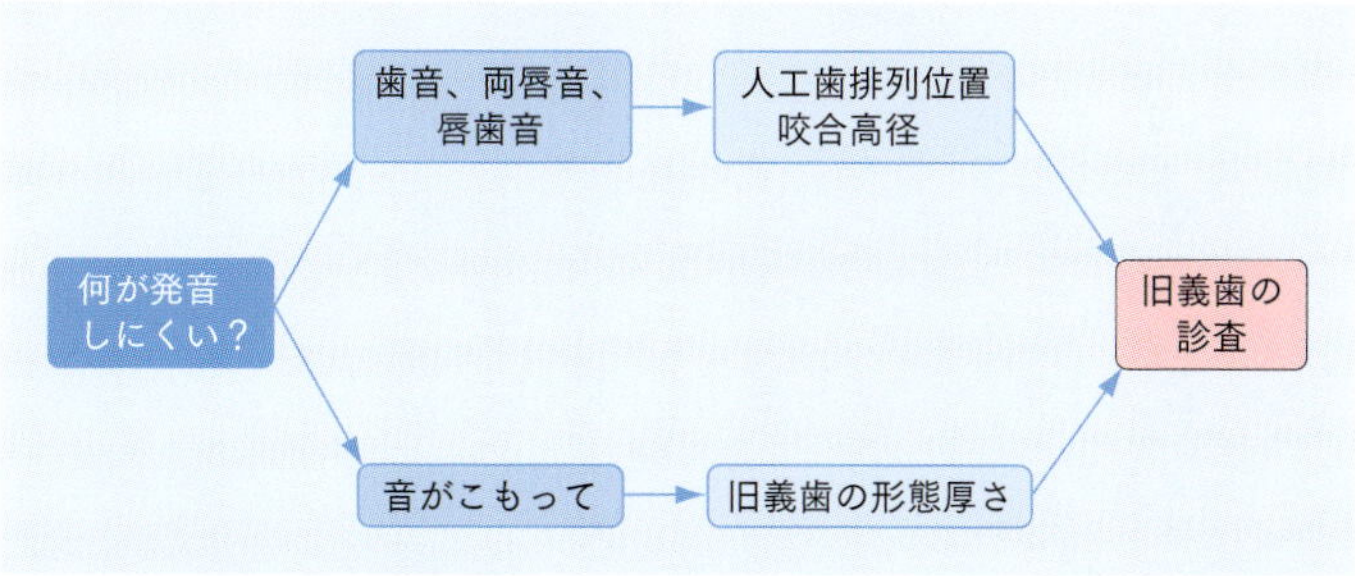

図14-2　発音障害。何が発音しにくいのか。

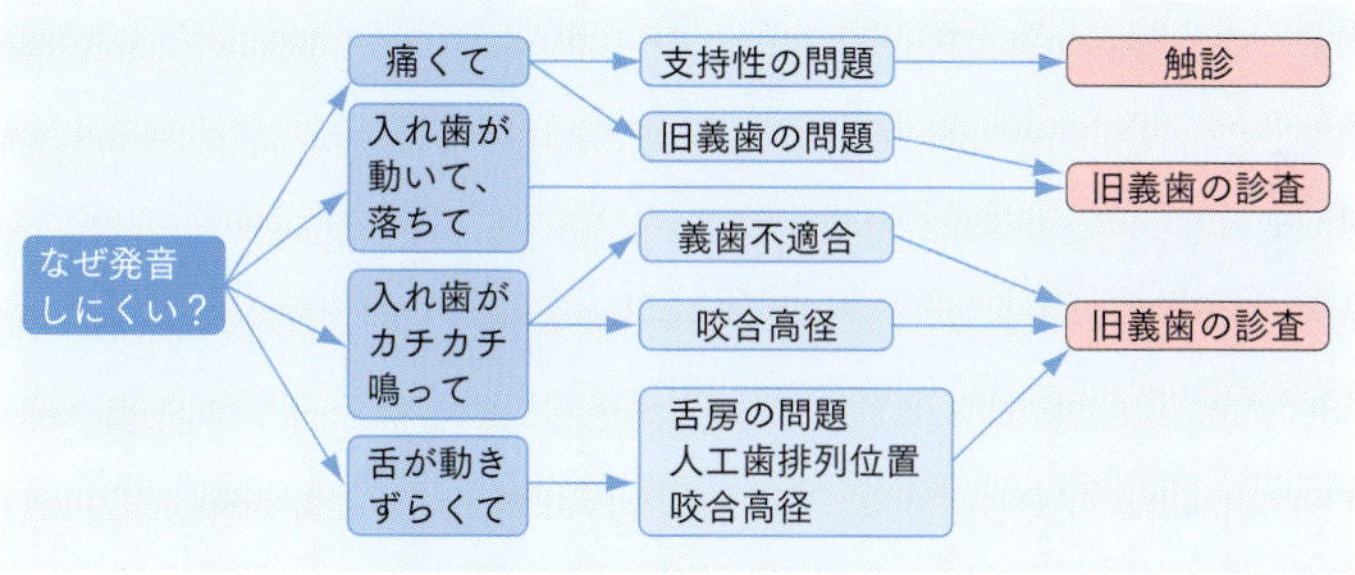

図14-3　発音障害。なぜ発音しにくいのか。

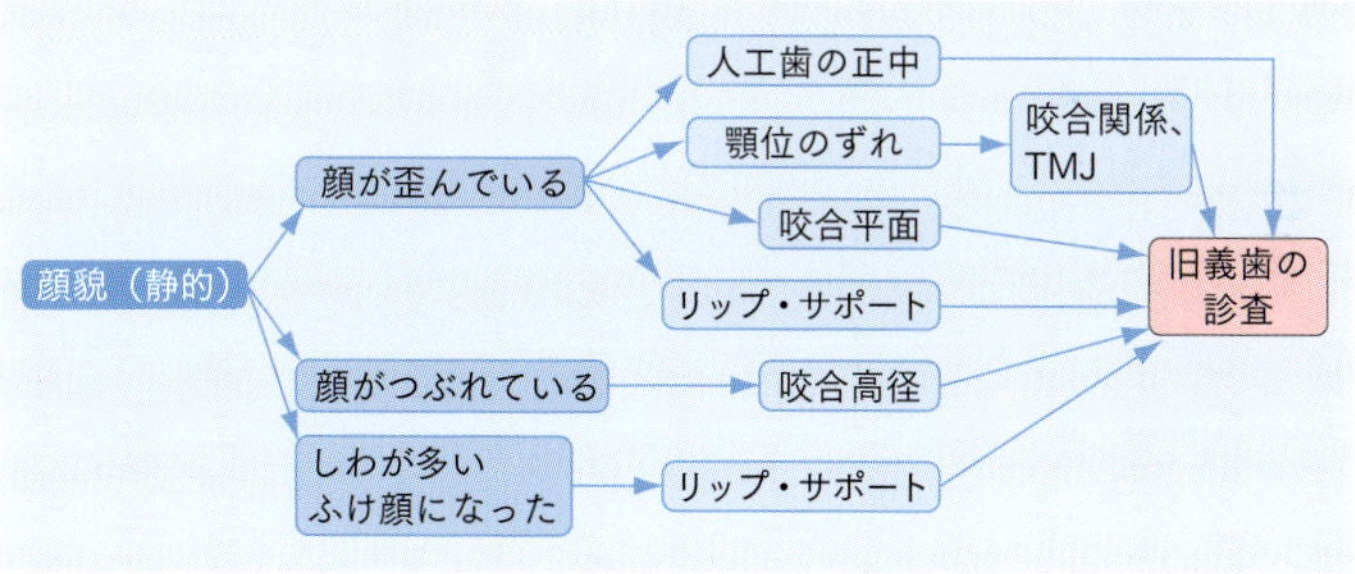

図14-4　審美障害。顔貌（静的）の何を訴えているのか。

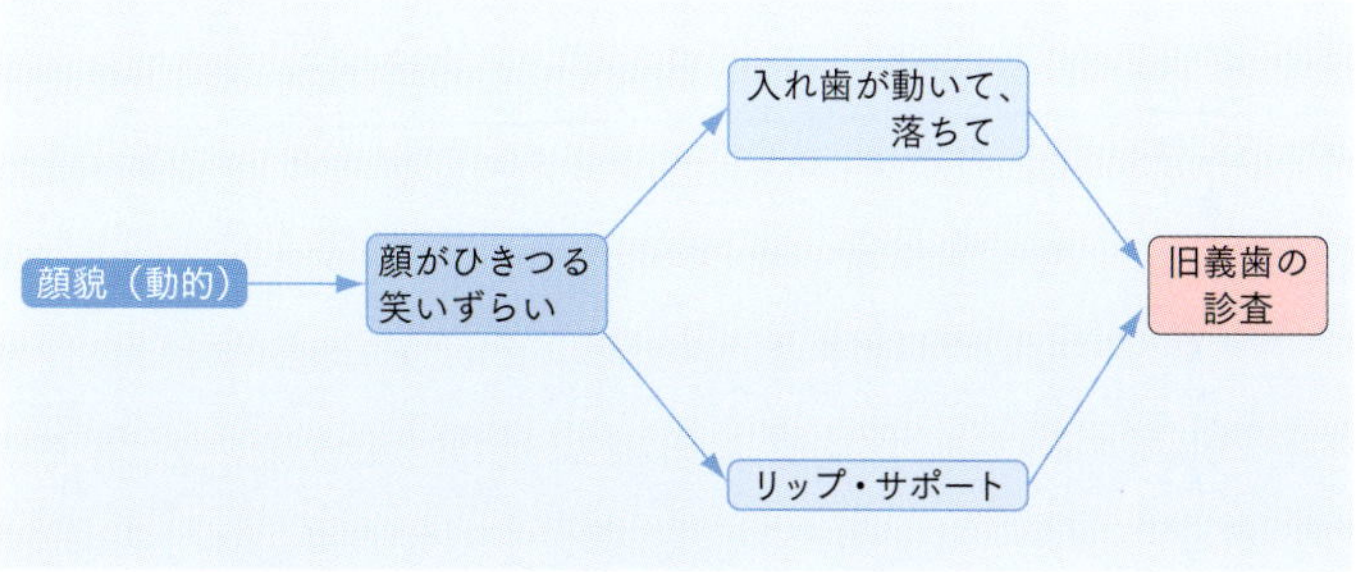

図14-5　審美障害。顔貌（動的）の何を訴えているのか。

①有歯顎より総義歯に至った経緯

欠損補綴の経歴を聞くことにより、残存顎堤の吸収状態のアンバランスや有歯顎時代の天然歯の植立位置などを理解することができます。

②総義歯などになってからの歯科治療歴

来院してくる多数歯欠損の患者さんらは何らかの問題があるから来るわけで、こういった患者さんの多くは過去に数セットの総義歯などを持っているものです。ですからそれらの義歯を製作した当時の状況を問診することは、過去のドクターの苦労や失敗を推測するうえでかなり重要と言えますし、患者の要求度や経済的な面も含めての価値観を知るうえでも貴重な情報源と言えます。

4．全身的既往歴

多数歯欠損症例の場合、なにぶん対象が高齢者ですので、少なからず全身的な問題点を持っているものです。全身疾患によっては唾液が減少する場合もあり、唾液の減少は総義歯などにとっては不利な条件となります。また特異な例ですが、牽引療法などを受けている患者さんの場合、牽引の力を、総義歯などをもって支えなければならないため十分な支持性が要求されます。

さらに、全身状態によっては十分な治療行為が行えないケースもありますので、治療計画の立案にあたっては重要な情報となります。また、治療オプションとしてインプラント治療を考えた場合は、外科手術適応の可否、そして血液抗凝固剤の服用の有無などの服用薬剤の情報が重要であることは言うまでもありません。

◆服用薬剤の情報

中高年の患者さんの多くは、何らかの疾患を持っている場合が多く日常的に薬剤を服用されている場合が考えられる。

ただそのような薬剤を毎日服用されている方の多くはご自身に疾患があるといったことに自覚がなくなっている場合があり、こちらから十分問診を行っていかなければ、服用薬剤などに関しては知らせてくれないものである。

治療上十分な情報が必要との旨を説明し、もし服用薬剤があれば、処方箋薬局から渡されている薬剤の詳細情報のコピーをいただいておくのが良いであろう。

高齢の患者さんには不安を持たせず
安定性のある環境で心のこもった問診を・・・

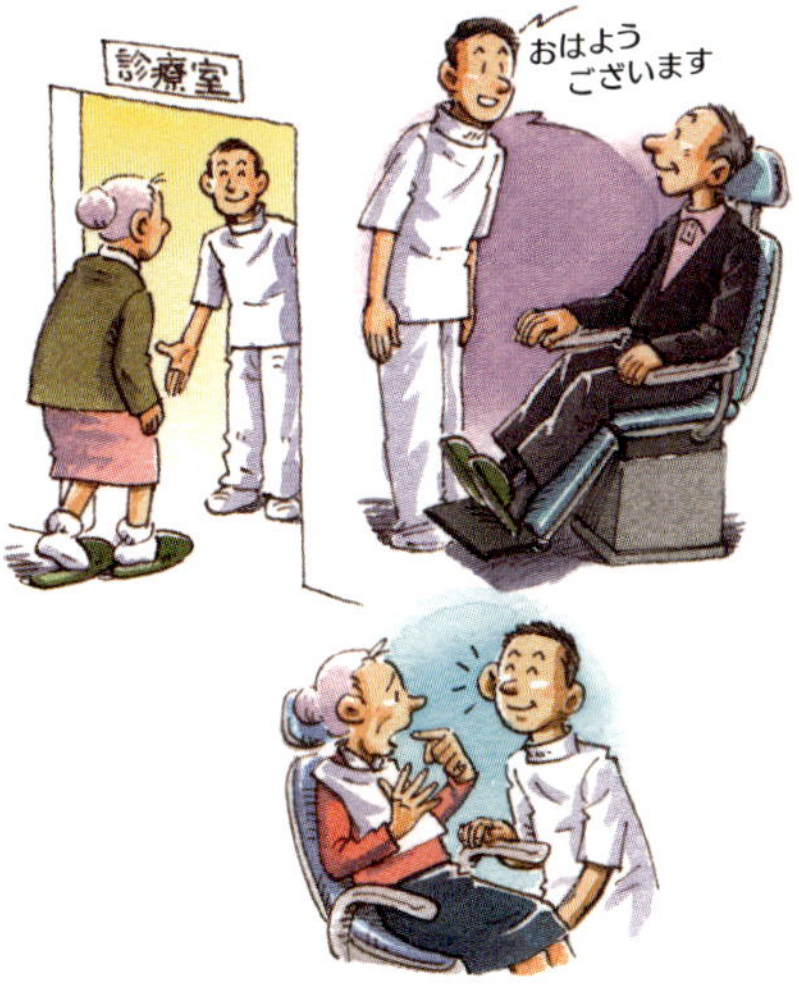

◆**高齢患者への心理的応待**

①来院時の接遇：こちらから先に話しかける。患者さんは心理的に防衛するという障壁を抱えていることを忘れてはいけない。

②診療室の理想像：照明は明るく、床は段差がない平坦なつくりで滑らないようにする。また、椅子やテーブルは角のない丸いものを使うこと。そして安定性のあるものを選ぶこと。

③初診時の問診：まず患者さんの話をよく聴くこと（話させ上手・聴き上手）。つぎに、患者さんに術者の考え方をよく訴えること。

15 なぜ撮らない？ 無歯顎患者のパノラマエックス線写真

インプラント治療を希望されている患者さんであれば皆さんは必ずと言っていいほど、パノラマエックス線写真などのエックス写真を撮影すると思いますが、総義歯を要望されている患者さんの場合、一般的にはエックス線診査はあまり行われていないようです。

でもパノラマエックス線写真くらいは撮るようにするべきでしょう。顎骨の吸収状態は視診、触診そしてスタディー・キャストの診査ぐらいでは、なかなか客観的に評価することは難しいものです。

その点、パノラマエックス線写真では眼窩や外耳道などの解剖学的ランド・マークがあるため、左右の顎骨の吸収状態の違いを容易にチェックすることができますし、スクリーニングとしての顎関節の診査も行うことができます（図15－1，2）。

最近では歯科用CTの開発も盛んに行われ、すでに導入されている先生方も少なくはないと思います。筆者の医院でもCTを活用していますが、CTというと即インプラントというイメージがあるようですが、実際は歯内療法、歯周治療の診査にも非常に有効なものです（図15－3）。

これは無歯顎や多数歯欠損症例においても同様で、撮影してすぐに顎骨の状態を3Dの立体像で把握できますので、顎骨の水平的そして垂直的な吸収状態を実感として捉えることが可能となるわけです（図15－4，5）。

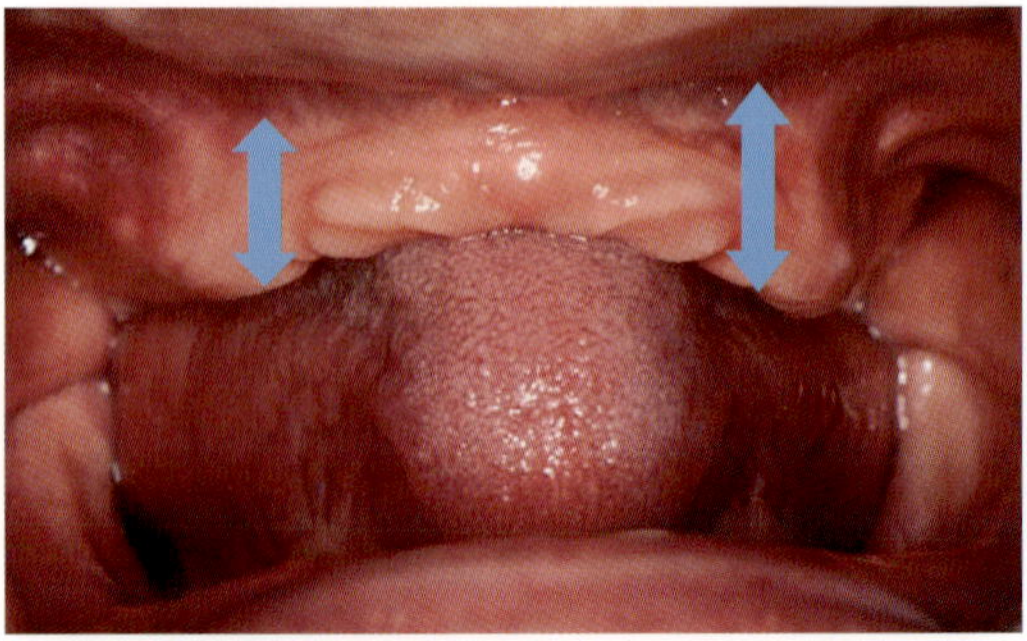

図15-1　無歯顎患者の口腔内写真。

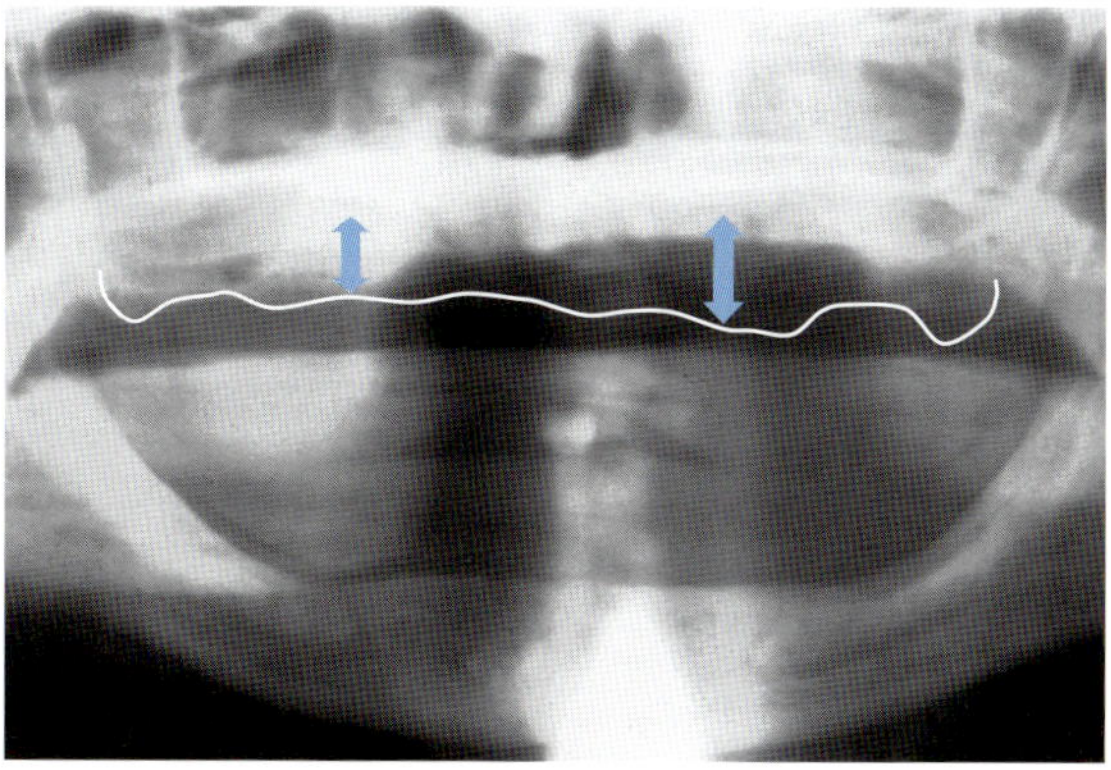

図15-2　同パノラマエックス線写真であるが、眼窩や外耳道などの解剖学的ランド・マークがあるため、左右の顎骨の吸収状態の違いを容易にチェックすることができる。左側に比べ右側のほうが明らかに顎堤の吸収が進行していることが認められる。下顎右側オトガイ孔は上方に開口している。

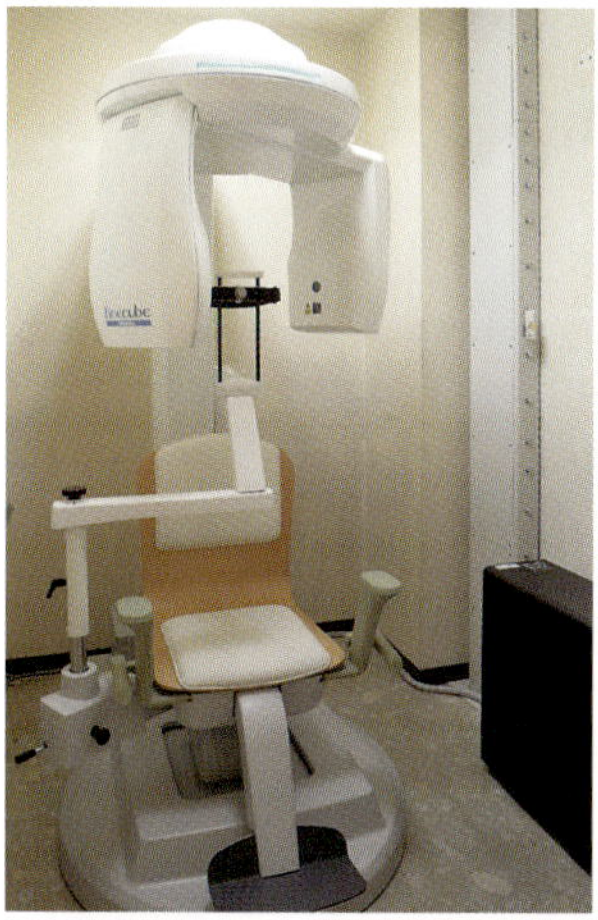

図15-3　筆者が使用している歯科用CT装置。

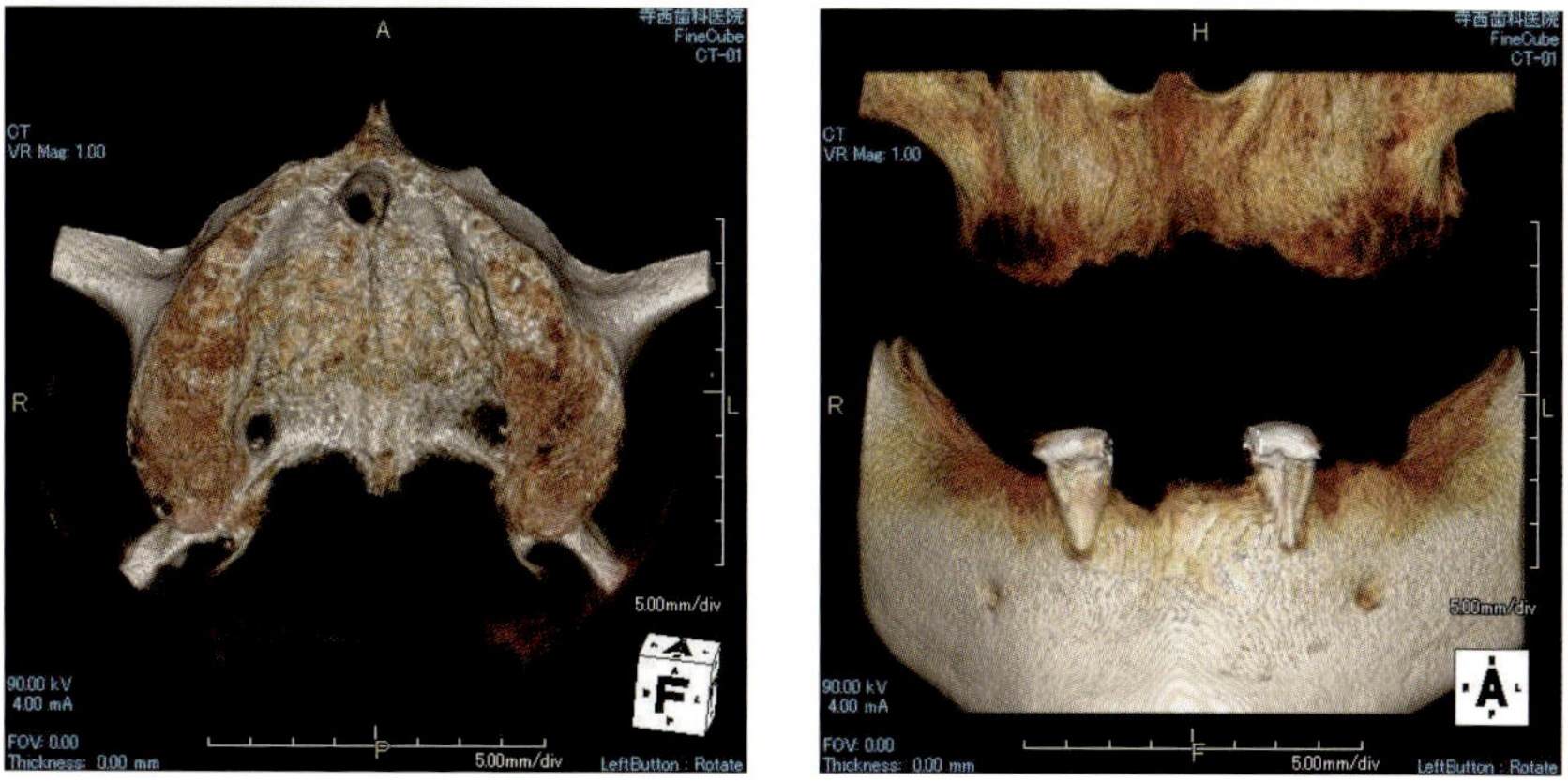

図15-4, 5　歯科用CTでは、撮影してすぐに顎骨の状態を3Dの立体像で把握できるので、顎骨の水平的そして垂直的な吸収状態を実感として捉えることが可能となる。

16 顔貌写真の基準はどこに?
——術中、術後の比較検討に使おう!

問診からエックス線診査と行ったら、つぎは視診です。視診は、①全身状態、②顔貌、そして③口腔内と行っていくわけですが、口腔内以外は前に解説した問診を行いながらチェックしていくことになります。

問診においては患者さんの主観的な訴えとして情報を捉え、視診においては術者の客観的な視点より情報を捉えていくわけです。ここでは全身状態と顔貌について解説し、口腔内の視診はつぎの第17項で取り上げます。

1. 全身状態

患者さんの歩き方、動作などを観察し、問診における全身的既応歴からの情報と照らし合わせ治療計画の資料としていきます。

2. 顔貌

前にお話ししましたように、無歯顎や多数歯欠損症例においての審美障害は、口腔内にとどまらず、顔貌における審美障害を訴えてくる患者さんが多くいらっしゃるわけです。

ですから患者さんと会話を交わしながら、つぎに挙げる項目に配慮しながら静的な状態そして動的な状態の双方をチェックしていきます。

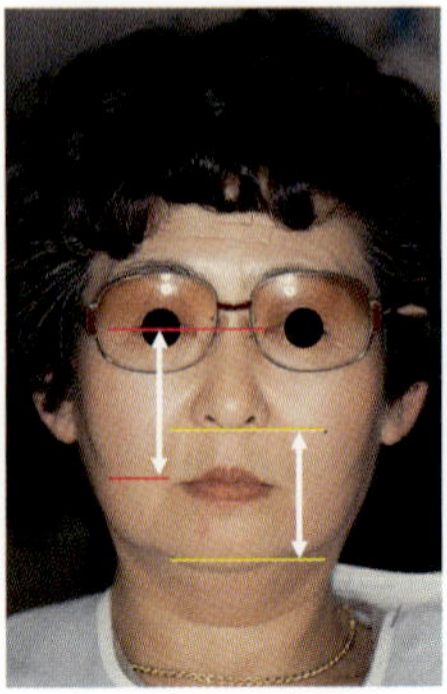

図16-1　咬合高径のチェック。現在の義歯による咬合高径が適正なのか、あるいは高いか低いかを顔面計測などにより大まかに評価しておく。

①正中

顔貌の正中を基準として、旧義歯の人工歯の正中そして顎位の変位を診査していきます。

②咬合高径（図16-1）

顔貌全体のバランス、安静位空隙より咬合高径を設定するNiswonger法、そしてWillis、Wright法などの顔面計測法などを用いて、少なくとも現在の義歯による咬合高径が適正なのか、あるいは高いか低いかを大まかに評価しておきます。

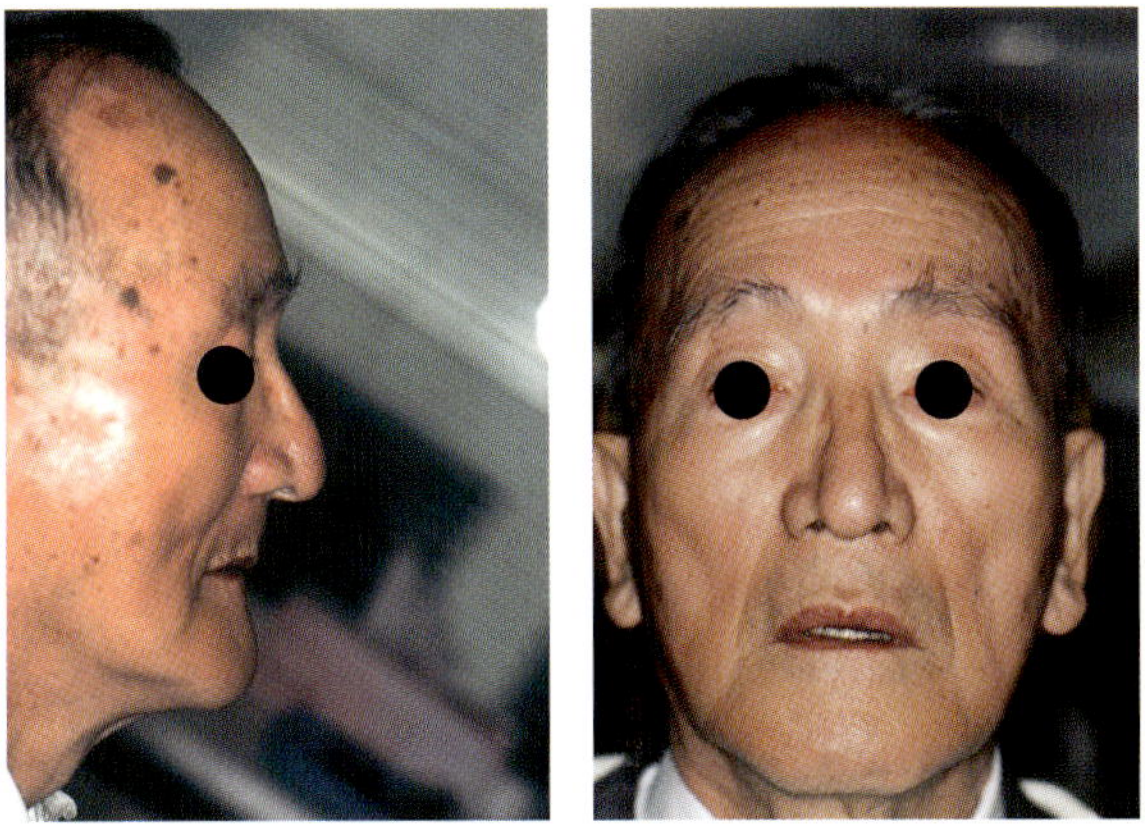

図16-2, 3　リップサポートのチェック。正面観から、しわの状態、口唇（とくに紅唇）の露出状態、口角の位置および口角糜爛の有無、またそれらの左右対称性をチェックする。

③リップ・サポート（図16-2〜4）

正面観により、しわの状態、口唇（とくに紅唇）の露出状態、口角の位置および口角糜爛の有無、そしてそれらの左右対称性を側貌からのEラインのチェックなどを行い、リップ・サポートを診査していきます。

顔貌の診査にあたっては、後に術中そして術後との比較検討が必要と

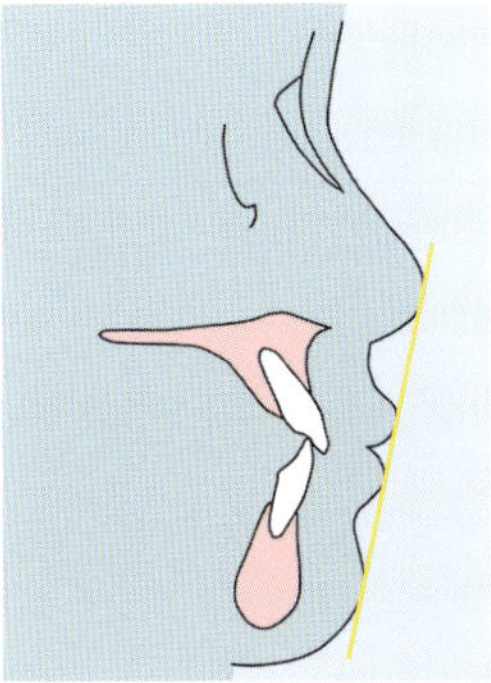

図16-4　側貌からはEラインのチェックなどを行う。

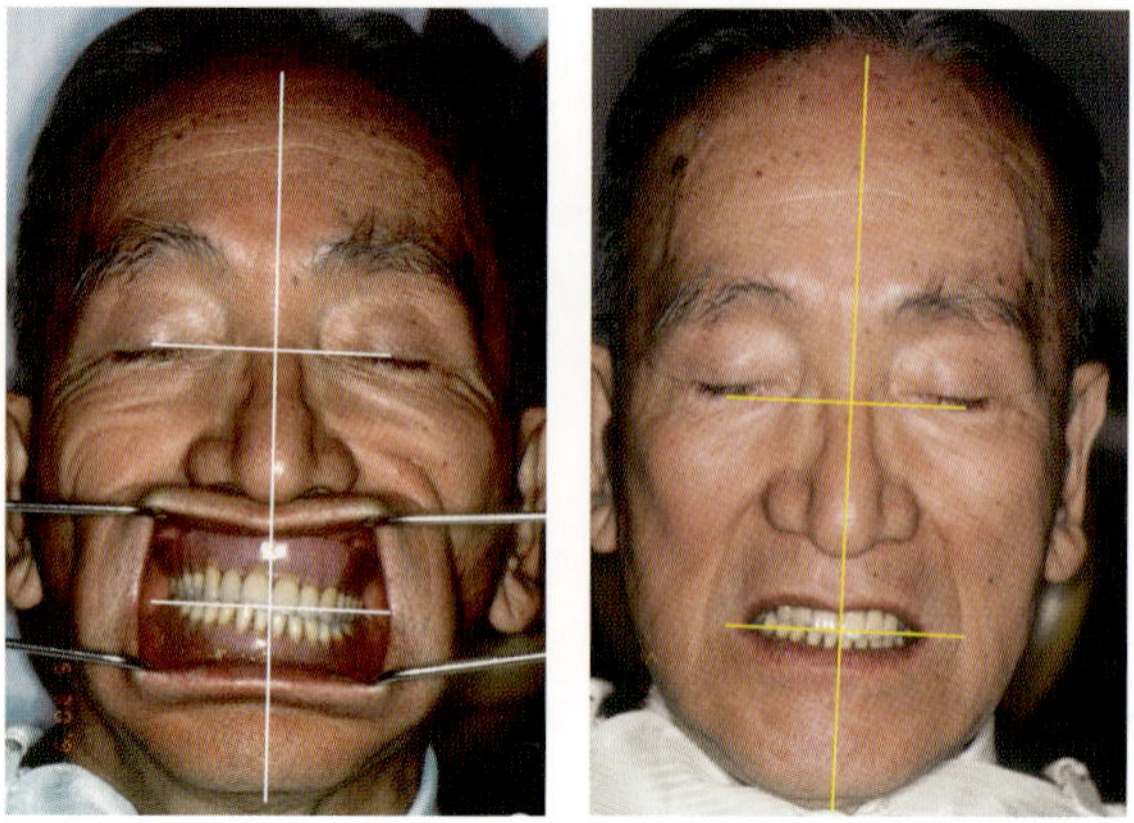

図16-5, 6　顔貌写真は少なくとも正面観においては、カメラのファインダーの水平線を患者さんの両瞳孔線と平行、そしてファインダーの正中線を顔貌の正中線に合わせて撮影されるのが良い。

なってきますので、記録に残しておく必要があります。

通常それは顔貌写真を撮影することで記録しますが、この撮影の基準が重要となってきます。

と言っても矯正治療における顔貌写真のように規格装置を用いることも容易ではありませんので、少なくとも正面観においては、カメラのファインダーの水平線を患者さんの両瞳孔線と平行、そしてファインダーの正中線を顔貌の正中線に合わせて撮影するのが良いでしょう（図16－5，6）。

◆デジタル・カメラ考

高性能なデジタル・カメラではスライドフィルムに匹敵する画像を即座に得ることができ、またパソコンに取り込み正中線、両瞳孔線などを容易に描画することができる。

左の写真は、筆者が口腔内および顔貌撮影に使用しているデジタル・カメラである。

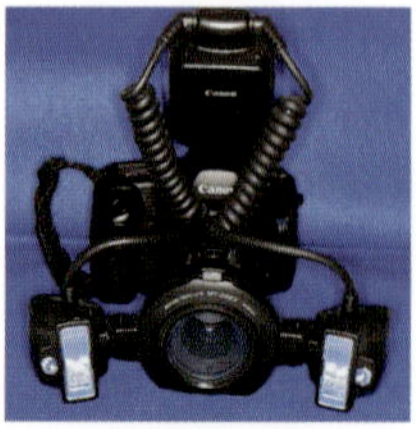

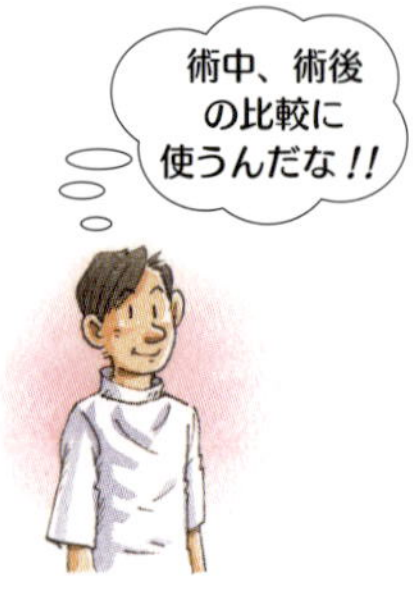

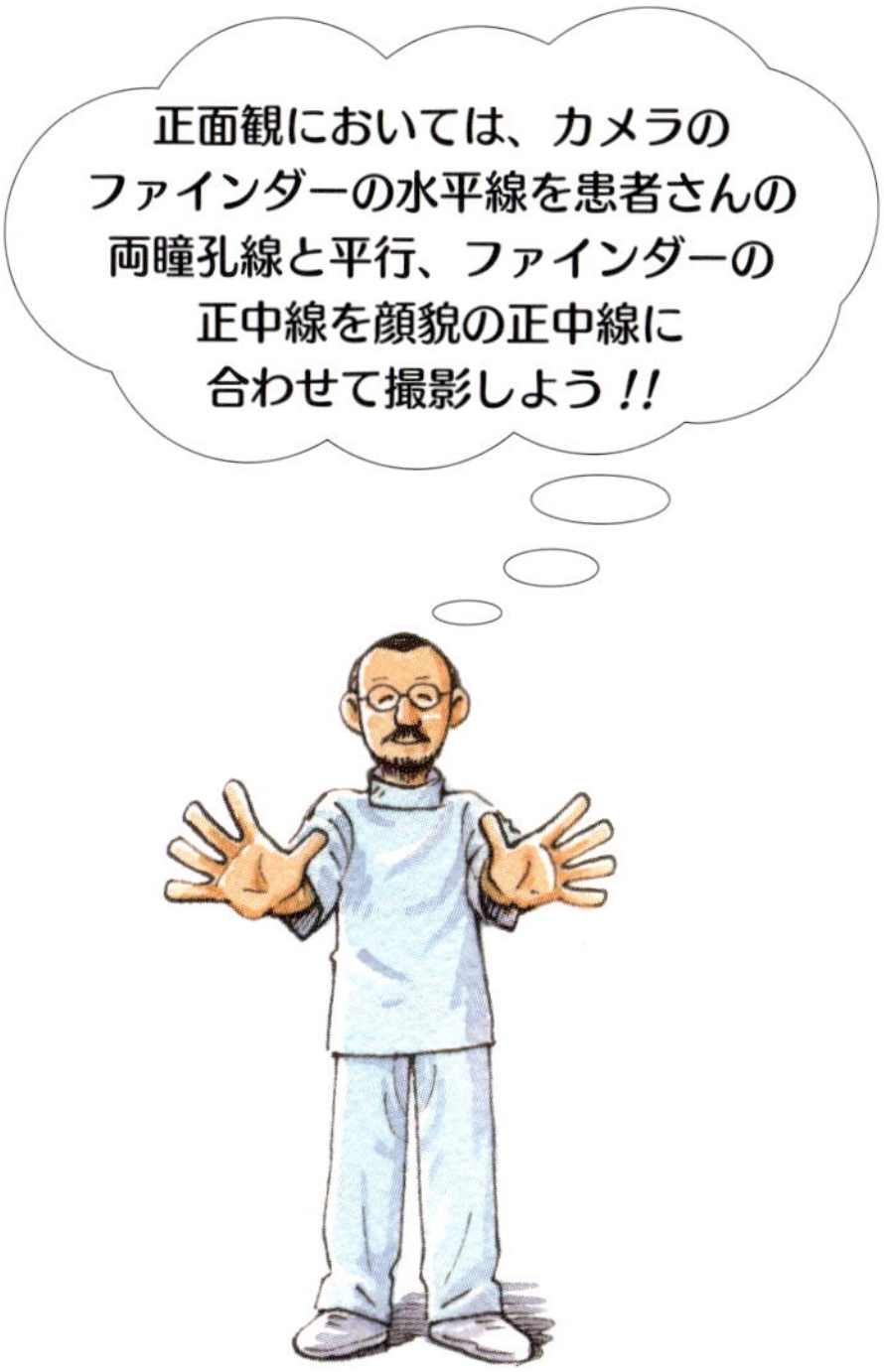
正面観においては、カメラの
ファインダーの水平線を患者さんの
両瞳孔線と平行、ファインダーの
正中線を顔貌の正中線に
合わせて撮影しよう!!

17　口腔内診査では、舌の姿勢に気をつけよう！

口腔内の視診にあたっては、ただ単に顎堤が「ある」とか「ない」とかが話題になってしまいますが、つぎに挙げる項目を診ていきましょう。

1．顎堤粘膜

①旧義歯による潰瘍、炎症の有無
②旧義歯による圧痕の有無
※①と②は粘膜調整（ティッシュ・コンディショニング）の必要性も同時に診る
③形態、吸収状態
④唾液の量、性状
⑤可動粘膜

有歯顎の治療では唾液が多いとやっかいなものですが、総義歯においては唾液が多いことは義歯の維持、安定そして疼痛緩和の好条件となります。でも一般的に高齢者は唾液量が少なくなりがちですし、服用されている薬剤によっては、唾液量の減少といった副作用が出ている場合もありますので、注意しなければなりません。

また付着歯肉が少なく可動粘膜が歯槽頂部まで迫っている場合、それによって義歯床の外形が制限される場合もあり、遊離歯肉移植などの歯槽粘膜形成手術が必要

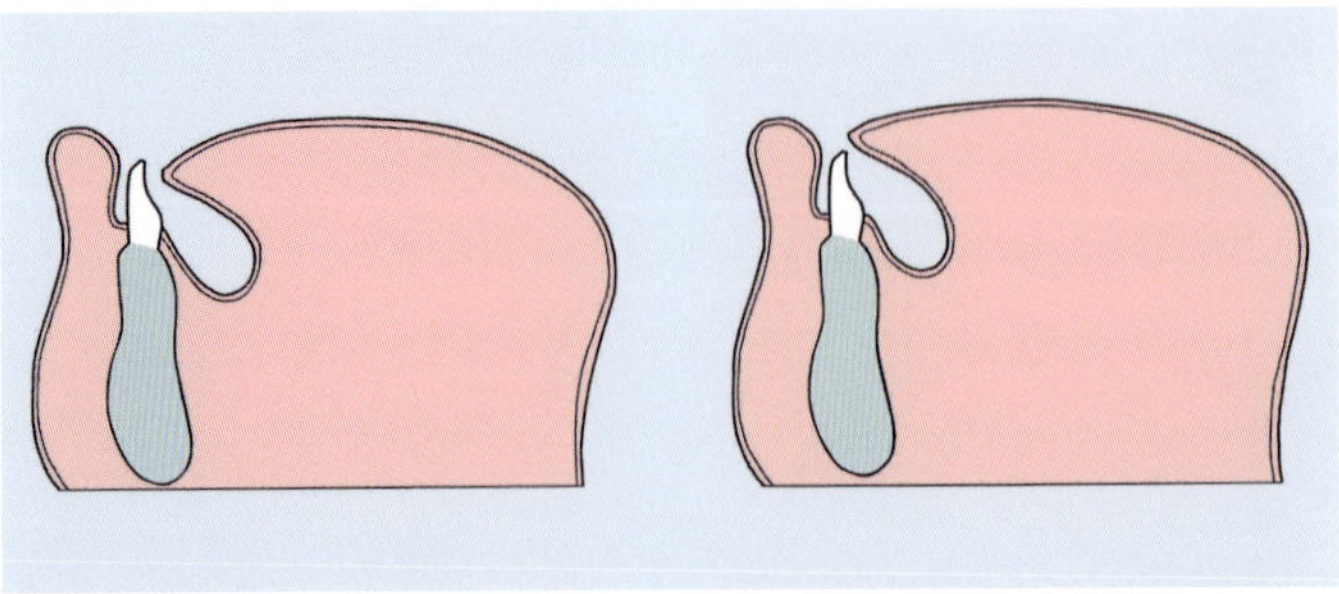

図17-1　義歯にとって望ましい予後を持つ舌の姿勢（Wright,C.R.らより引用・改変）[4]

となることもあります。しかし多くの場合は適正なボーダー・モールディングによって解決されます。

2. 舌

①病的状態

全身疾患などにより不随意運動などがある場合は、総義歯の維持・安定に問題が生じてきます。

②大きさ

舌が大きいと歯科治療は困難となりがちですが、総義歯の場合、舌が大きいほど下顎義歯の安定性は高まり好条件となってきます。

③姿勢（図17-1，2）

舌の姿勢と言うと、馴染みのない先生方が多いかもしれませんが、よく観察してみてください。上のほうに持ち上がっている舌、口腔底にはいつくばっている舌などいろいろな姿勢があります。

この舌の姿勢によっては下顎義歯の吸着の良否が決まってきます。下顎総義歯を装着したときに下顎人工歯舌側に接するように位置する舌の姿勢は下顎義歯の吸着を良好にするのです。

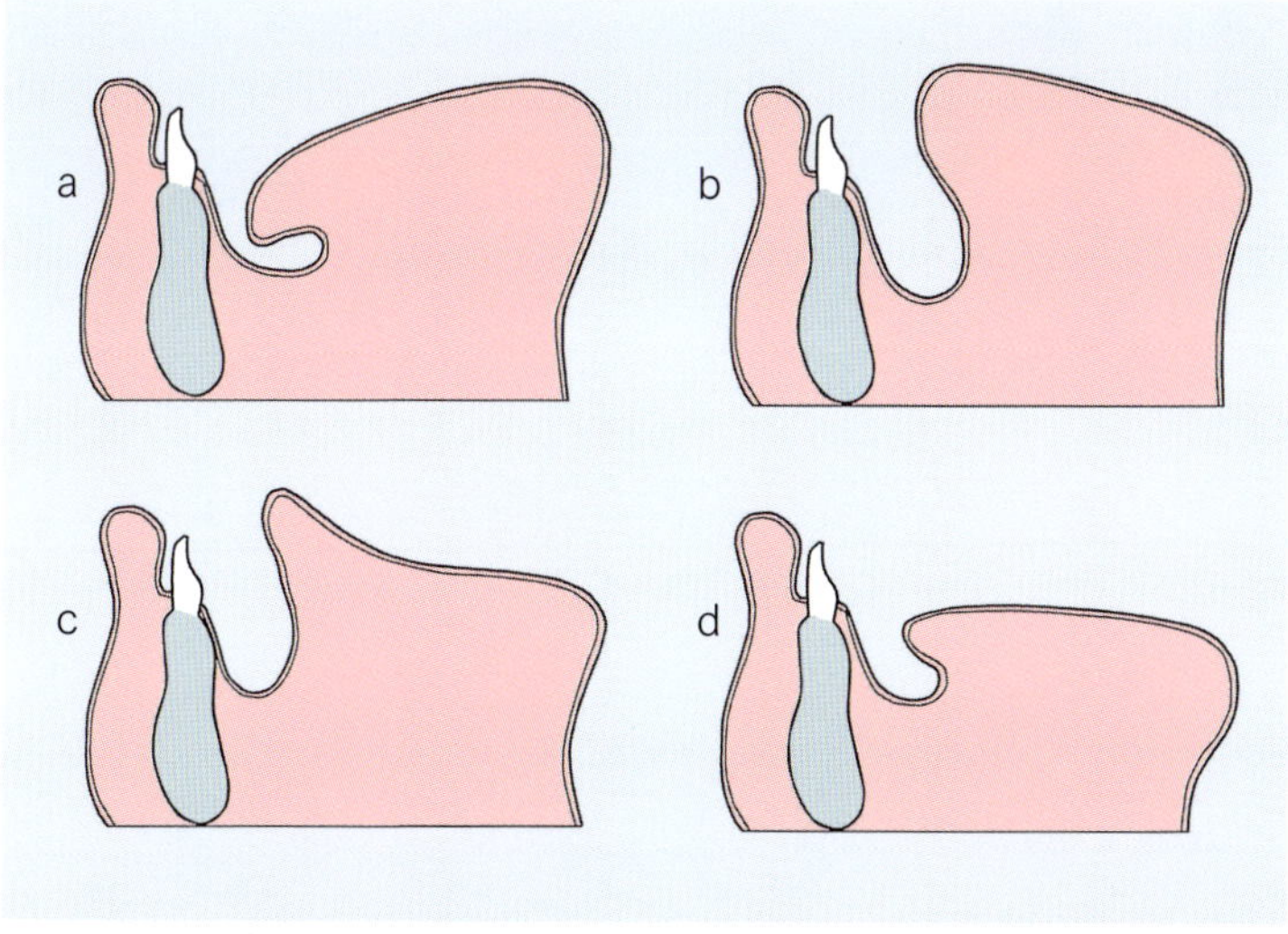

図17-2　下顎義歯の舌側辺縁封鎖が乏しい（吸着の乏しい）予後を持つ舌の姿勢（Wright,C.R.らより引用・改変）[4]

18 負ける勝負はしないために
――旧義歯の評価

来院される無歯顎患者さんの多くは装着中の旧義歯に何らかの問題を抱えているものですが、ダメなものはダメと決めつけて旧義歯を無視するのではなく、旧義歯の何がダメなのか、そしてどこが良い点なのかを究明し、ダメな点は解消し、そして良い点は継承すれば、おのずと治療は成功することになります（図18－1～4）。そこで、今までの問診そして視診によって得られた情報に基づき旧義歯をつぎに示した項目について十分に診査していきます（図18－5～8）。

1．形態

①義歯の外形

a．左右対称性はどうか。
　ボーダーの厚さは別として義歯最外形が適正であれば、おおよそ左右対称。

b．筋活動を反映した形態か。
　下顎舌側S字状カーブ、下顎頬側後縁咬筋溝、上下頬小帯および唇舌小帯部。

c．主要支持域を被覆しているか。
　下顎バッカル・シェルフ（頬棚）、臼歯後隆起、そして上顎後縁、ポスト・ダムは適正か。

◆**欠陥義歯の共通点**
　欠陥義歯には共通したものが観察できる。上顎では後縁が、短く前方にあり、ポスト・ダムもない。また、リップ・サポートのない前歯部が排列されている。下顎では頬棚（バッカル・シェルフ）が覆われていない支持性の乏しいものとなっている。

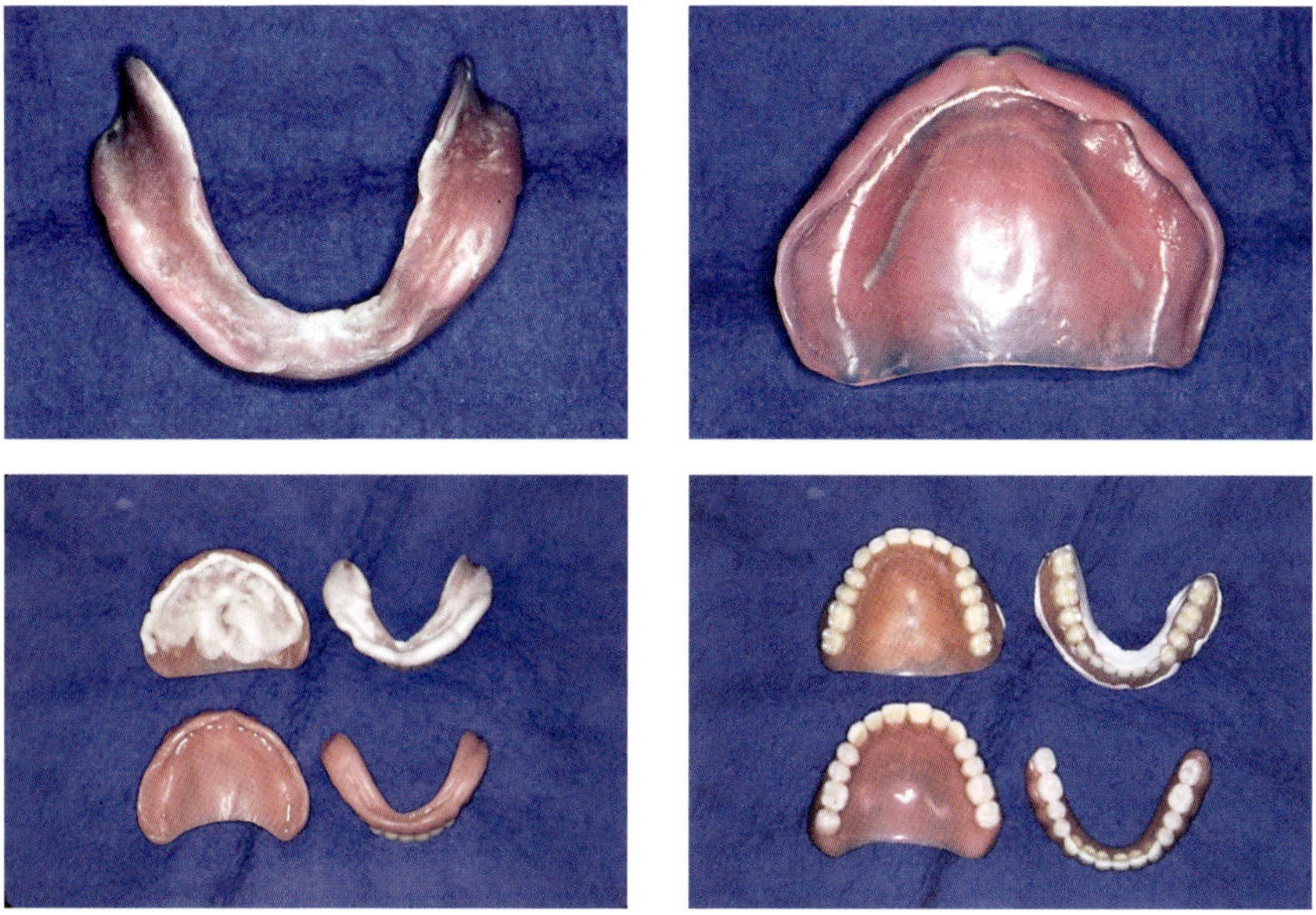

図18-1～4　欠陥義歯の共通点。

②辺縁形態

a．ボーダーの形態は筋活動を反映した形態か。

下顎舌側S字状カーブ、下顎頬側後縁咬筋溝、上下頬小帯および唇舌小帯部はどうか。

b．ボーダーの厚さは不均一か。

一般には顎骨の吸収状態は部位によって異なるため、それに基づくボーダーの厚さは均一ではなく、部位によって異なる。

2．大きさ

大きければ、大きいほ

◆左右対称性

本項で述べている左右対称性とは、旧義歯の辺縁形態、すなわちボーダーではなく、義歯の外形、そして歯列を意味している。確かに人間の顔貌は必ずしも完全に左右対称ではない。しかしながら、明らかに非対称でもない。

リップ・サポートやバッカル・サポートが左右対称なほうが良好な顔貌と考えられ、そのためには口腔内の内容物である総義歯も外形や歯列は左右対称なほうが良好と思われる。

ど良いわけではなく、生理的な適正な大きさかどうか。

3. 人工歯

①色調（年齢、性別に適合しているか、自然感はあるか）。
②形態（年齢、性別、顔貌に適合しているか、自然感はあるか）。
③材質、磨耗、咬耗そして劣化状態。
④咬合面形態（食物切削、粉砕能力はあるか）。

4. 人工歯の排列位置

①歯列外形
a. 適正なリップ・サポート、バッカル・サポートがあるか。
b. 適正な舌房は確保されているか。
c. 左右対称性はどうか。
　ボーダーの厚さは別として歯列外形が適正であれば、おおよそ左右対称。
②個々の排列位置
a. 年齢、性別、顔貌に適合しているか。
b. 自然感はあるか、個性化はなされているか。
c. 正中は顔貌の正中に合っているか。
③咬合平面
a. 正面観。高さ（上唇との関係はどうか）。両瞳孔線と平行か。

◆ボーダーの形とは

「ボーダー（義歯床辺縁）の形はコルベン状だ！」という話をよく耳にする。これは完璧に間違いである！

　ボーダーの厚みおよび形態はその部の顎堤の吸収状態によって決まるものである。

　ほとんど吸収のない状態（とくにオーバー・デンチャーの場合）ではボーダーは短く、そしてナイフ・エッジになる。

　吸収が大きければ、厚くなり、その形態は辺縁形成によって決定されるので、決して、一律にコルベン状を呈するわけではない。

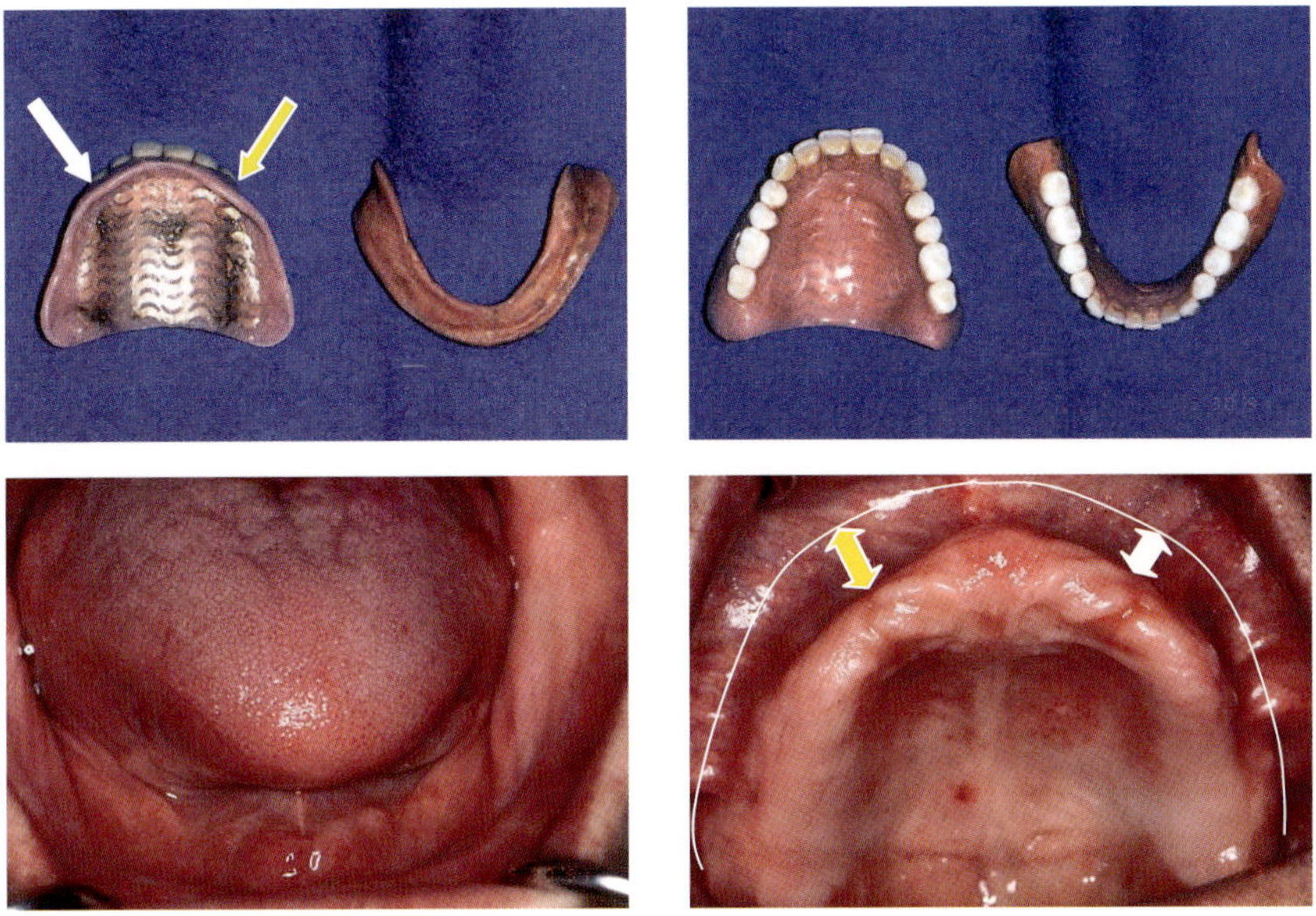

図18-5～8　旧義歯の診査。口腔内診査では上顎右側部は左側部より顎堤の吸収が大きくみられるが、旧義歯ボーダーは全体的に均一な厚さを呈しており、右側部のリップ・サポートの欠如が疑われる。

b．側面観。カンペル氏ラインと平行か。

5．適合状態

①咬合時の適合状態
②非咬合時の適合状態

非咬合時の適合状態が良好なのに咬合時の適合状態が不良な場合は咬合関係の不良が疑われる。

6．上下関係

①咬合高径
②水平的咬合関係

7．主訴との関連性

問診、視診その他で得られた主訴の情報と旧義歯との関連性を調査する。

◆カンペル氏ライン（Camper's plane）

Camperによって考え出された鼻翼下点と左右外耳道上縁とを結ぶ仮想平面で、咬合平面とおおよそ平行とされている。

無歯顎患者の咬合平面を設定するのに役立つため、補綴学的平面とも呼ばれている。

19 適正な総義歯の形態とは？
――その特徴を知ろう！

旧義歯の診査にあたり何が適正か。わかりにくい先生方もいらっしゃると思いますので、ここでは少し適正な総義歯の形態について解説していきます。適正な上下総義歯にはつぎに挙げる特徴があります。

1．上下顎

①咬合面観（図19－1）

a．義歯床外形はおおよそ左右対称である。

b．排列されている人工歯の歯列弓はおおよそ左右対称であり、連続性を持った滑らかな曲線を描いている。

②粘膜面観（図19－2）

a．ボーダー（義歯床辺縁）の厚さおよび形態は部位によって異なっている場合が多く、均一ではない。ボーダーの厚さおよび形態は顎堤の吸収状態によって異なる。

b．筋活動を反映した形態を持つ。下顎舌側S字状カーブ、下顎頬側後縁咬筋溝、上下頬小帯および唇舌小帯部など。

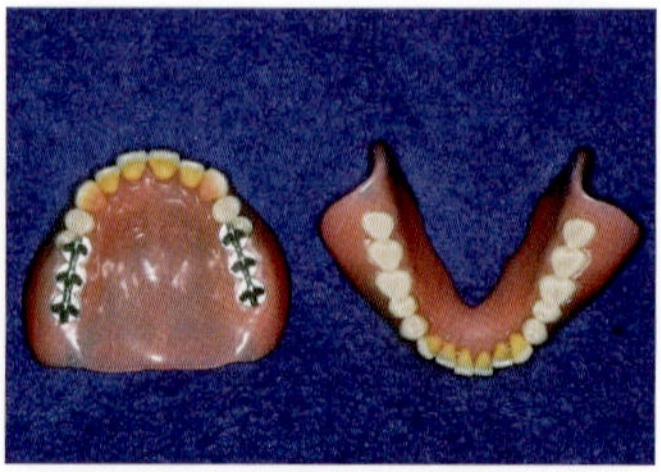

図19-1　適正な総義歯の形態（上下顎咬合面観）。

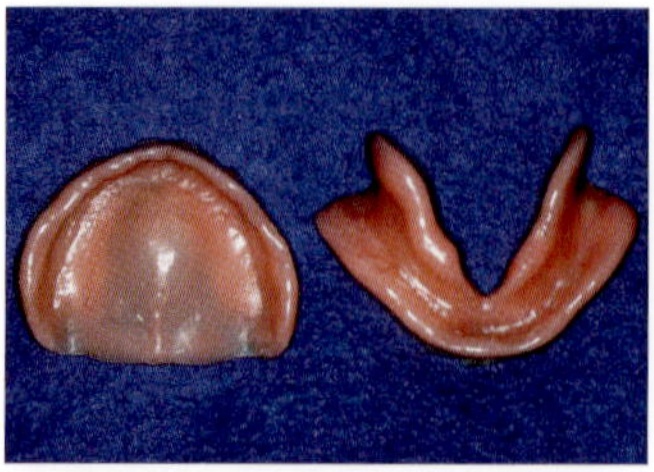

図19-2　適正な総義歯の形態（上下顎粘膜面観）。

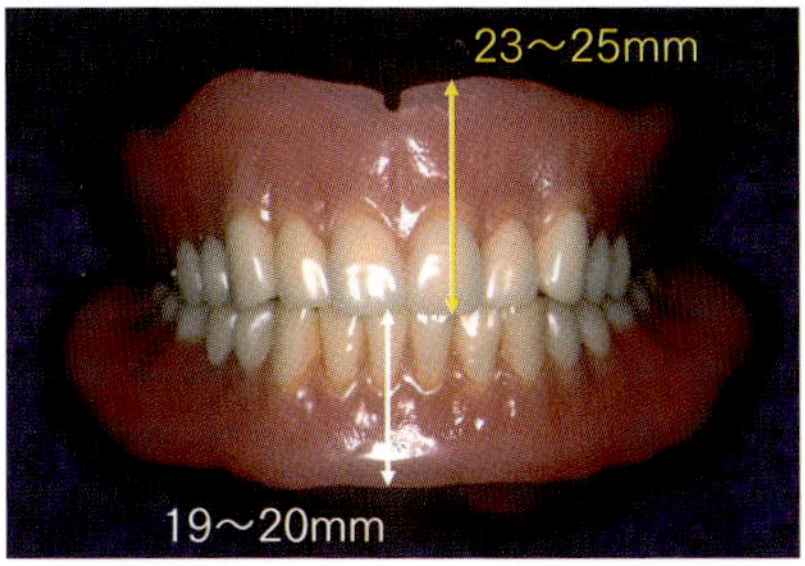

図19-3　適正な総義歯の形態（上下顎前方面観）。

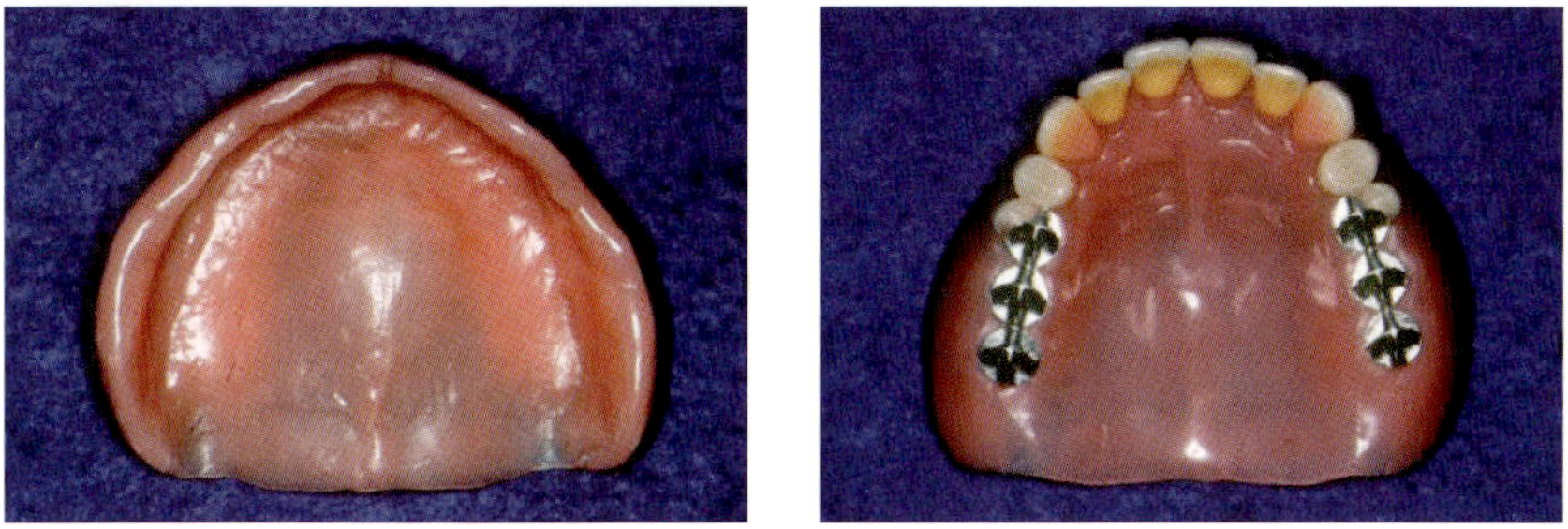

図19-4, 5　適正な総義歯の形態（上顎）。

③前方面観（バランスを診る・図19－3）

a．床辺縁と咬合平面がおおよそ平行。

b．唇側床辺縁から前歯切縁までの距離は上顎のほうが下顎より少し長い（症例によって異なるが、おおよそ上顎で23～25ミリ前後、下顎で19～20ミリ前後）。

2．上顎（図19－4，5）

①義歯床後縁は、左右ハムラー・ノッチ、アーラインを結び口蓋小窩を覆っている。

②適正なポスト・ダムが付与されている。

③義歯床後縁と義歯床後

◆**ハムラー・ノッチ（hamular notch）**

鉤切痕とも呼ばれ、蝶形骨翼状突起と上顎結節の後面によって形成される切痕である。緻密骨で上顎総義歯の主たる支持域のひとつであり、上顎義歯床の後縁決定の基準のひとつである。

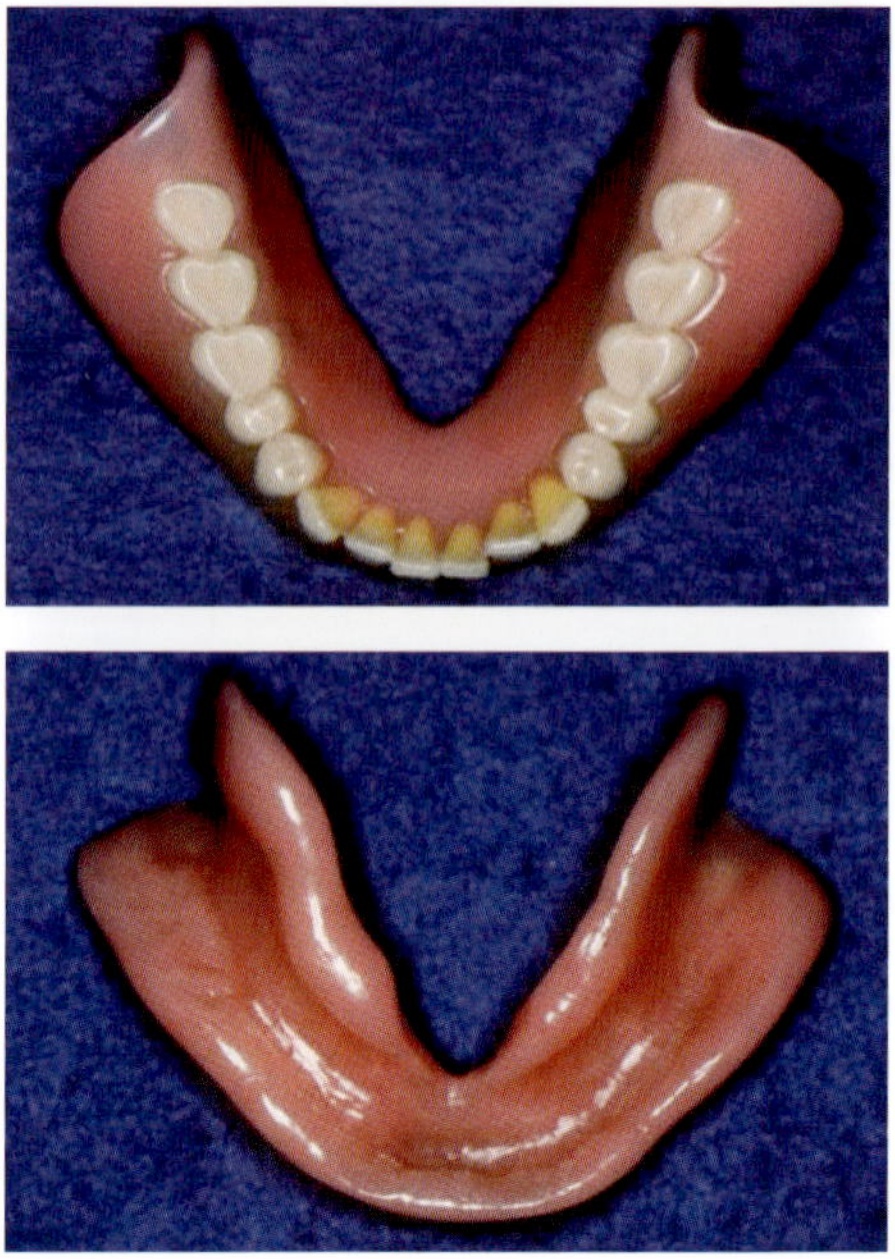

図19-6, 7　適正な総義歯の形態（下顎）。

縁中央部と左右中切歯中央を結ぶ線とはおおむね、直交している。

3．下顎（図19-6, 7）

①臼歯後隆起およびバッカル・シェルフ（頬棚）を覆っている。

②臼歯後隆起の頬側、舌側と犬歯近心とを結ぶ三角形内に大臼歯舌側咬頭が位置する。

③舌側ボーダーは顎舌骨筋の動きを反映してS字状カーブを描いている（小臼歯部は厚く短く、大臼歯部は薄く長い）。

◆アーライン（Ah-line）

後方振動線とも呼ばれ、Ahと発音したときに振動する軟口蓋上の振動線。上顎総義歯における後縁決定の重要な要素であり、おおむね口蓋小窩の後方に位置する。

適正な総義歯の形態とは？

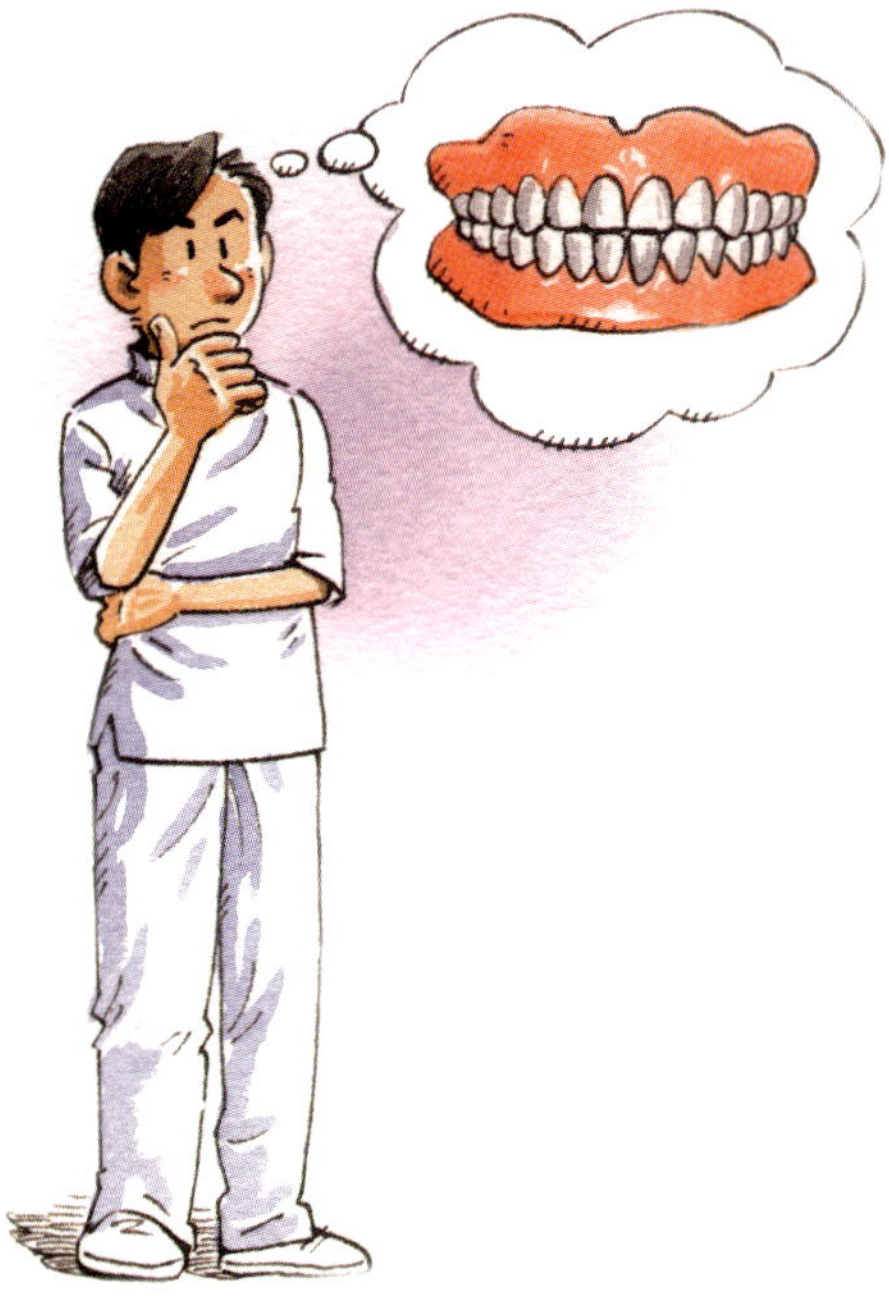

20 総義歯診査の十八番は押すこと
——無歯顎における触診

①顎堤、②周囲筋、③ポスト・ダム域、そして④側方咽頭形態などの触診を行っていきますが、とくに顎堤を指で押して、疼痛の有無をチェックしていく支持性の診査は、その症例が難症例かどうかをチェックするうえで、もっとも重要な診査と言えます。

一般的に指で押して痛む部分が多いほど難しい症例となります。完成義歯床はアクリリック・レジンにより製作されますが、これはどんな硬い指よりも、もっと硬いわけで、指で押して痛む部分が少なければ、完成義歯床内面のリリーフによって対応できますが、ほとんどの部分が指で押して痛む場合には、リリーフでは対処できず、最終的に食生活の制限や軟性床用材料の適用が必要となる難症例と考えられます。つぎに顎堤、周囲筋、ポスト・ダム域、側方咽頭形態の触診を行うにあたってのチェック・ポイントを挙げておきます。

1. 顎堤

①支持性

押してみる（もっとも簡単で重要な診査・図20-1）。

②粘膜の厚さ

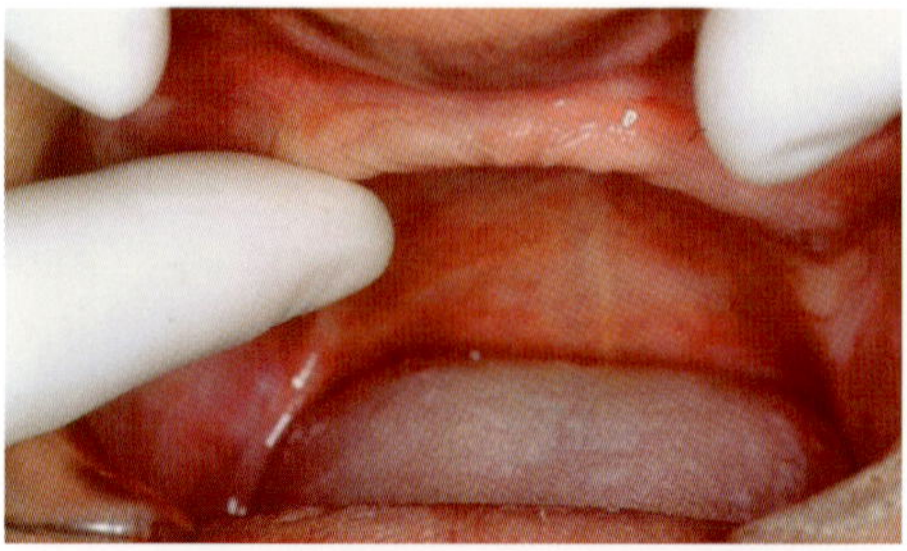

図20-1　触診。顎堤を指で押し痛みの有無をチェックしていく支持性の診査は、それが難症例かどうかをチェックするうえでもっとも重要な診査である。

薄い部分はリリーフ・エリアとなりやすい。とくに下顎顎舌骨筋線の部分をチェックする。

③形態（トポグラフィー・図20-2）

粘膜下の骨の形態を触診していく。鋭利な部分はリリーフ・エリアとなりやすい。

④唾液の性状

唾液の量が多く粘調性の場合は総義歯に有利。

2. 周囲筋

緊張度が高い場合はボーダー・モールディングをより確実に行う必要性が生じてくる。

3. ポスト・ダム域

ポスト・ダムは上顎総義歯の成功の要と言っても言い過ぎではありません。つまりこのポスト・ダム域の診査は重要な診査のひとつです。

まずその広さについてですが、ポスト・ダム域は軟口蓋にあって、骨硬口蓋後縁から義歯床後縁、すなわちアーラインまでの間に存在します（図20-3）。

そしてその広さが広いほど、理想的なポスト・ダムが設置でき、良好なボーダー・シールを確保し、上顎総義歯の吸着、維持・安定が図れます（図20-4，5）。また、その深さについては、被圧縮度があるほど、有利に働きます。

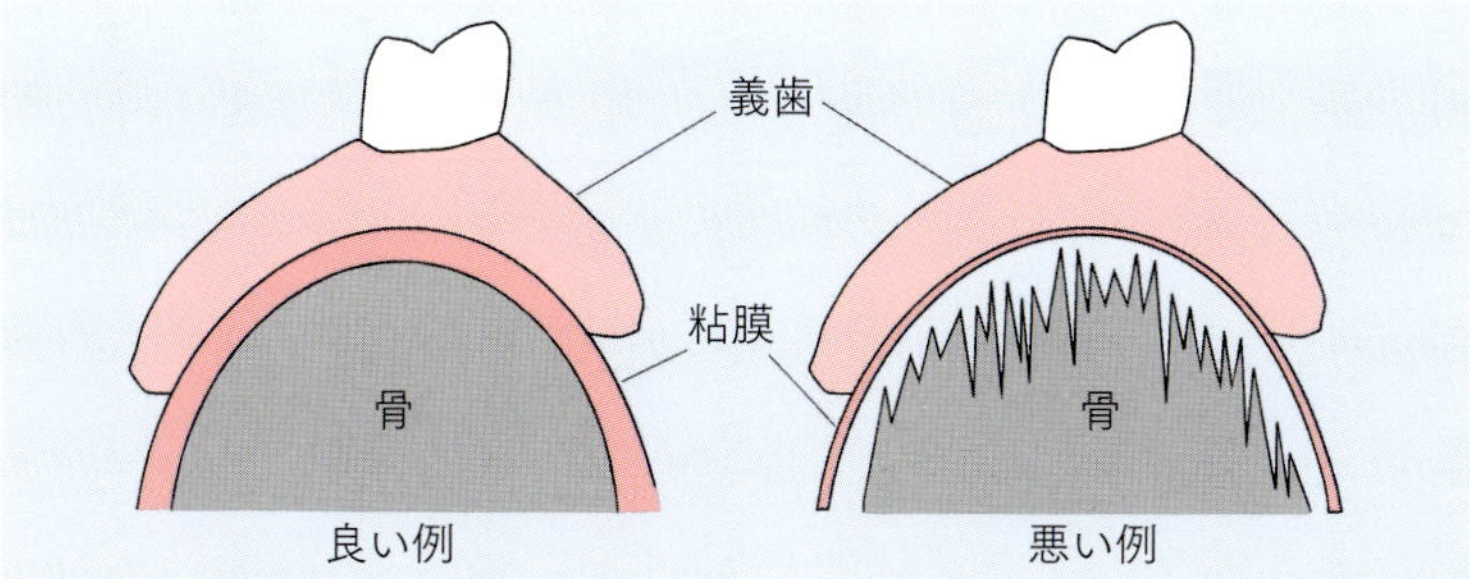

図20-2　トポグラフィーの悪い例と良い例。悪い場合は触診で痛みをともない、支持性は不良といえる。

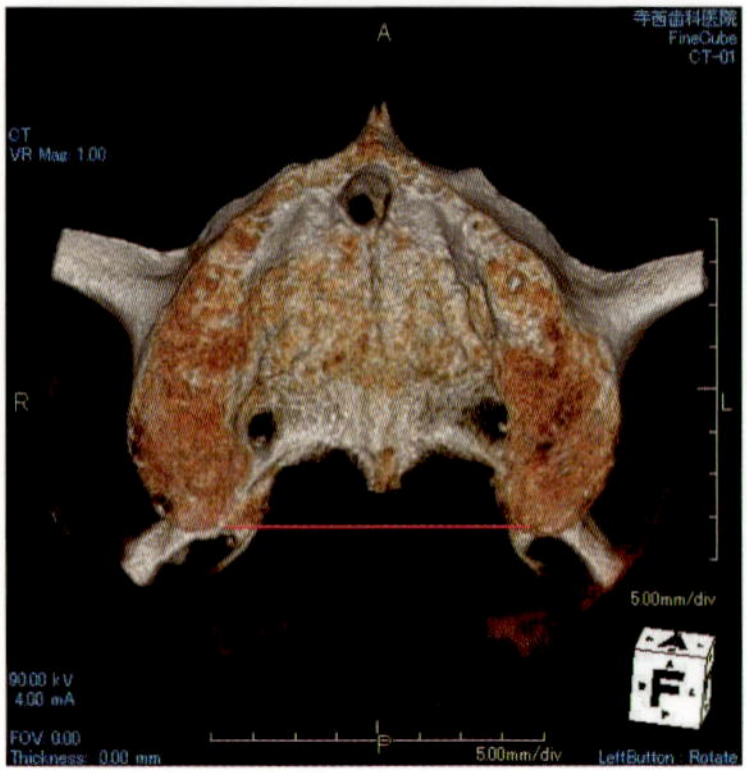

図20-3　ポスト・ダム域。ポスト・ダム域は軟口蓋にあって、骨硬口蓋後縁から義歯床後縁、すなわちアーラインまでの間に存在する。

このポスト・ダム域の診査にあたっては、触診で口蓋骨の後縁を検知し、その圧縮度を調べます。ポスト・ダム域前縁については、術者が患者さんの鼻をつまみその鼻をかんでもらうことで、鼻腔に空気が充満して口腔内のポスト・ダム域が膨らむように下がりますから、この方法も試してみてください。また、ポスト・ダム域の中央にある後鼻棘の硬さ、幅、長さも触知しておきましょう。

4. 側方咽頭形態

側方咽頭形態は、下顎総義歯の長さおよび深さを決定する要素のひとつです。

ここではとくに顎舌骨筋線の状態、顎舌骨筋線窩のアンダー・カットの量、周囲筋の付着、そして緊張状態を触ってみてください。

アンダー・カットが適度にあれば、下顎総義歯の維持にとっては非常に有利ですが、周囲付着筋の状態いかんによっては、いわゆる「装着感の良くない義歯」となってしまいます。

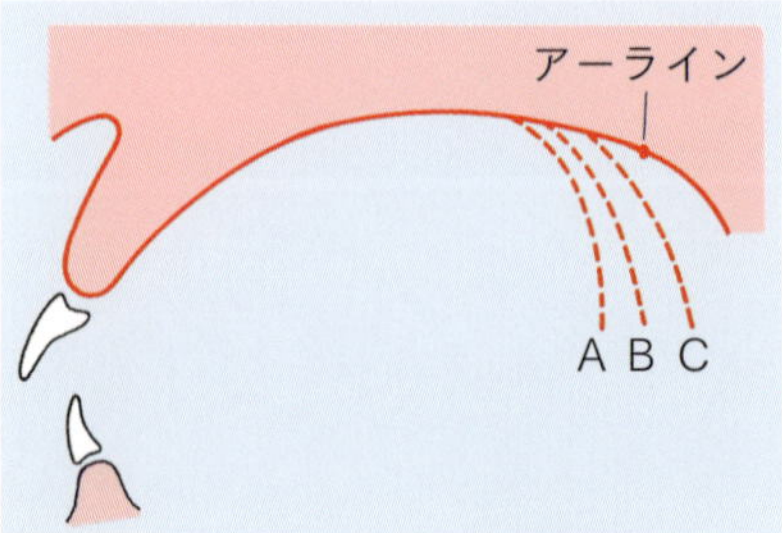

図20-5　ポスト・ダム域は口蓋咽頭形態によって左右されるもの。

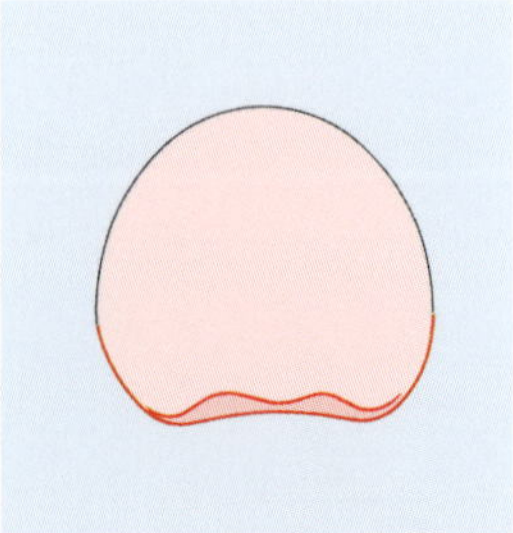

図20-4　義歯後縁（アーライン）から口蓋骨の後端の中間までがポスト・ダム設定域である。

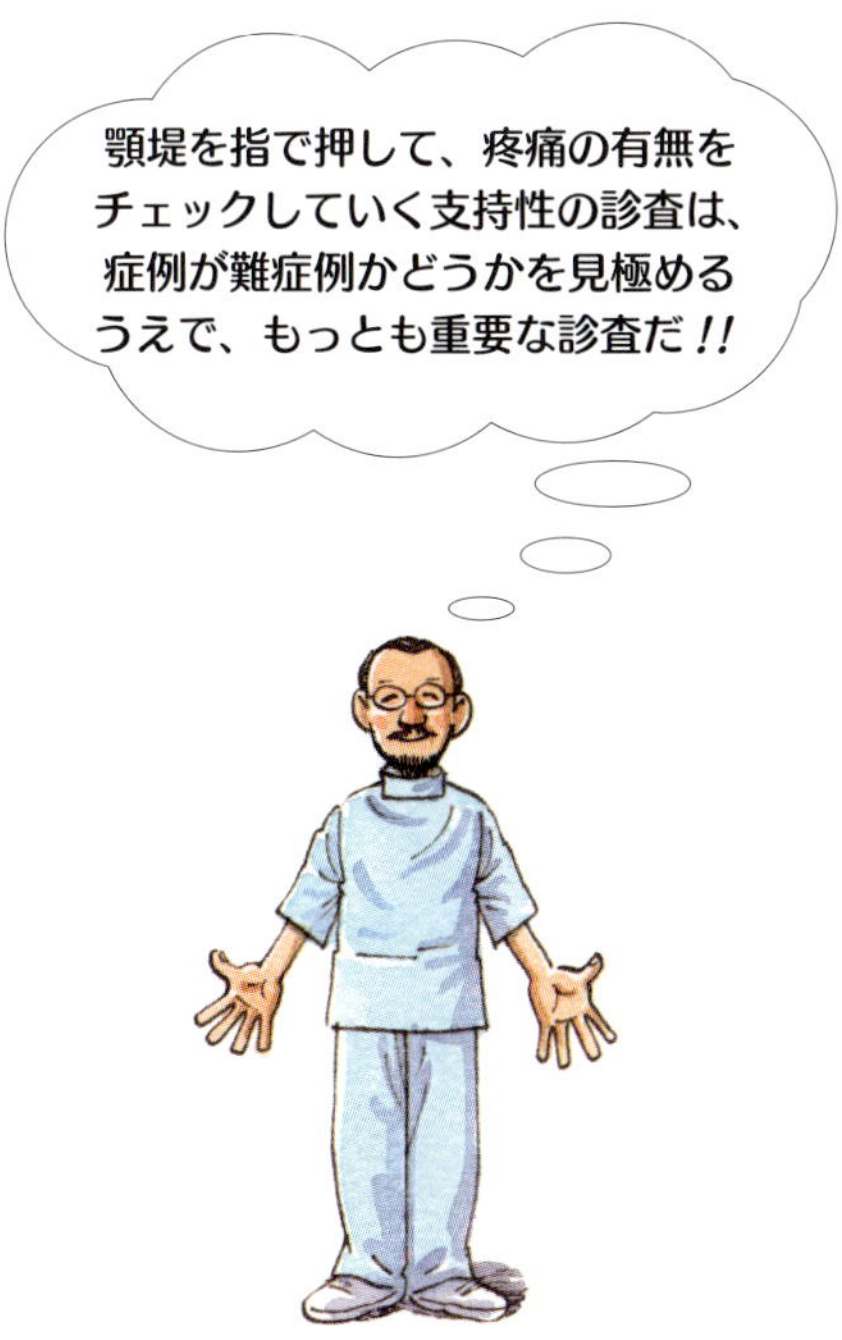
顎堤を指で押して、疼痛の有無をチェックしていく支持性の診査は、症例が難症例かどうかを見極めるうえで、もっとも重要な診査だ!!

21 間違っていないか？ スタートが肝心！ 診断模型、予備印象採得

1. 診断模型

診断模型と言うと、「たかがスタディー・キャスト、(模)じゃない」と重要視されない傾向にあるようです。

とくに無歯顎や多数歯欠損症例の場合は、有歯顎よりも診断する部位が少ないせいか、安易に処理されているようです。

確かに無歯顎や多数歯欠損症例の場合は、ただ模型を眺めていても、得られる情報は少ないかもしれません。こういった欠損症例の場合は、正しい咬合床を用いて、正常と思われる咬合高径で咬合器にマウントされて初めて診断価値が生じると言えるわけです。いずれにしてもいくら診断模型といっても的確な印象採得が行われなくては、始まりません。

予備印象を採得するうえで重要なことは、診査対象となる部分を十分に包含した印象を採ることです。

すなわち、上顎においては、左右のハムラー・ノッチ、上顎歯槽結節、頬小帯そして口蓋小窩、上唇小帯などを含み、下顎においては、左右の臼後三角、顎舌骨筋線、そして頬小帯、舌小帯などを包含した予備印象が採得されなければなりません（図21-1，2）。

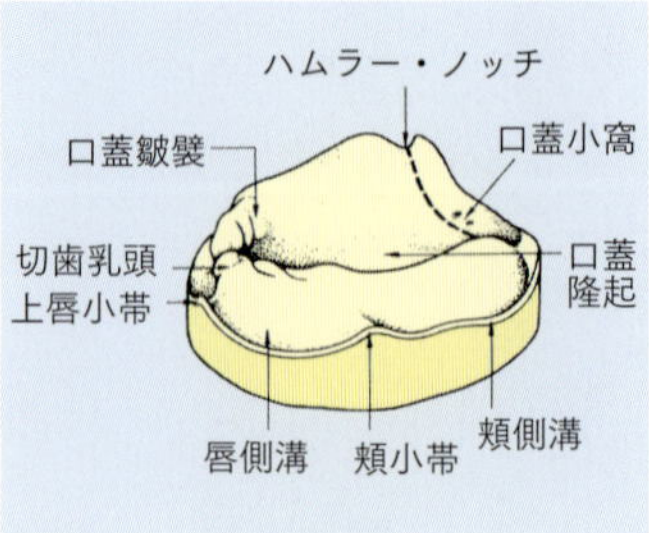

図21-1　上顎の印象域。

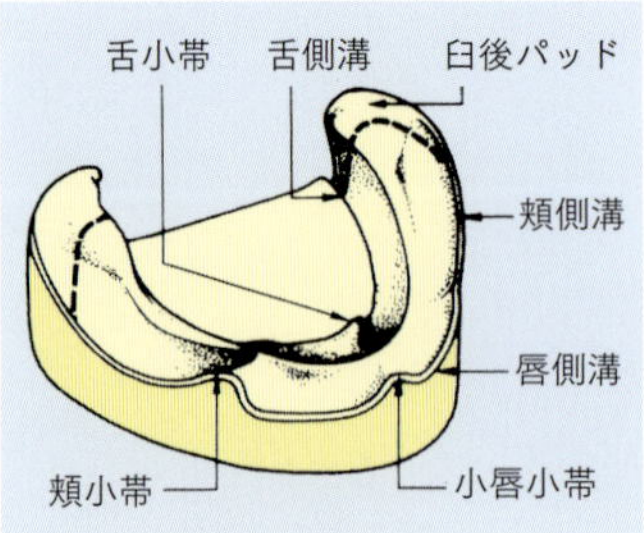

図21-2　下顎の印象域。

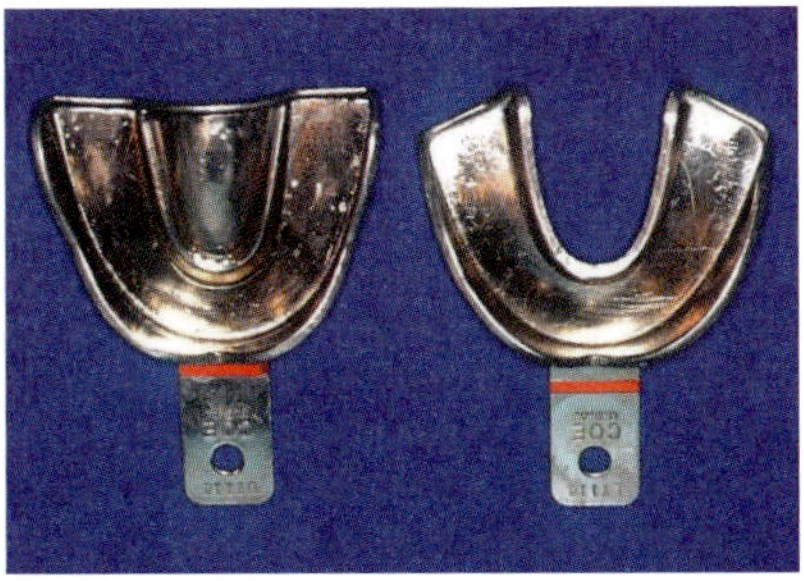

図21-4　有歯顎用のリムロック・トレー。印象材を多めに盛って使用すれば、無歯顎症例にも適用できる。

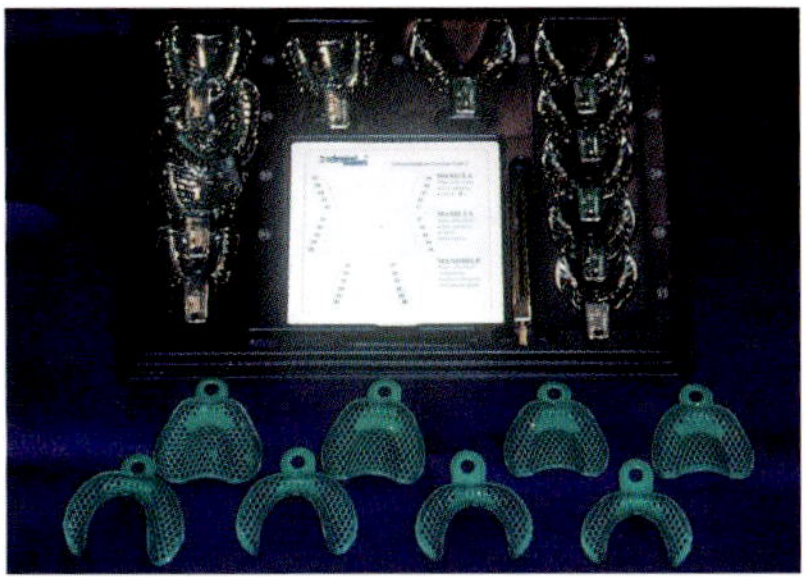

図21-3　各種無歯顎用印象トレー。少なくとも２種類以上の無歯顎用トレーから、症例に合わせて選択するのが良いと思われる。

2. トレーの選択

予備印象採得にあたって、たびたび印象用トレーの選択に関する質問を受けますが、正直言って、オールマイティーな無歯顎用トレーはないようです。

一般的に、欧米の無歯顎用トレーは上下顎ともに歯列の前後径が長い、一方、幅径が狭く、日本人の無歯顎患者にはなかなか適合しにくいようです。

といって、国産の無歯顎用トレーがすべて適合するかというと、そうでもありません。

ですから、少なくとも2種類以上の無歯顎用トレーを準備して、選択するのが良いと思います。また現存歯がある場合には、有歯顎用のリムロック・トレーに印象材を多めに盛り、使用しても良いでしょう（図21-3，4）。では、つぎに具体的なトレーの選択について解説していきましょう。

①上顎印象用トレーの選択（図21-5，6）

まずキャリパー（なければコンパスを改良し

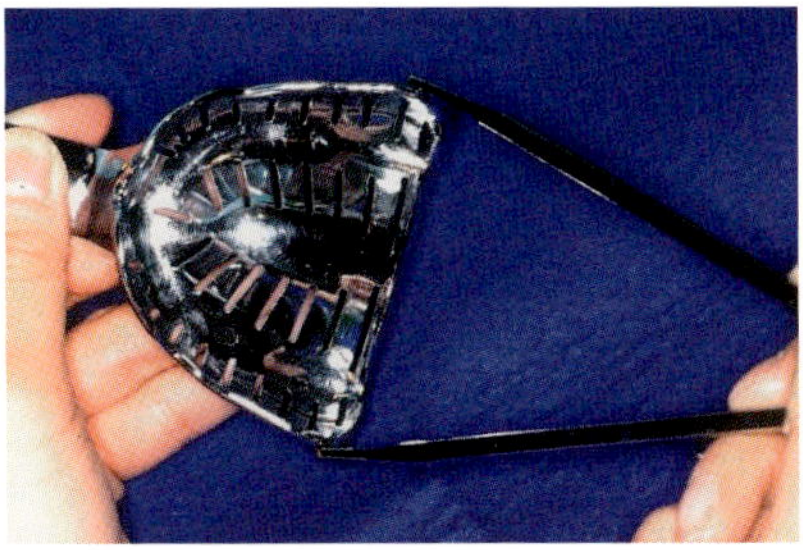

図21-6　つぎに上顎無歯顎用トレーの頬側後部辺縁外側部の幅径を測定し、おおよそ同等のサイズのトレーを選択する。

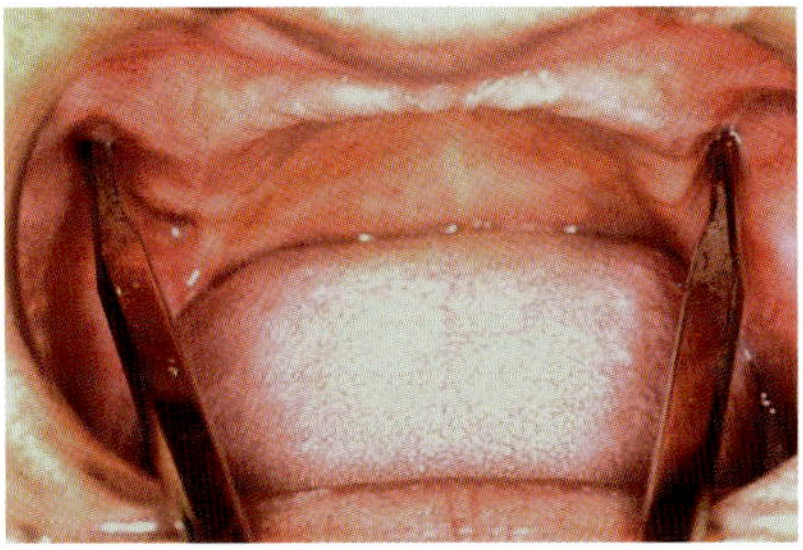

図21-5　上顎印象用トレーの選択。キャリパーを用いて、左右上顎歯槽結節部の外側部（ゆとりを持って）幅径を計測する。

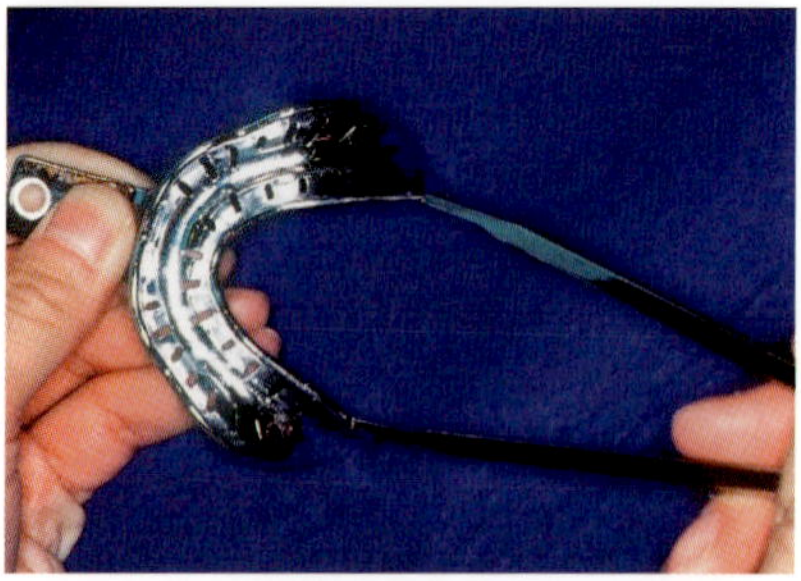

図21-8　つぎに下顎無歯顎用トレーの舌側後部辺縁内側部の幅径を測定し、おおよそ同等のサイズのトレーを選択する。

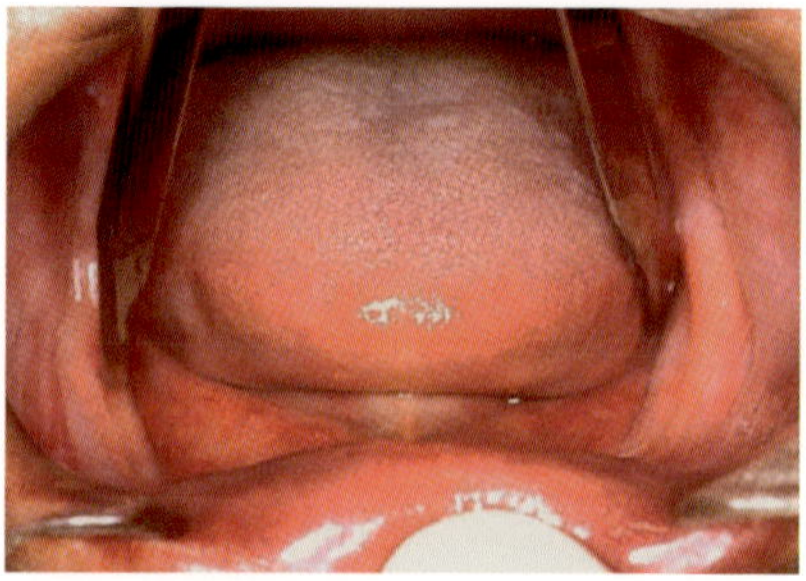

図21-7　下顎印象用トレーの選択。キャリパーを用いて、左右下顎臼歯後隆起舌側部（ゆとりを持って）幅径を計測する。

ても良い）を用いて、左右上顎歯槽結節部の外側部（ゆとりを持って）幅径を計測します。

つぎに、上顎無歯顎用トレーの頬側後部辺縁外側部の幅径を測定し、おおよそ同等のサイズのトレーを選択します。

トレーが選択されたなら口腔内に試適し、歯列の前後径とトレーの前後径が適合するかどうかをチェックし、適合するようであれば、そのトレーを使用し予備印象採得に移ります。

②下顎印象用トレーの選択（図21-7，8）

上顎と同様にキャリパーを用いて、左右下顎臼歯後隆起舌側部（ゆとりを持って）幅径を計測します。

つぎに、下顎無歯顎用トレーの舌側後部辺縁内側部の幅径を測定し、おおよそ同等のサイズのトレーを選択します。

トレーが選択されたなら、口腔内に試適し、歯列の前後径とトレーの前後径が適合するかどうかをチェックし、適合するようであれば、そのトレーを使用し予備印象採得に移ります。

◆**リムロック・トレー**
トレーの辺縁に設けられた管状のアンダー・カットで印象材を保持する形式の既製トレーである。

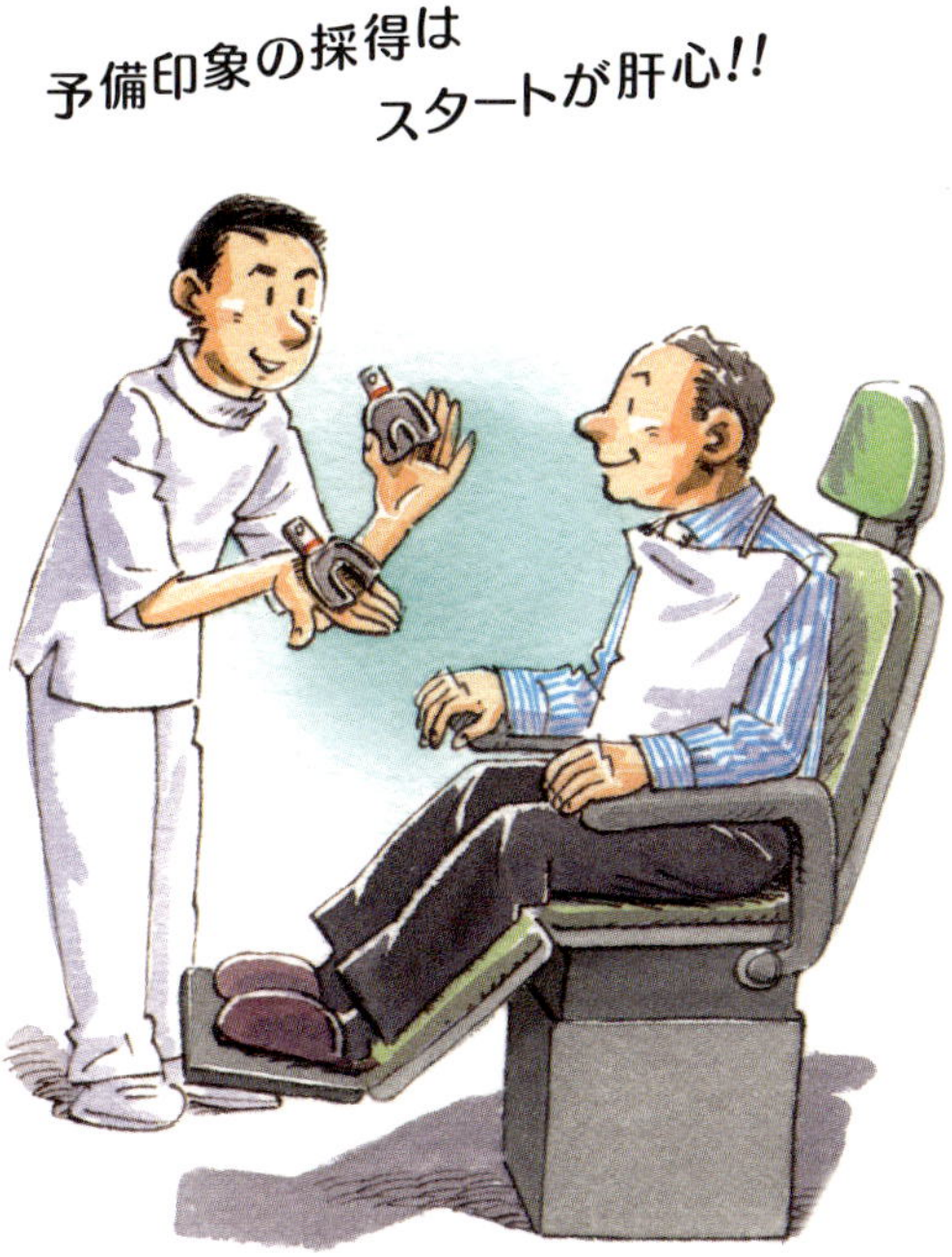
予備印象の採得は
スタートが肝心!!

22 間違っていないか？ユーティリティー・ワックスの使い方

トレーが選択できたなら、つぎはユーティリティー・ワックスによりトレーの修正を行います。

先生方もよくユーティリティー・ワックスを用いて、トレーの修正を行っていると思いますが、トレーの辺縁部に巻き付けてはいませんか。でも、これって、意外と意味がないものです。

また、ユーティリティー・ワックスは一般に赤色のものが多く使用されているようですが、赤色のものは石膏硬化後、スタディー・キャストに赤色の色素が残ってしまいますので、できれば、白色のユーティリティー・ワックスを用いることをお勧めします。

上顎のトレーの修正（図22-1〜3）にあたっては、頬側部においてはトレー辺縁より約7〜8ミリ下方部にユーティリティー・ワックスを巻き付けます。これは有歯顎時の頬側歯肉最大豊隆部を再現する意味で行うもので、こうすることにより容

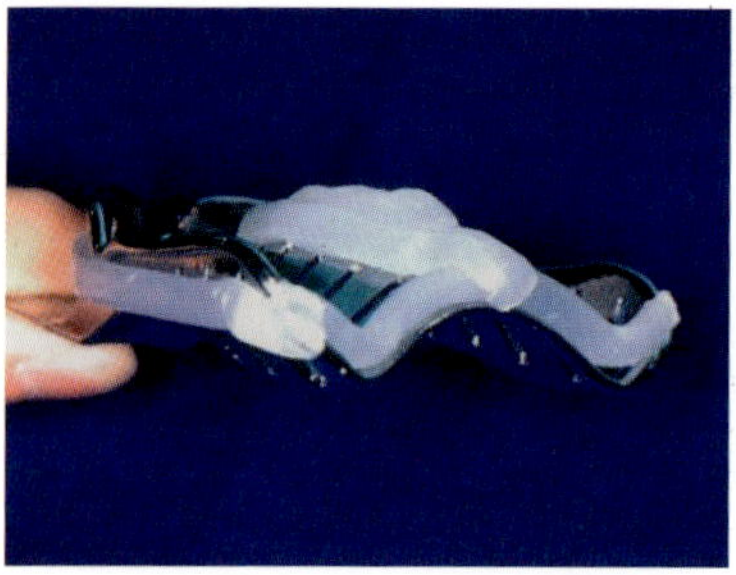

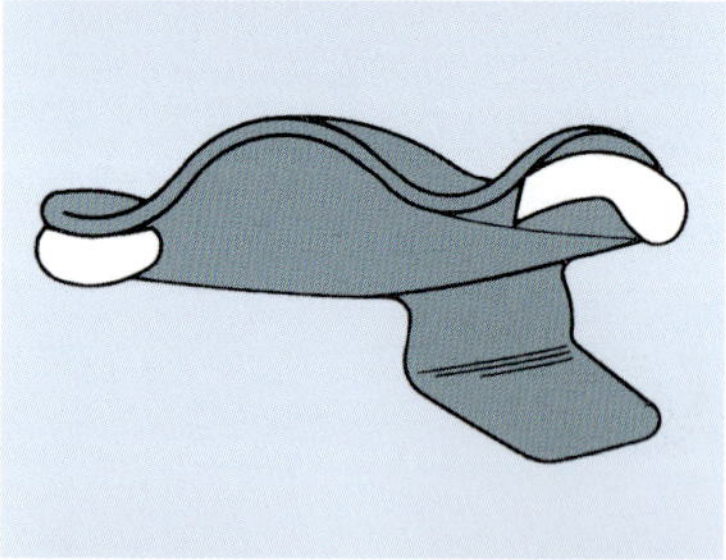

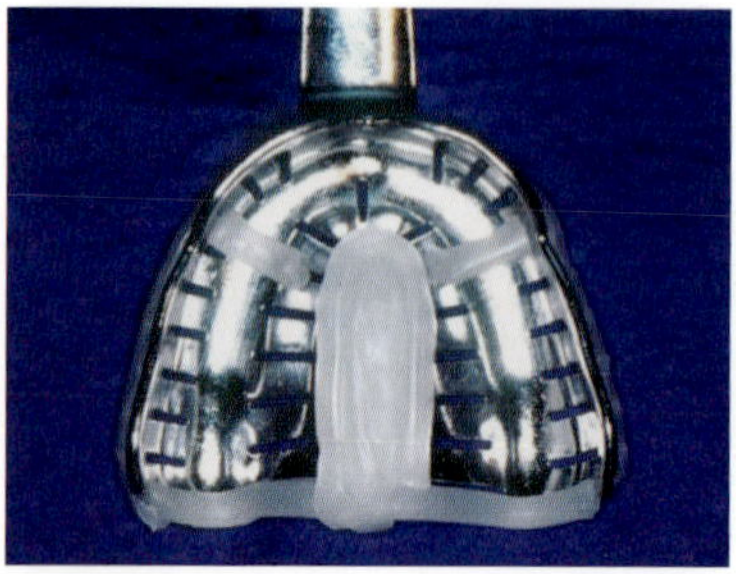

図22-1〜3　上顎トレーの修正。頬側部においてはトレー辺縁から約７〜８㎜下方部にユーティリティー・ワックスを巻き付ける。つぎにストッパーをトレー後縁部、口蓋部、そして左右犬歯部に設置する。

易にボーダー部の印象が採れるようになります。

つぎに、トレーの位置決めを容易にし、またトレーが深く沈まないように、ストッパーを設置します。ストッパーはトレー後縁部、口蓋部そして左右犬歯部に設置していきます。


下顎のトレーの修正（図22-4～6）にあたっても、トレー舌側辺縁より約7～8ミリ上方部にユーティリティー・ワックスを巻き付けます。印象採得時にこのユーティリティー・ワックスの上に舌を乗せてもらうことにより、容易に顎舌骨筋線下方部の印象が採得できるようになります。

つぎにトレーの位置決めを容易にし、またトレーが深く沈まないように、ストッパーを設置します。ストッパーは左右頬棚部、そして左右犬歯部に設置していきます。

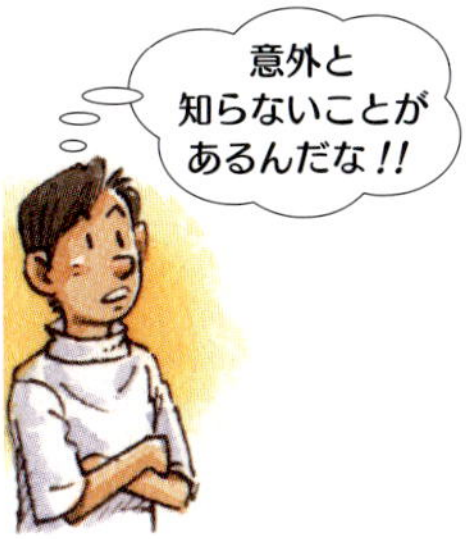

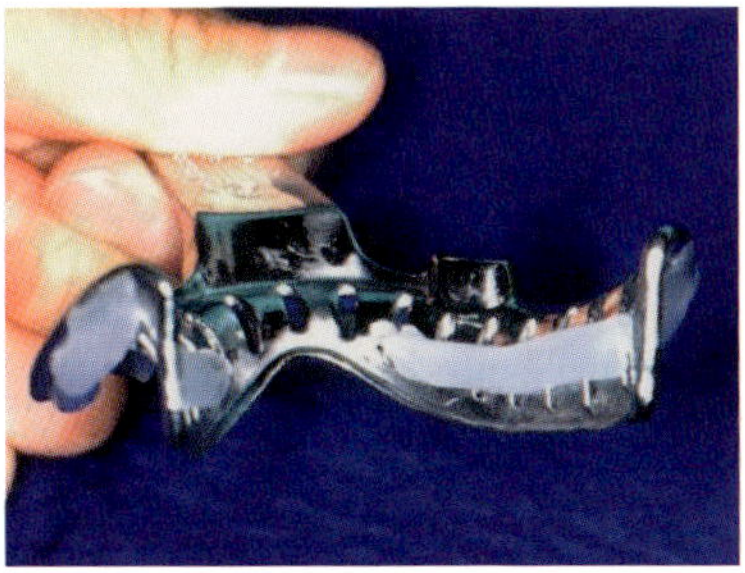

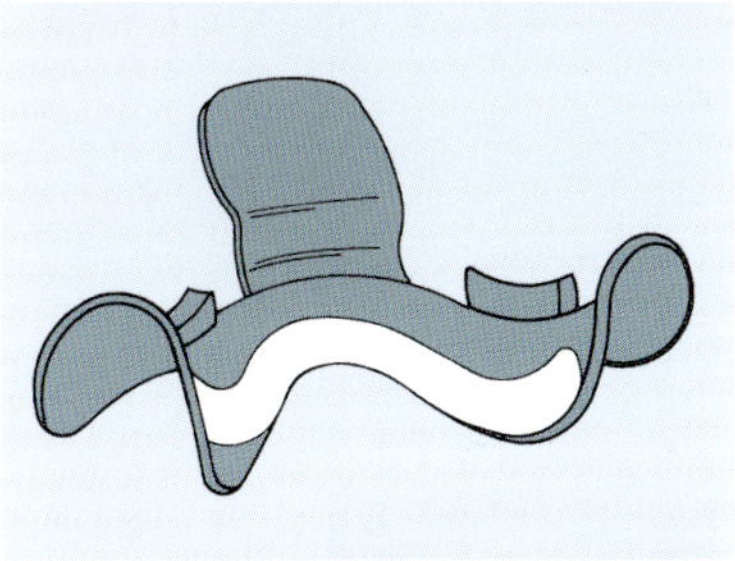

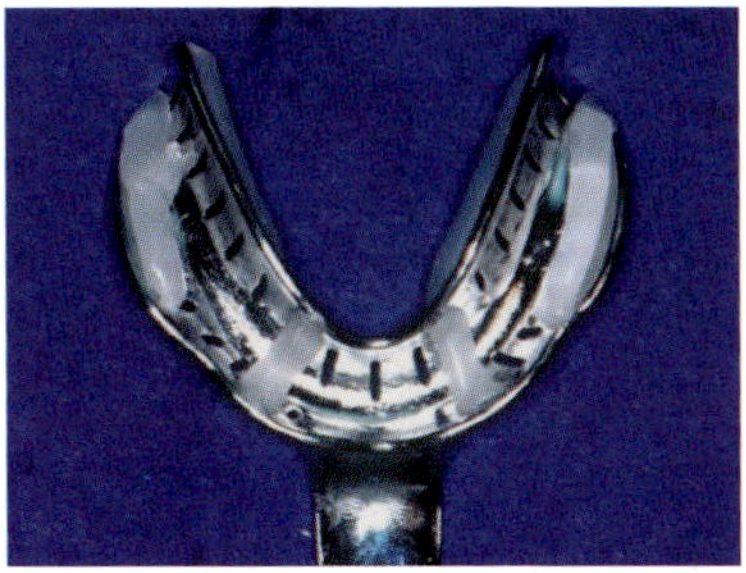

図22-4～6　下顎トレーの修正。トレー舌側辺縁から約７～８㎜上方部にユーティリティー・ワックスを巻き付ける。つぎにストッパーを左右頬棚部、そして左右犬歯部に設置する。

23 一度使ったらやめられない！カテーテル用シリンジ

予備印象採得にあたっては、筆者は、印象材としてアルジネート印象材を使用しています。アルジネート印象材はもっとも一般的であり、特別な準備を必要としないため予備印象には最適と思われます。ただ無歯顎の場合、有歯顎のときよりつぎのような工夫が必要です。

1．アルジネート印象材の取り扱い

①有歯顎時の1.5倍の量のアルジネート印象材を練和します。
②練和の調度は有歯顎時より少し硬めにします。
③気泡を作らないために、ボーダー部などにシリンジを用いて印象材を送り込みます。
④このとき使用するシリンジ（図23-1）を筆者は、ディスポーザブルの50ccカテーテル用シリンジ（テルモ社製）のピストン部のラバーを外し、オストロンなどのレジンにて置き換え、少しルーズな状態に改良し、印象用シリンジとして使用しています（ディスポーザブルにはしていません）。
　このシリンジは咬合採得時のプラスター・チェック・バイト採得時にも使用できますので、長く愛用できるものです。

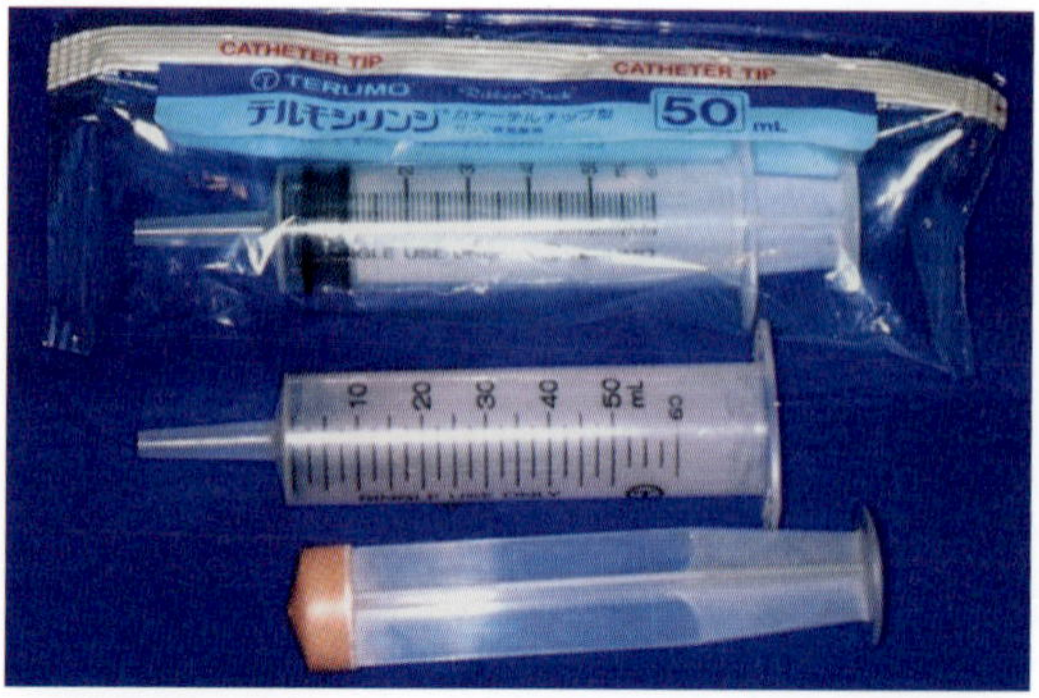

図23-1　印象用シリンジ。ディスポーザブルの50ccカテーテル用シリンジ（テルモ社製）のピストン部のラバーを外し、オストロンなどのレジンにて置き換え、少しルーズな状態に改良して用いる。

2. 下顎予備印象採得

まず有歯顎時の1.5倍の量のアルジネート印象材を練和し、シリンジにて頬側ボーダー部および舌側顎舌骨筋線下方部に印象材を注入して、その後、印象材を盛り付けたトレーを所定の位置に挿入します。

そして患者さんに舌を上に持ち上げてもらい、舌側に設置したユーティリティー・ワックスの上に乗せてもらいます。その後、リップ・サポートおよびバッカル・サポートを見ながら術者が頬部をトリミングし硬化を待ちます（図23－2）。

3. 上顎予備印象採得

まずハムラー・ノッチ・ロケーター（東京歯材社製）とコピー鉛筆を用いて左右ハムラー・ノッチとアーライン（口蓋小窩を含むように）を口腔内に描記します（図23－3）。

こうすることにより石膏硬化後スタディー・キャスト上に義歯床後縁が明示されます。

つぎに有歯顎時の1.5倍の量のアルジネート印象材を練和し、シリンジにて頬側ボーダー部および口蓋部に印象材を注入し、その後、印象材を盛り付けたトレーを所定の位置に挿入します。

それからリップ・サポートおよびバッカル・サポートを見ながら術者が頬部をトリミングし硬化を待ちます（図23－4）。

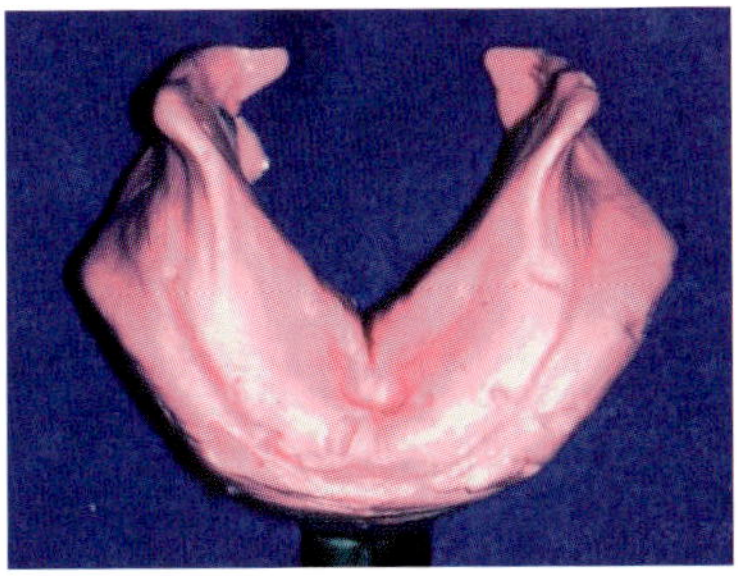
図23-2 採得された下顎予備印象。

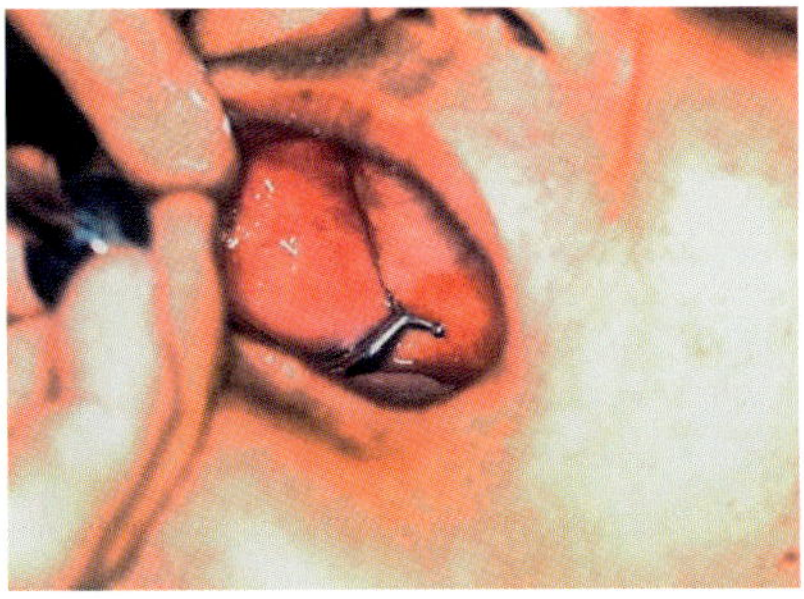
図23-3 ハムラー・ノッチ・ロケーターによるハムラー・ノッチ（鉤切痕）の描記。

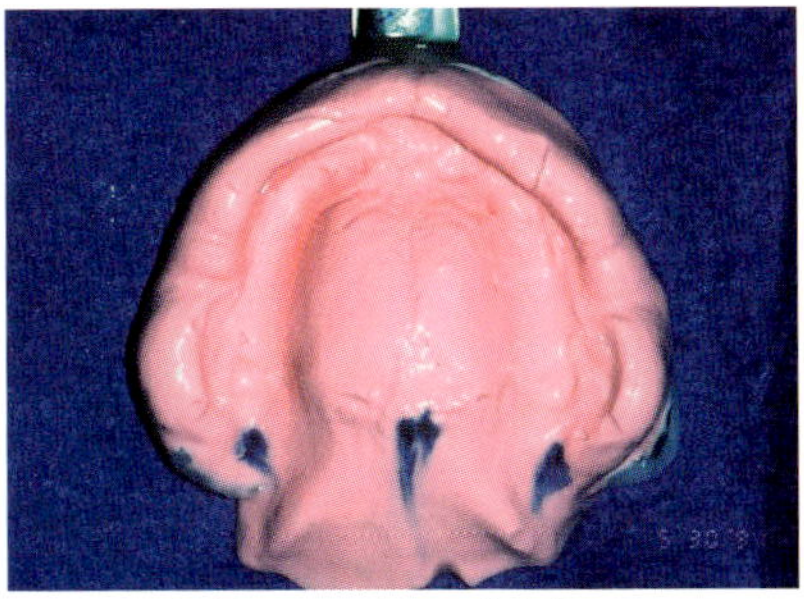
図23-4 採得された上顎予備印象。ハムラー・ノッチおよびアーラインが転写されている状態。

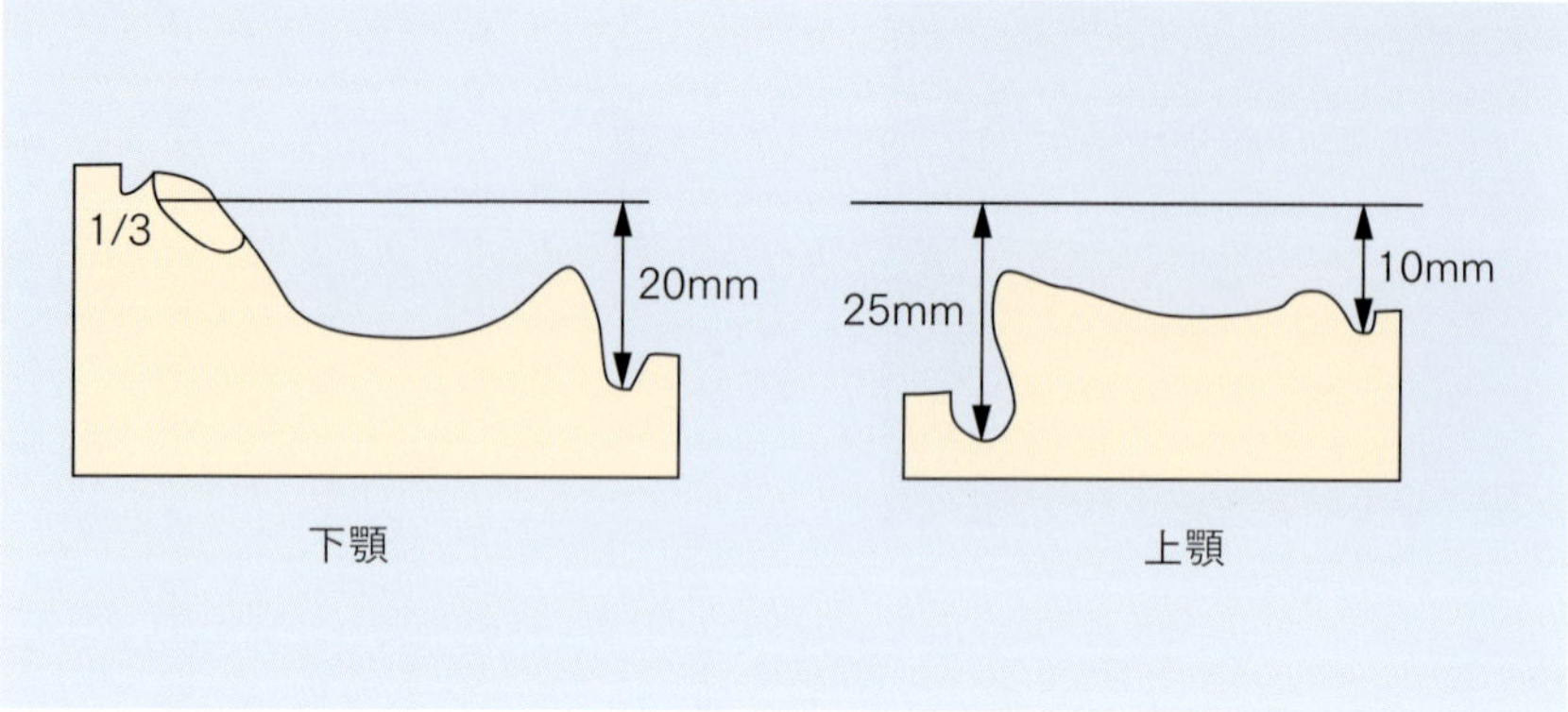

図23-5　模型のトリミング。

4. 研究用模型（スタディー・キャスト）の製作

予備印象採得が終了したら、研究用模型（スタディー・キャスト）の製作に移るわけですが、最終義歯調製のための作業模型の製作とは異なり、ボーダー（義歯床辺縁形態）が決定したわけではありません。ですから、ボクシングまでする必要はなく、硬石膏を真空攪拌し予備印象の辺縁最大豊隆部を含むように硬石膏を注入していきます。

硬石膏硬化後、モデル・トリマーにて模型のトリミングを行っていきますが、このとき模型の基底面は上顎においては、だいたい前歯部口腔前庭溝より上方約25ミリと左右ハムラー・ノッチ上方約10ミリを結ぶ平面に平行な面にモデル・トリマーをかけていくようにします。

一方、下顎模型では、基底面はだいたい前歯部口腔前庭溝より上方約20ミリと左右臼歯後隆起上方⅓を結ぶ平面に平行な面に

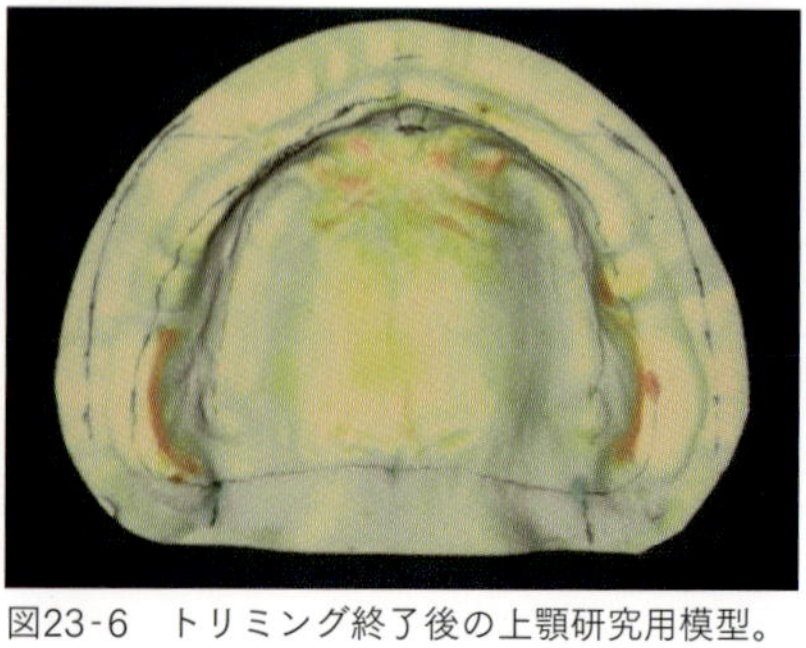
図23-6　トリミング終了後の上顎研究用模型。

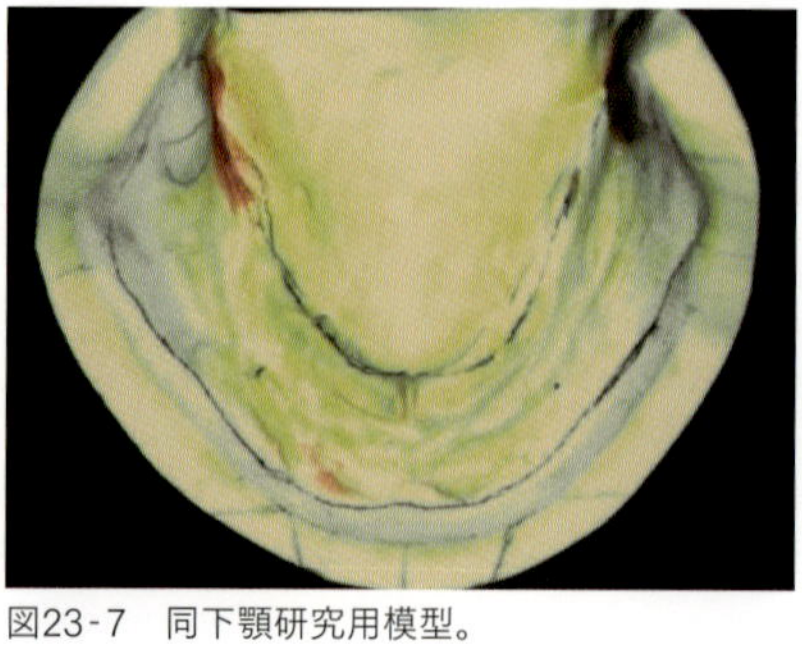
図23-7　同下顎研究用模型。

仕上げるようにします（図23－5）。

よく見受けられる失敗に、このモデル・トリマーをかける時点で、残存顎堤に平行に基底面が仕上げられているのを見かけますが、顎堤の吸収状態は場所によってまちまちであり、必ずしも均一ではありません。

模型辺縁のトリミングはいまだボーダーが確定したわけではありません。シビアーに考えなくても問題はないので、だいたい辺縁最大豊隆部の付近で行えば、良いでしょう（図23－6，7）。

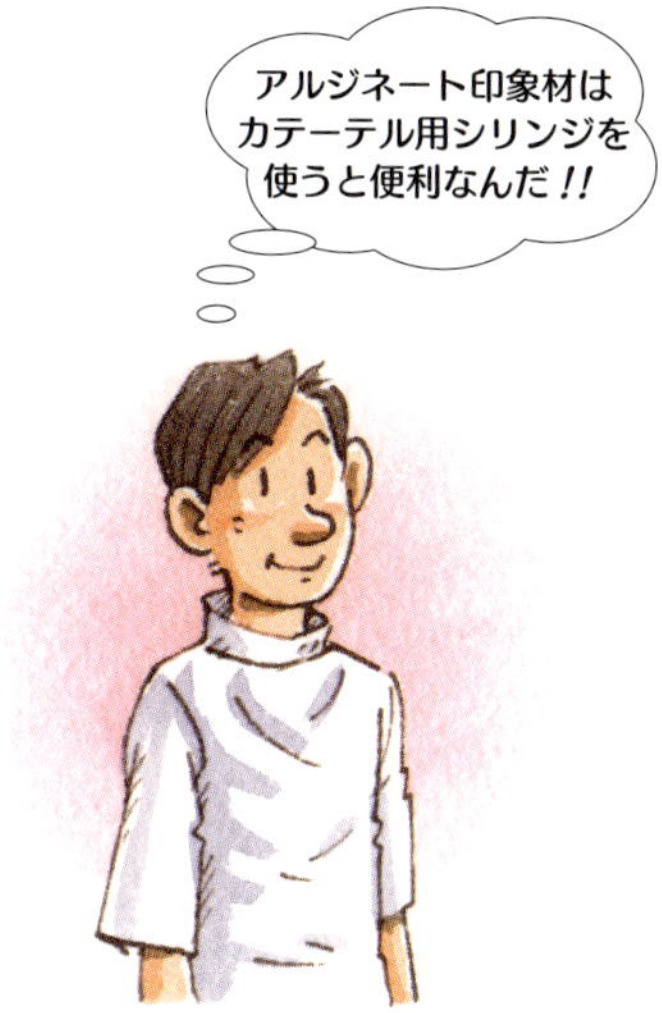
アルジネート印象材は
カテーテル用シリンジを
使うと便利なんだ!!

◆アルジネート印象材

操作が簡単でもっとも一般的な印象材であるが、ラバー系印象材と比べると硬化時の安定性や微細な部分の再現性にやや難がある。

硬化後に離液作用があるため変形するので、迅速に石膏を注入する必要がある[5]。

24 模型だけで何がわかるか？ 咬合採得の重要性

無歯顎や多数歯欠損症例の診査で、多くの先生方が予備印象を採得し、スタディー・キャストを製作し、それを検討されていると思いますが、こういったケースの場合、残存歯がたとえあったとしても、適正な咬頭嵌合位はほとんど失われており、上下顎を正しく咬頭嵌合させることができませんので、スタディー・キャストだけを眺めてみても、ただ顎堤があるとか、ないとかと言う程度の情報しか得ることができません。

たとえ顎堤の吸収状態を評価する場合であっても、基準となる咬合平面などがなければ、左右差さえ判断することは難しいと言えるでしょう。

ですから、無歯顎や多数歯欠損症例におけるスタディー・キャストによる診査は残存歯が一切ないか、少数のために有歯顎時以上に適正な顎位および咬合高径でもって咬合器に付着されなければ診断価値はないに等しいと言えるでしょう。

咬合器に付着されたスタディー・キャストを診査してみると、症例によっては適正と思われる咬合高径下においても顎堤の吸収がほとんどないか、むしろ増殖ぎみで上下顎堤間のクリアランスが十分になく、そのままでは、適正な義歯床外形を付与することが不可能な症例もあり、義歯調製の前処置

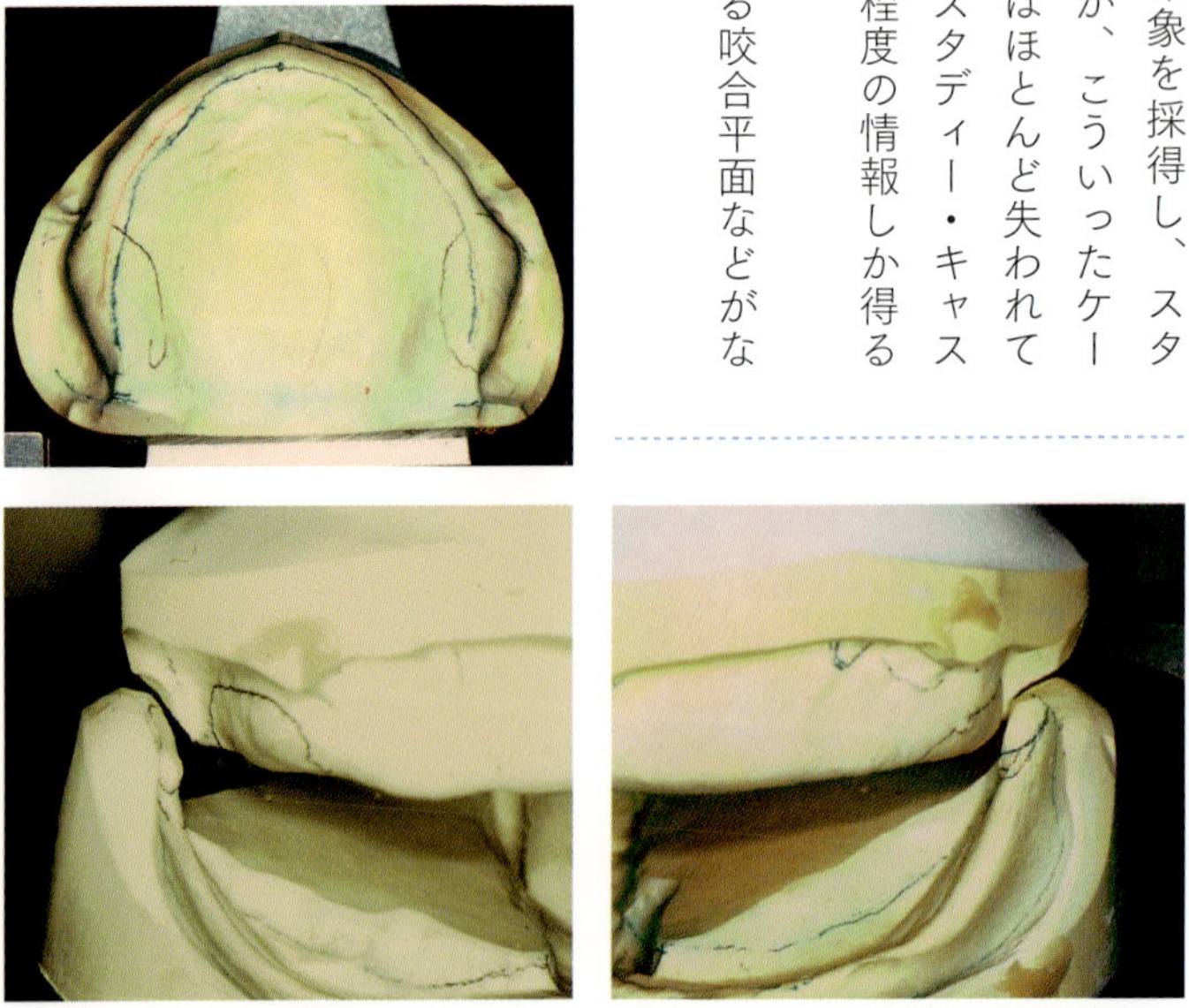

図24-1～3　上下顎堤間のクリアランスが十分になく、義歯調製の前処置としての歯槽骨整形が必要な症例。

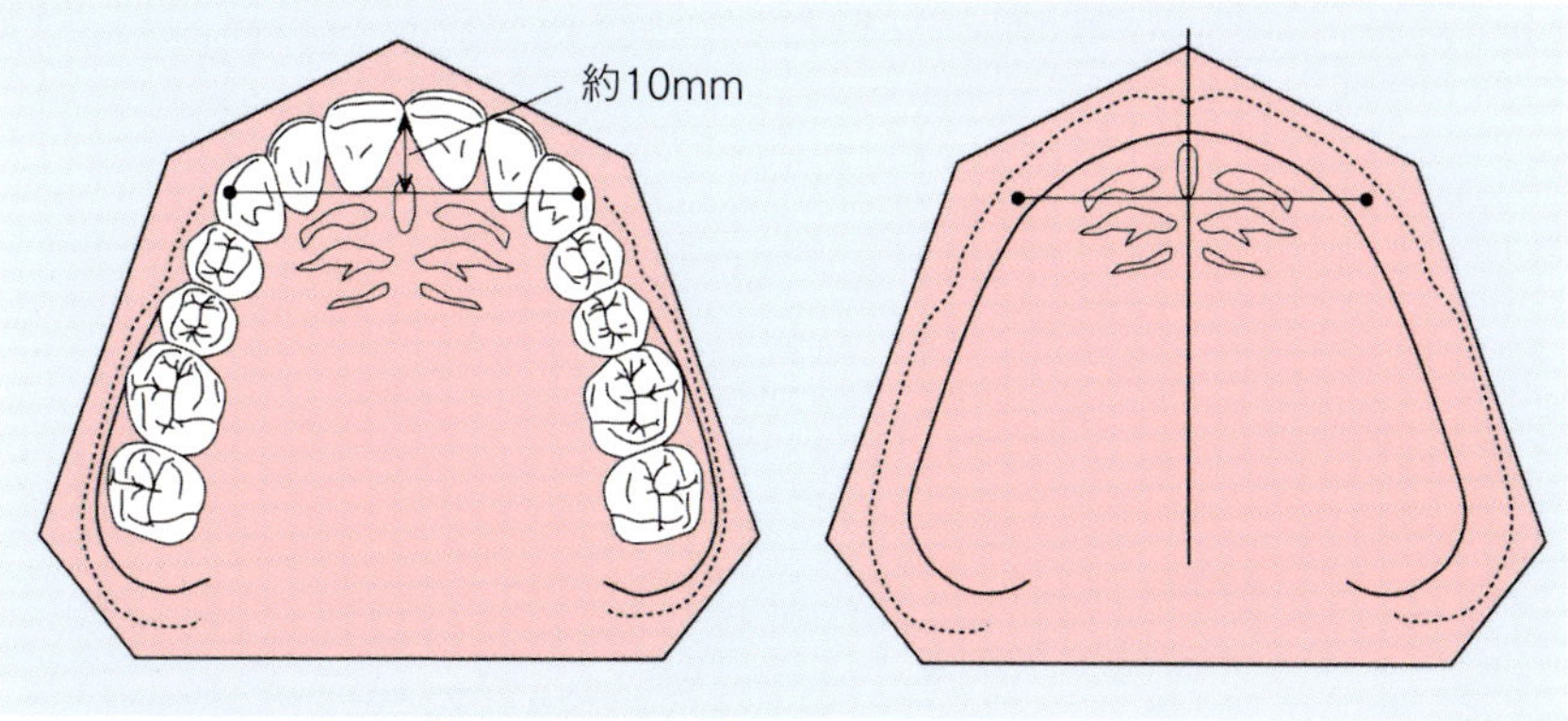

図24-4　有歯顎時には上顎中切歯切縁唇面は矢状的に切歯乳頭中央部の前方約10㎜のところにあり、また、犬歯尖頭も同じように前方±１㎜のところにあることが多いという報告をもとに吸収状態を考慮し咬合堤を設置する（Watt.D.M. らより引用・改変）[2]。

としての歯槽骨整形が必要な場合も稀ではありません（図24-1〜3）。

これらのことは、最終義歯を製作する以前に察知しなければなりませんが、多くの場合、的確な咬合器上での研究用模型による診査が行われていないためか、「後の祭り」と言った症例にたびたび遭遇します。

1. 咬合床

さて、診断用模型を咬合器にマウントするためには咬合床が必要となります。

咬合床の製作の詳細は第47項でお話ししますが、簡単に概要を言うと、最終修復物でのわれわれ歯科医師の意図する人工歯の排列位置は前述した無歯顎補綴の目的どおり、有歯顎時に自然歯が植立していたと思われる位置であり、これは正確には治療用義歯を活用して、決定される事項ですが、スタ

表24-1　舌側歯肉縁の移動量（Watt.D.M. らより引用・改変）[2]。

Analysis of Buccal Movements of Lingual Gingival Vestige After Extraction of Maxillary Teeth (Sample n＝25)		
POSITION AND PLANE OF MEASUREMENT	AVERAGE CHANGE (mm)	STANDARD DEVIATION (mm)
Incisor sagittal	1.6	1.16
First premolar coronal	2.6	1.43
Second premolar coronal	2.8	1.16
First molar coronal	2.9	1.30
Second molar coronal	3.6	1.26
Third molar coronal	2.9	1.26

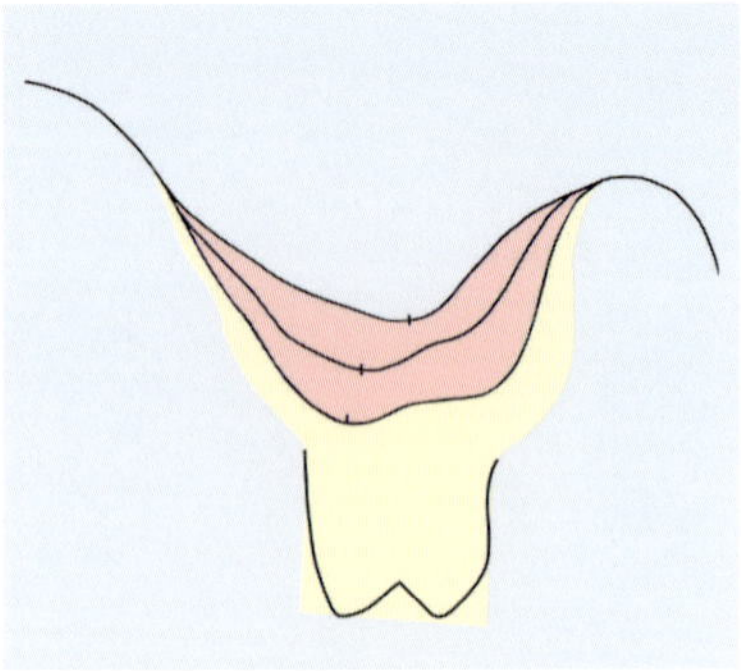

図24-5　上顎では歯槽骨の吸収状態を考慮し、舌側歯肉縁の位置を利用して咬合堤を設置する（阿部晴彦「総義歯の臨床的ラボワーク」より引用・改変）。

ディー・キャストによる診査、そして、その後の治療用義歯の製作のためにも、ある程度人工歯の排列位置を予測し、咬合堤を設置した咬合床を製作したいのが本音でしょう。

そこで筆者は上顎前歯部では、有歯顎時には上顎中切歯切縁唇面は矢状的に切歯乳頭中央部の前方約10ミリのところにあり、また、犬歯尖頭も同じように前方プラスマイナス1ミリのところにあることが多いという報告をもとに吸収状態を考慮して、咬合堤を設置していきます（図24-4）。

また、上顎臼歯部はWatt, D.M., MacGregor, A.R.らの抜歯後の舌側歯肉縁の頬側方向への移動量（表24-1）についての研究を応用し、歯槽堤の吸収状態から有歯時の舌側歯肉縁を再現し、それを咬合堤の舌側として咬合堤を設置していきます。

咬合堤の高さは前歯部においては咬合床辺縁より約25ミリに、臼歯部においては辺縁より約20ミリの高さに設定しておきます（図24-5）。

下顎では、「下顎中切歯切縁が咬合平面上で口腔前庭溝に向けて下ろした垂線に一致する」という位置関係（図24-6）の利用のほかに、小臼歯部では歯槽頂をまたぐように、大臼歯部では臼歯後隆起頬側および舌側と排列されるであろう下顎犬歯近心とを結ぶパウンド・ライン（図24-7）を応用し、その舌側のラインに咬

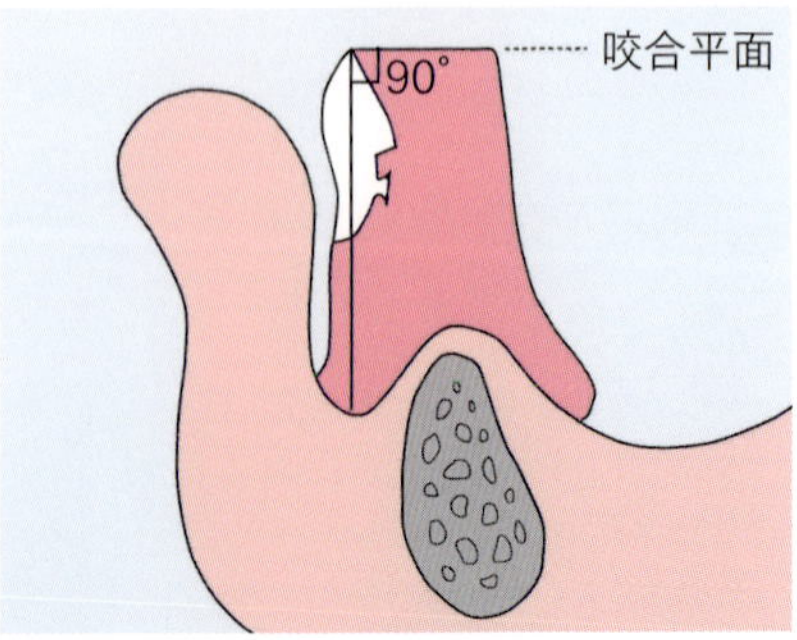

図24-6　下顎前歯と口腔前庭溝の位置関係。

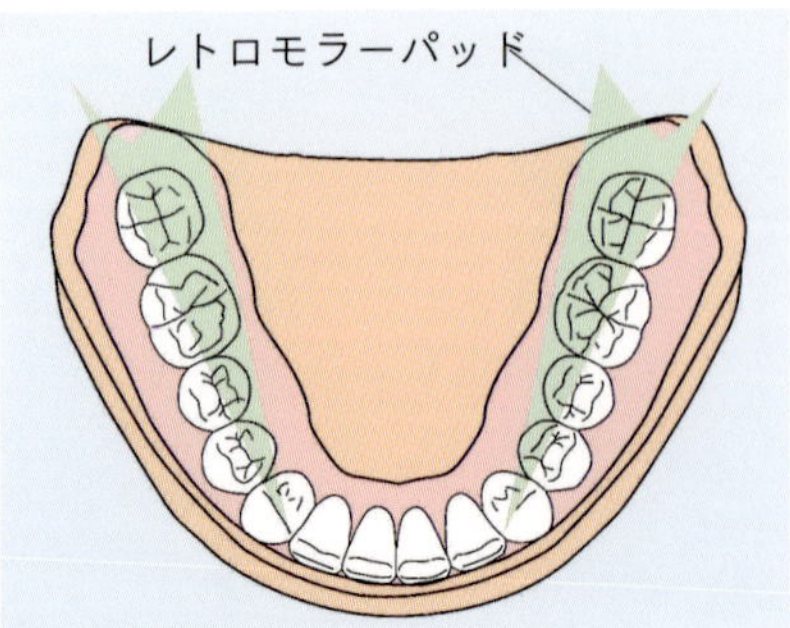

図24-7　パウンド・ライン。

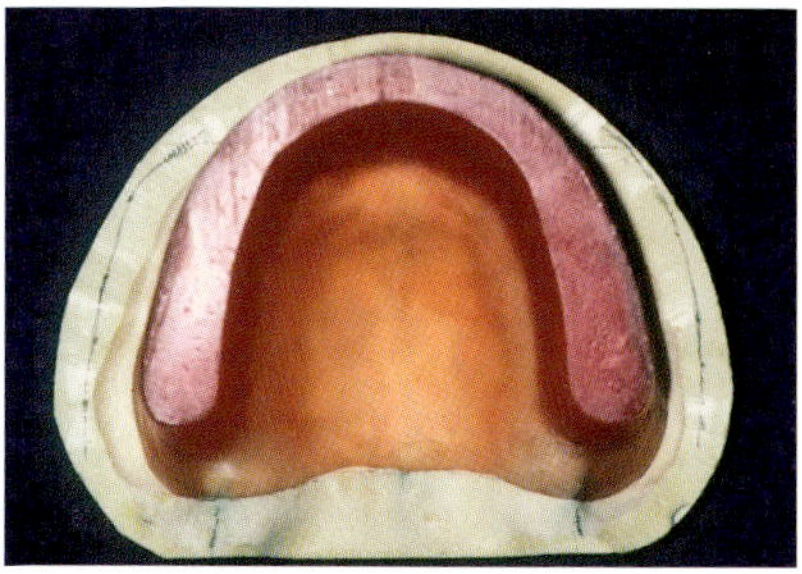
図24-8　完成した上顎咬合床。

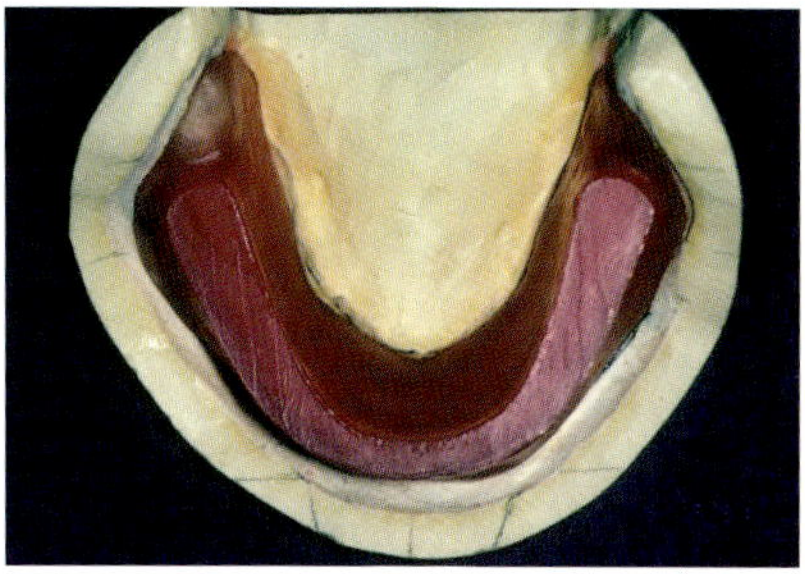
図24-9　同下顎咬合床。

合堤舌側縁を合わすように咬合堤を設置していきます。

咬合堤の高さは前歯部においては咬合床辺縁より約20ミリに、臼歯部においては辺縁より約8ミリの高さに設定しておきます。

このような咬合堤を設置した咬合床を作製しておくことで、咬合採得時のリップ・サポート、バッカル・サポートを考慮しての咬合堤の修正はきわめて少なくなり、大幅にチェアー・タイムを節約することが可能となります（図24-8，9）。

2. 咬合採得

咬合採得についても第48項で詳しくに解説しますので、ここでは概要だけお話しします。

スタディー・キャストのための咬合採得にあたっては、先ず前述した咬合床をリップ・サポート、バッカル・サポートを考慮して修正し、上顎切縁の位置を決定した後、咬合平面を前歯部は両瞳孔線に平行、臼歯部はカンペル氏ライン（鼻聴道線）に平行に設置していきます。

このとき、先に行った問診、視診そして旧義歯の

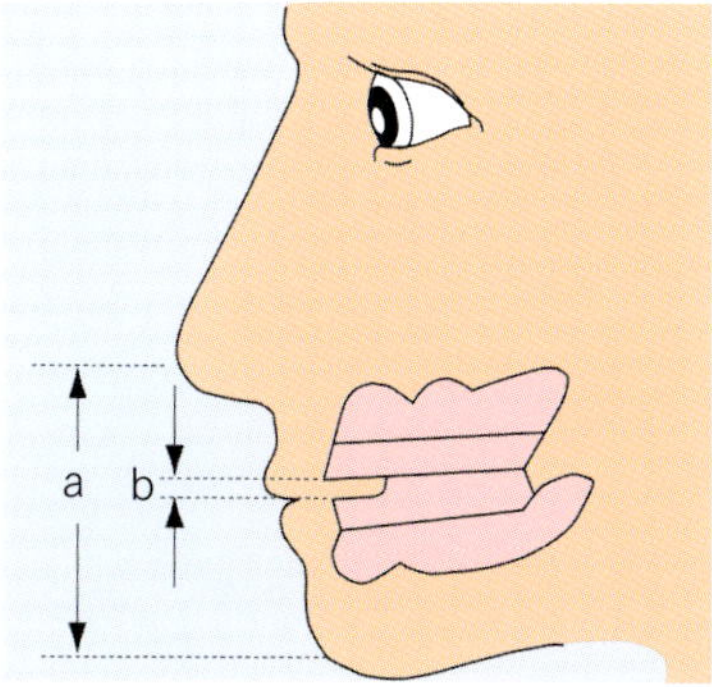

図24-10　Niswonger法。a：安静時、b：前歯部におけるフリーウェイ・スペース。

診査で得られたデータをもとに、問題点を解消すべく試験を行うつもりで、咬合床の修正を行うと良いでしょう。

つぎに咬合高径の決定を行っていくわけですが、咬合高径の決定にあたっては後述するようにさまざまな決定法があります。

ですが、初診時においては、鼻頂点とオトガイ部の皮膚上に2点を設け、嚥下、安静を繰り返した後に、安静位における2点間の距離を測定して記録し、つぎに、準備した咬合床を装着し、測定した高さになるように咬合堤を加減調整し、さらに前歯部においてフリーウェイ・スペース分として約3ミリ低くして、これを咬合高径と決定する方法である、Niswonger法（図24-10）を参考にし、顔貌との兼ね合いで決定しています。

そして、このときも先に行った問診、視診そして旧義歯の診査で得られたデータをもとに、問題点を解消すべく、咬合高径を決定していっています。つまり視診や旧義歯の診査において咬合高径の低下が疑われたなら、少なくとも、その咬合高径よりは高くなるように吟味していくといった具合に行うわけです。

水平的顎位の決定にあたっては、治療用義歯による咬合の安定化が先決ですが、診査および治療用義歯調製のための咬合採得に際しては一応、術者が中心位へ誘導し採得していきます。

◆**フリーウェイ・スペース（安静位空隙）**

現在はInterocclusal rest spaceと呼ばれ、下顎が安静位にあるときに上下顎の歯の間に現れる一定の間隙で、安静位における咬合高径と咬合位における咬合高径の差のことを示す。[6]

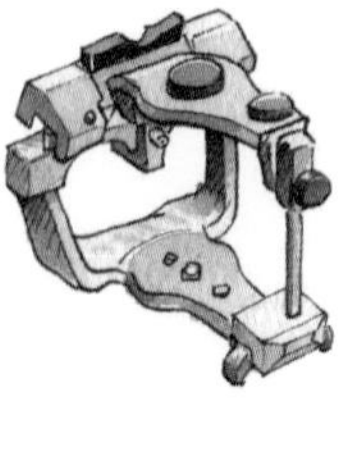

理論で作る咬合床は
咬合採得時の修正が少なくなる!!

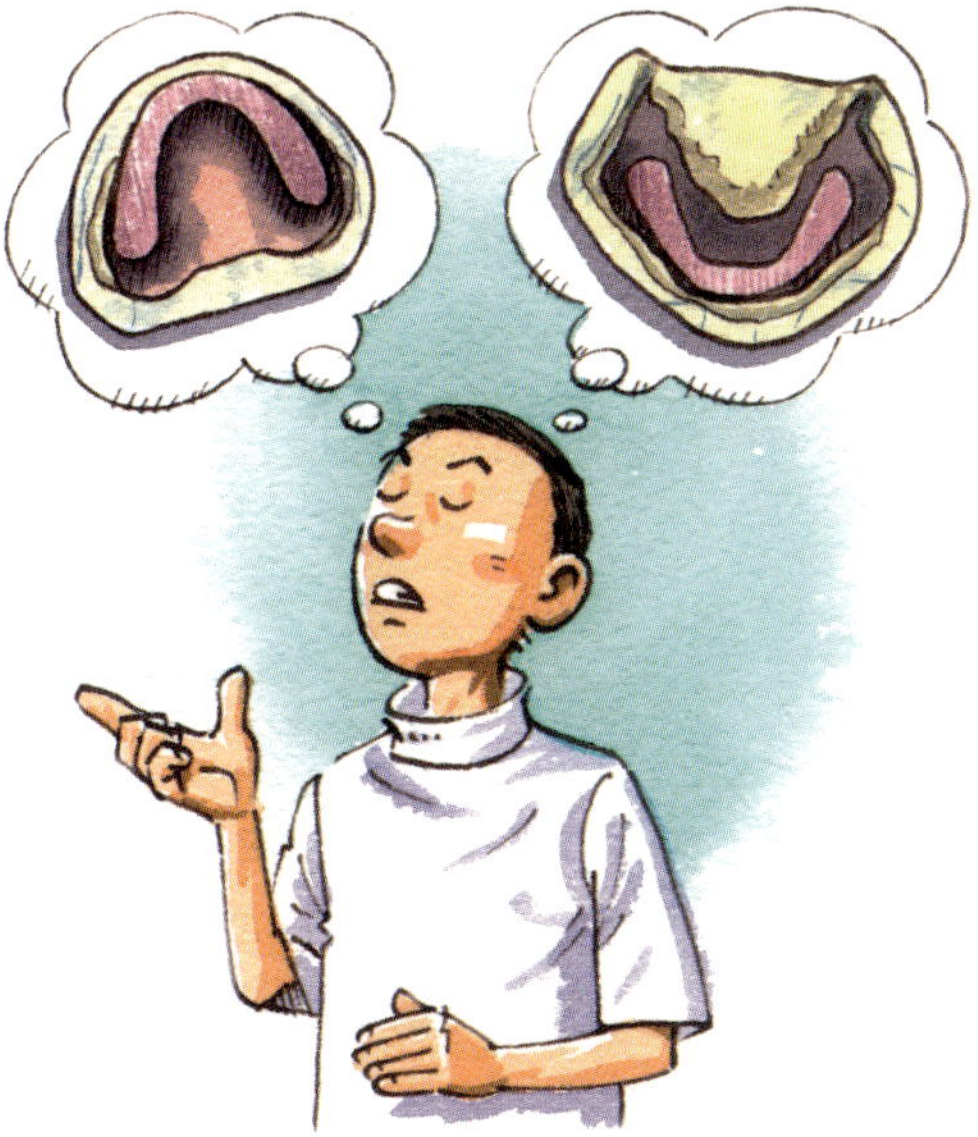

25 できればやろう！診査時の前歯部人工歯排列

1. 上顎前歯部人工歯の排列

診査の段階で「なぜ人工歯の排列までやるのか」と疑問に思われる先生方も多いと思いますが、診査の段階での上顎前歯部人工歯の排列の試行は、非常に多くの情報を提供してくれる診査行為と言えるのです（図25 - 1，2）。

問診、視診そして旧義歯の診査で得られた問題点、とくに審美障害に対しては、咬合床の修正などだけでは、なかなかイメージが湧かないものなのです。

実際に上顎前歯部人工歯だけでも排列してみることで、術者のみならず、患者さん自身も視覚的に変化を感じとれるわけで、こうして得られる情報は貴重なものと言えます。

また、多くの義歯経験を持つ患者さんでも、ここまでの丁寧な診査はまず受けたことがないのが普通ですから、視覚的にイメージがわかることによって、いままでの多くの前医たちとの違いを感じ、ある意味で、まだコンサルテーションは行っていないのにもかかわらず、治療を受けたいと思ってくるでしょう。

ですから、貴重な情報を得ることのできる診査であり、かつ「患者に惚れさせる行為」とも言えると思います。

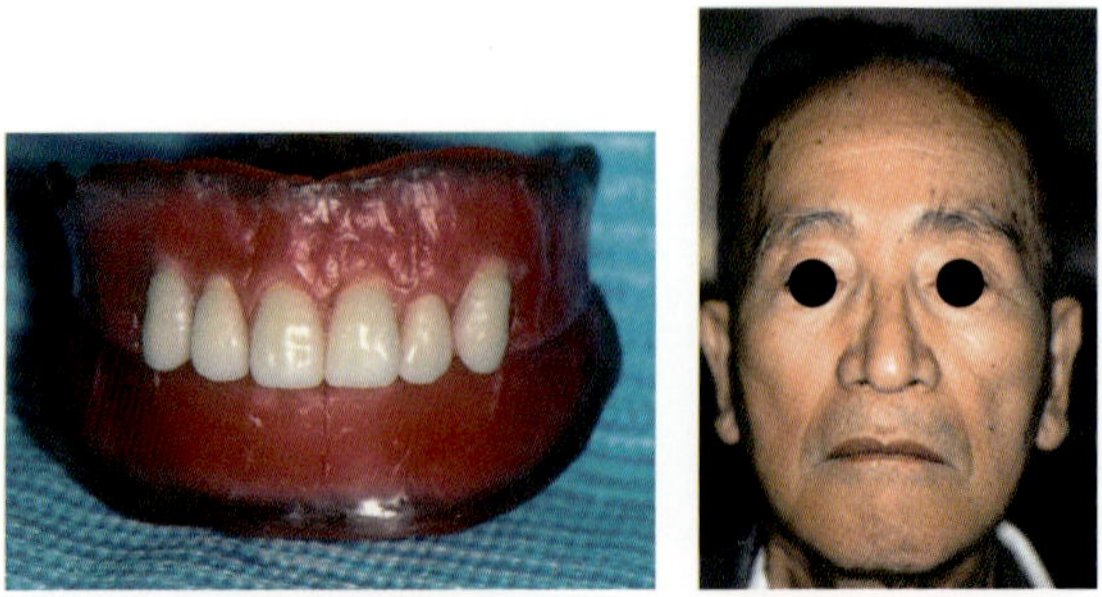

図25-1，2　診査の段階でもリップ・サポートを見ながら、チェアー・サイドにて上顎前歯部人工歯の排列を行っていく。

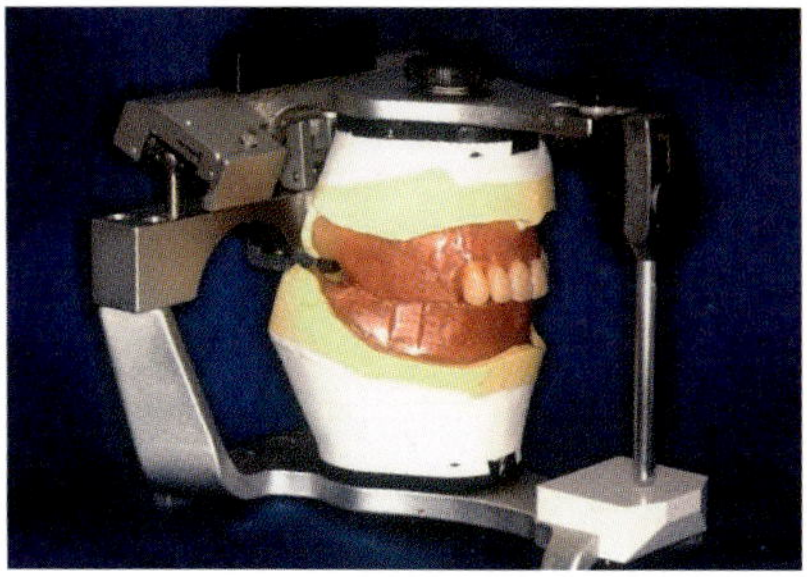

図25-3　人工歯の排列を終え、咬合器にマウントされた上下顎研究用模型。

2．パフォーマンスも信頼の第一歩

術者が経験豊富な歯科医師で、欠損補綴にて高名な先生や大学教授であれば、患者さんは期待と尊敬の念を持って、受診されているかもしれませんから、パフォーマンスは必要ないかもしれません。

しかし、読者の先生方が、無名の若いドクターならば、患者さんは疑心暗鬼で少し不安感を持って受診されているかもしれません。

またもし、先生方が若く見られているようならば、それに対して、偉そうに見せるよりも、これまでの正しい診査そして、ここでお話しした、上顎前歯部の人工歯排列などを行っていったほうが信頼されると思います（図25－3）。

パフォーマンスはある意味でどうでもいい余談かもしれませんが、実際に前歯部の排列は決して簡単ではなく、最終補綴を製作するためにも診査時の排列は予行演習にもなってくるわけで、価値のある行為と言えます。

筆者もこの歳になり、現在では少し名前が売れてきましたけれど、いつも手を抜かずにこういった前歯部の排列をも含む診査を行っています。

◆臨床のコツ・カンどころ

旧義歯の咬合平面や正中を評価するとき、注意してほしいことがある。このことは、その後の咬合採得や人工歯排列においても言えることであるが、筆者らは日常、プレパレーションやスケーリングなど1歯単位で治療を行うことが多いため、口腔内との距離が30㎝前後の視点で仕事を行っている。しかしこの距離は、歯科医療従事者の距離であっても、患者さんの距離ではない。

この近い距離で旧義歯の咬合平面や正中を評価しても、異常は感じられないものである。

旧義歯の咬合平面や正中の評価にあたっては、患者側の距離、すなわち少なくとも60㎝は離れて、両瞳孔線や顔貌の正中との関係を考慮して評価することが重要である。

26　何を診るのか？　咬合器上での診査
――ラッキーと喜ぶ前に

咬合器に上下スタディー・キャストがマウントされたならば、咬合器上での診査、診断に移るわけですが、主につぎに挙げる項目を診査していきます。

1．上下顎対交関係

まず、上下咬合床を装着した状態と装着しない状態での上下顎対交関係を診査していきます。

上下咬合堤が多くの領域で接触している場合では、咬合関係として優位な条件と言えますが、反面、矯正学的な Class Ⅱのいわゆる上顎前突症例で上下咬合床が臼歯部のみで接触しているような場合は、咬合関係として不利な条件と言えるでしょう（図26-1，2）。

2．咬合平面、正中矢状面に対する吸収状態

つぎに、上下顎片方ずつ咬合床を装着した状態で、咬合平面、そして正中矢状面に対する顎堤の吸収状態を診査していきます。

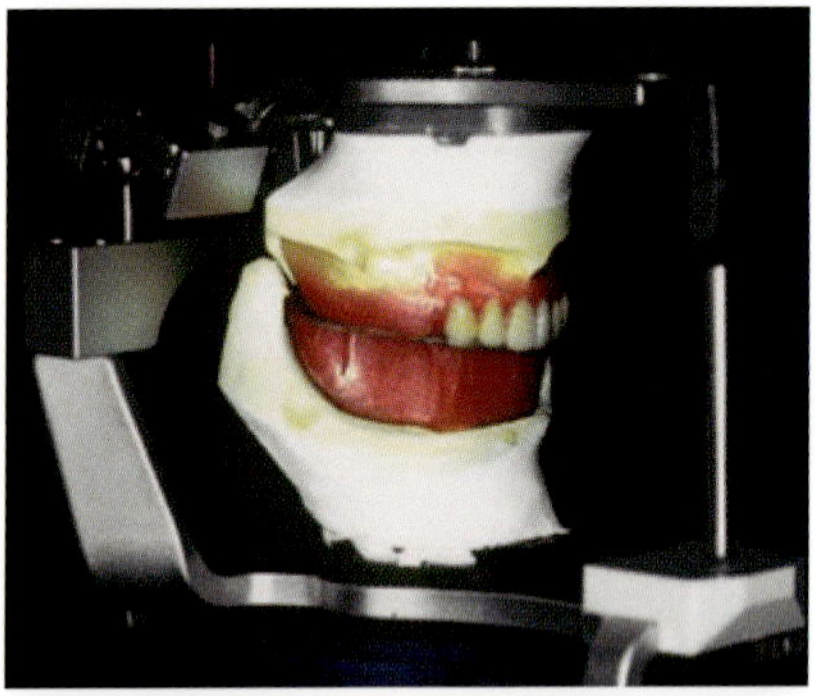

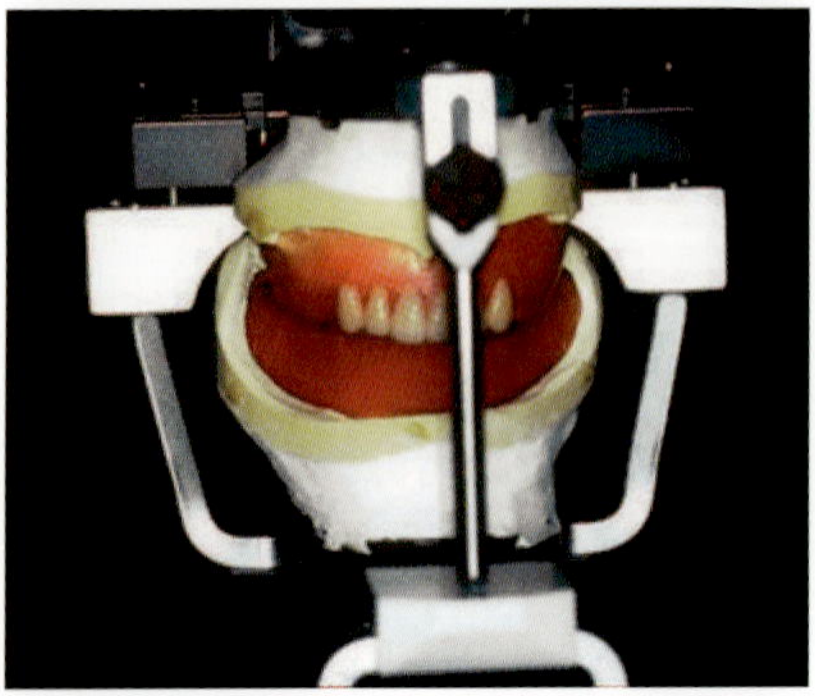

図26-1，2　咬合器上での診査。上下咬合床を装着した状態と装着しない状態での上下顎対交関係を診査する。

顎堤の吸収に著しい左右差が認められれば、当然、吸収の多い側の床辺縁（ボーダー）は吸収の少ない部より厚くなるわけです（図26－3）。

また咬合平面に対する、下顎臼歯部の顎堤の吸収状態を診査することにより、人工歯の排列における遠心限界を診断することができます。

すなわち、下顎臼歯部顎堤は臼歯後隆起にかけてスロープ状を呈してきますが、傾斜の強い部分に人工歯を排列してしまうと、咬合力が加わった場合、義歯は前方に滑り出してしまいます（前方推進現象）。ですから、人工臼歯の排列は傾斜度の緩やかな部分に止めなければなりません。

また顎堤の吸収が少ない場合は、「ラッキー」と単純に喜ぶのではなく、場合によっては歯槽堤の増殖によってクリアランスがなく十分な補綴スペースを確保できないことがあることを忘れてはいけません。

3．咬合床唇頬側面と顎堤との関係

もしインプラント治療を考えているのならば、咬合床を装着した状態で、ヘビー・ボディー・シリコンなどで唇面コアを採得し、咬合床を外した状態の診断模型に唇面コアを設置して、唇面コアと顎堤との関係を診断してみると良いでしょう。

こうすることによって、どのようなインプラント上部構造が適切か、あるいはボーン・グラフトやG.B.R.などの骨造成が必要かどうか、ビジュアル的にも判断できると思います。

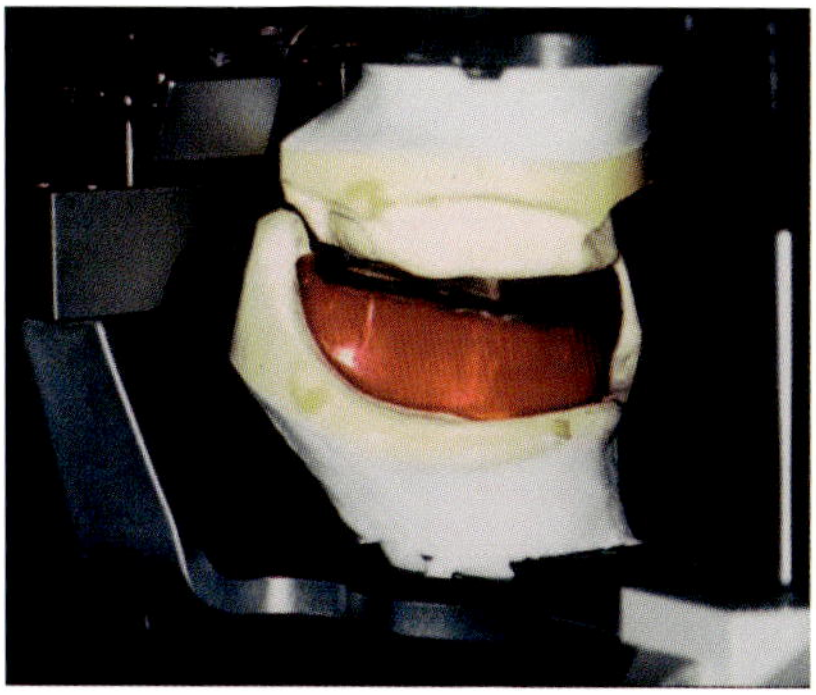

図26-3　上下顎片方ずつ咬合床を装着した状態での診査。咬合平面そして正中矢状面に対する顎堤の吸収状態などを診査していく。

27 無歯顎補綴における治療計画
——無歯顎補綴、そのオプションの使い分け

さて、問診から咬合器上でのスタディー・キャストの診査まで終了したら、これらの資料を分析し、総合診断そして治療計画の立案に移ることになりますが、個々の資料で得られた情報を別々に判断するのではなく、各々の関係を認識したうえで、総合的に分析することが重要です。

たとえば、問診で得られた患者さんの主訴と、旧義歯の診査で得られた問題点の因果関係、そしてそれらの問題点を踏まえたうえでのシミュレーションを兼ねた咬合採得と診断のための前歯部人工歯の排列を行い、それらの結果などから問題点を判断し、改善項目を明確化していきます。

1. 改善項目の明確化

改善項目がわかったならば、それらを列挙して、優先順位をつけていきます。なぜ優先順位をつけていく必要があるのかということですが、無歯顎患者の持つ問題点は前に説明したように、多種多岐にわたっており、必ずしもそれらをすべて同時に解決することができるとは言えないからです。

とくに患者さんの心理的な要望が強い場合には、すべてを解決することは簡単ではないでしょう。たとえば、「口唇の張りがなく、シワがあるのが気になっている」のでそれを改善してもらいたいが、歯があったときのように出っ歯に見えるのは困

◆総義歯の臨床キー・ワード

①総義歯補綴の目的
「補綴物で失った組織を失った分だけ復元し、失った諸機能を回復すること」。
②少しだけ回り道、患者に勝つための診査・診断。
③旧義歯には手を出すな。
④触診のキー・ポイント「オスだけ！」。
⑤「温故知新」旧義歯診査。

る」などの注文は、同時には改善することは難しものでで、どちらが優先されるべき問題点なのかを明確にしておかなければなりません。

2. 治療計画

問題点がわかり、改善項目が明確化されたならば、つぎには治療計画（図27-1）を立案していくわけですが、その前にその症例が簡単か難しいかを大まかに判断できていなくてはなりません。

まず第10項でお話しした、総義歯の難症例（図27-2）に該当するかどうかです。もしそれらに該当するようであれば、簡単ではありませんので、第12項（インプラントの適応症例）で解説したように、インプラントなどの総義歯以外のオプションの選択も考慮すべきでしょう。

「何が何でも総義歯だ」あるいは「何が何でもインプラントだ」と言った両極端な考えをするのではなく、あくまでも患者さん本位に計画を練っていく必要があるわけです。ですから現状と改善項目を考え、第8項「無歯顎および無歯顎に準ずる多数歯欠損の治療オプション」でお話しした治療オプションを症例に応じて選択していきましょう。図27-3にも治療オプションを挙げておきます。

診断・治療計画の立案

①改善項目の明確化

②治療計画

A：総義歯補綴　　B：インプラント補綴

a．前処置の必要性？

b．リニアー・テクニック

c．ブランチング・テクニック

図27-1　診断・治療計画の立案。

総義歯補綴における難症例

①器質的な難症例

（たとえば、著しく支持性の悪い症例）

②心理的な難症例

（たとえば、総義歯の便宜上の形態を心理的に許容できない症例）

図27-2　総義歯補綴における難症例。インプラントなどの総義歯以外のオプションの選択も考慮すべきである。

図27-3　無歯顎症例と多数歯欠損の治療オプション。

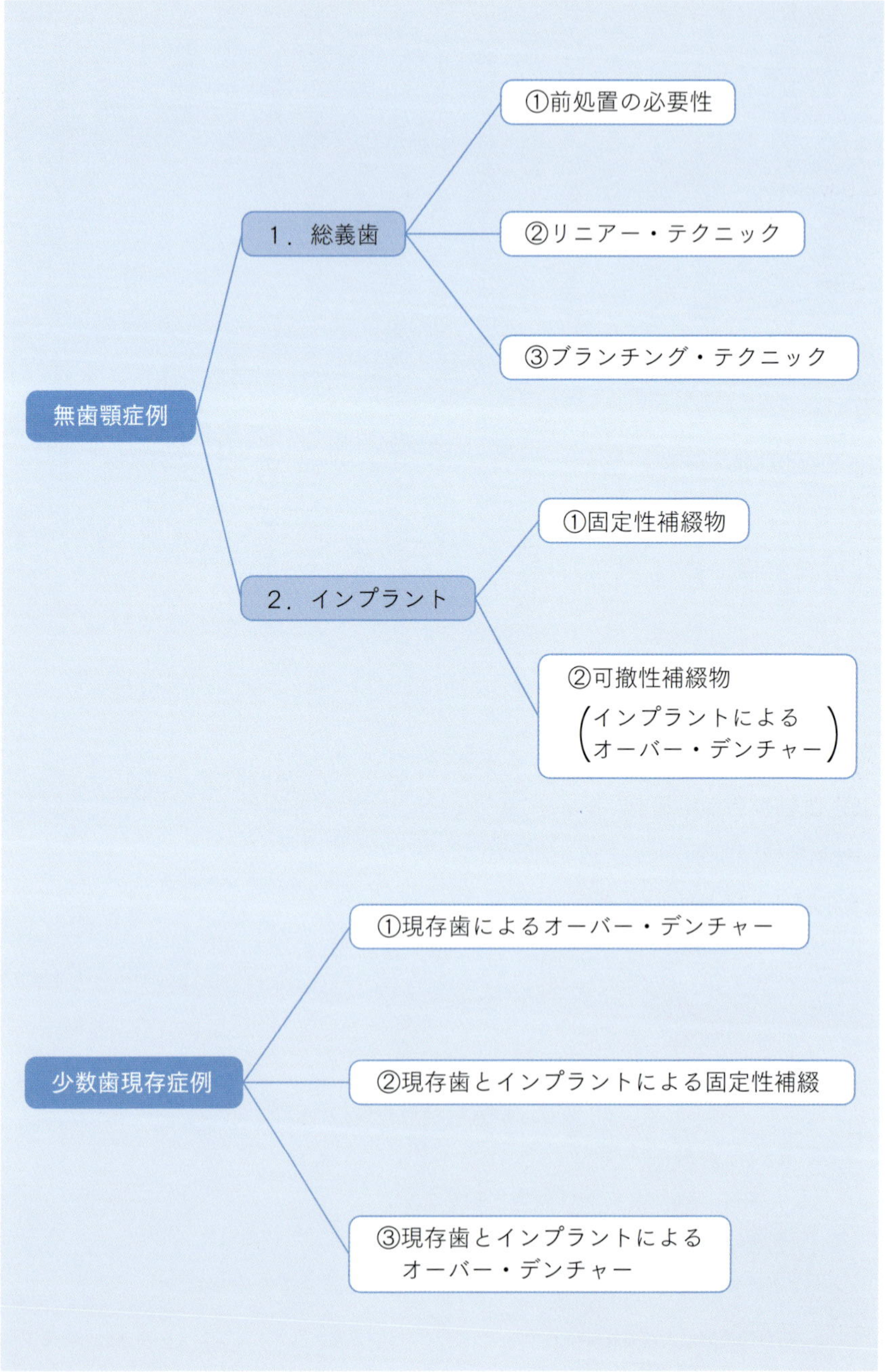

問題点を把握してから
患者さん本位の治療計画を立てよう！

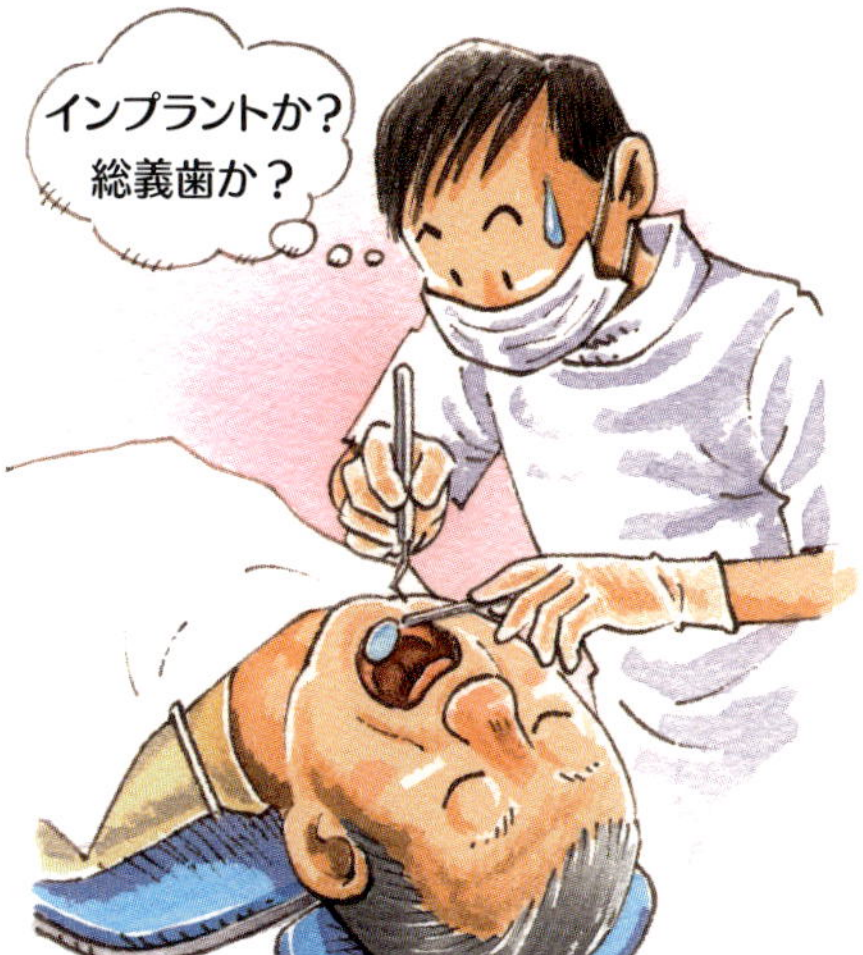

28 何があるのか？ 総義歯の治療計画
——真っ直ぐに進むか？ 寄り道をするか？

治療計画の立案にあたっては、先に挙げた改善項目を重視し、治療方針を決定していけば良いわけですが、総義歯補綴の場合は、数多くの治療方針があるわけではありません。ただ大きく分けて３つの治療方針が挙げられます。

それらは、①前処置の有無、②リニアー・テクニック、③ブランチング・テクニックの３つです。①の前処置の有無とは、さまざまなものがありますが、例としては増殖した歯槽骨に対する歯槽骨形成や骨隆起の除去といった外科処置が挙げられます（図28－1，2）。

総義歯の調製法である②のリニアー・テクニックと③のブランチング・テクニックについては、後の項で詳しく説明を加えていきますが、簡単に言えば、②のリニアー・テクニックとは、各個トレーを製作し、ボーダー・モールディング（辺縁形成）を行ってから、最終印象を採得し、その後、通法に従い総義歯を調製していくといった、先生方がよくご存じの術式のことを言います。

リニアー（linear）とは「直線の」「直線状の」と言った意味で、リニア・モーターカーと言えばなじみやすい言葉かもしれませんが、要するに一本のレールを寄り道せずに突き進んで行くテクニックとでも思っていただければ良いと思います。

一方、③のブランチング・テクニックはいったん、治療用義歯と呼ばれる仮義歯を製作、装着し、その義歯を実際に患者さんに使ってもらいながら、問題点を修正、

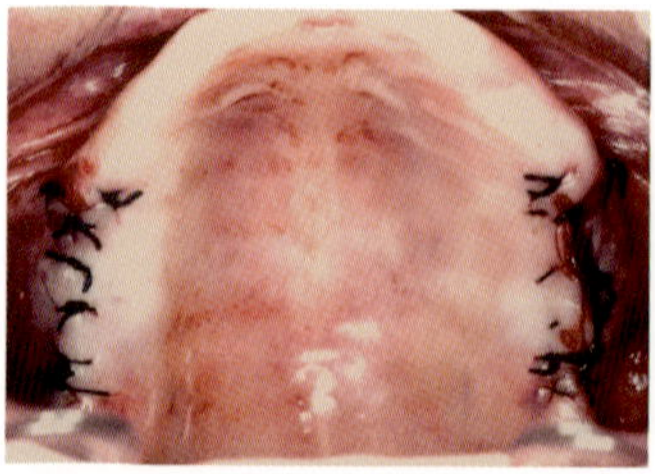
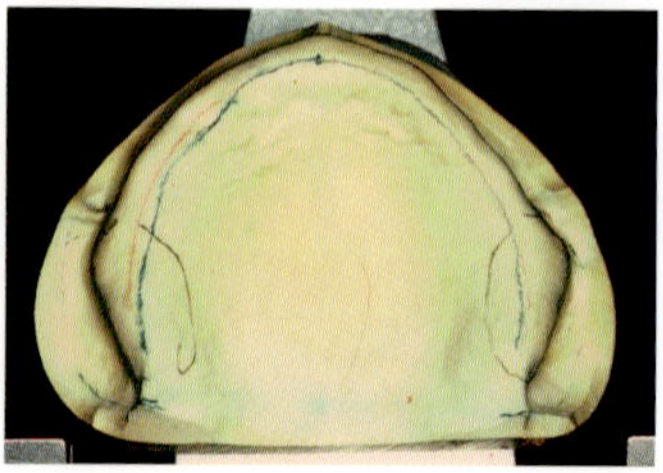

図28－1，2　骨隆起の除去。

試行錯誤し、その後、問題点を改善した治療用義歯をデュプリケートした形で最終義歯を調製していく方法と言えます。

ブランチ（branch）とは「枝」「分岐」と言った意味で、必要に応じて治療の流れが枝分かれしながら試行錯誤を行い、ゴールを目指すといった、「寄り道テクニック」と言ったものと考えていただければ良いでしょう。

一般的には、患者さんの主訴が「ただよく咬めないだけ」と言った単純なもので、審美的な問題、発音障害、そして装着感などの患者さんの主観に左右される問題が多くない症例では、リニアー・テクニックを用いていけば良いと思います。

反対に、審美的な問題、発音障害そして装着感などの患者さんの主観によるところの多い問題点が複雑にからみあった症例では、ブランチング・テクニックを用いて、治療用義歯を介して、患者さんとのやりとりをもとに、最終総義歯を調製していくほうが確実と考えて良いでしょう。

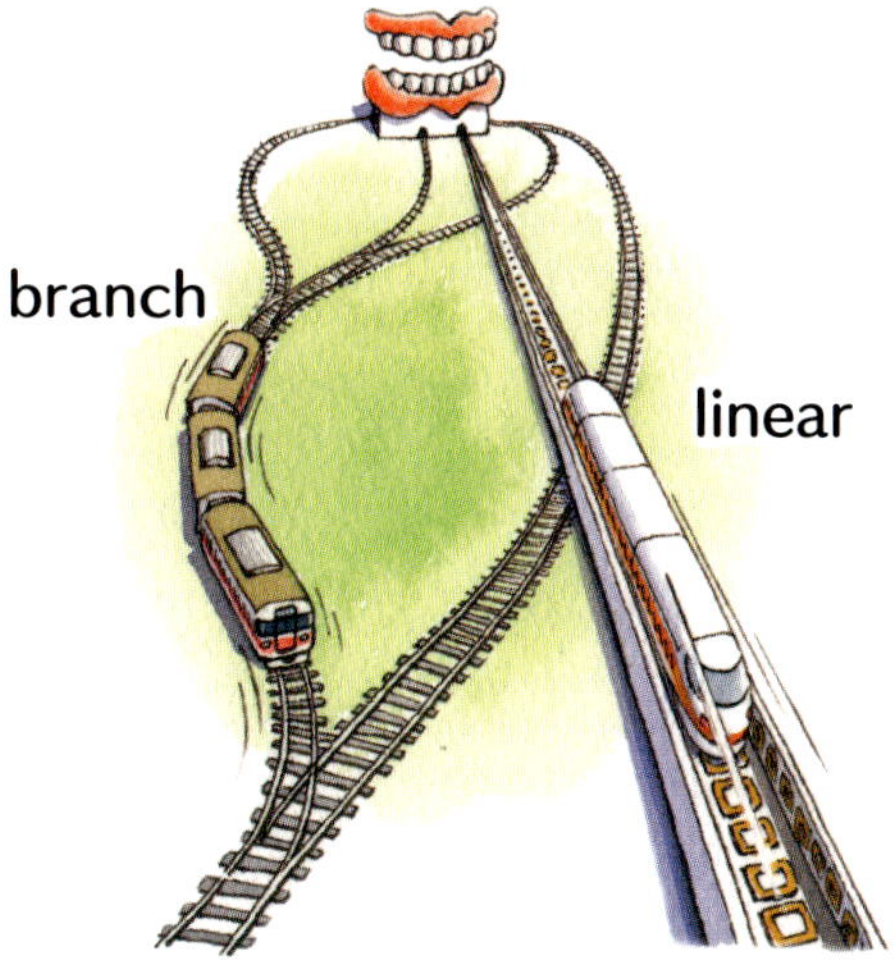

29 コンサルテーション成功の鍵
——患者さんに惚れられるために

診査、診断そして治療計画の立案が終わったならば、その結果を患者さんに説明しなければなりません、すなわちインフォームド・コンセント（説明と同意）としてのコンサルテーションを行っていくことになります。

コンサルテーションでは、患者さんの抱える問題点、改善項目、治療計画、治療期間、治療終了後に得られるであろうゴールについて、そして治療費などの説明を行い、同意があったならば治療を始めることになるわけですが、いずれの説明でもわかりやすく、実例を挙げながら行うことが重要です。

患者さんのなかには、今まで数多くの義歯調製経験を持っている方もいて、実際、ほとんどの患者さんは、3～4回の通院で義歯を作ってもらっている経験をお持ちなのですが、治療については意外と簡単にできてしまうと考えている方もおられるので、わかりやすく十分な説明を行う必要があるでしょう。

また患者さんの立場に立ってみれば、未だ治療を受けたことのない歯科医師にまかせて良いものかと思案している段階ですので、コンサルテーションの時間になって初めて説明するというよりも、今までの診査過程において、タイミングを捉えた部分的な説明を段階的に行っておき、最後にまとめの意味でのコンサルテーションを行うといった形が、良好な信頼関係を築けると思います。

つまり診査過程で、「今までの歯科医師とは違うぞ」と思われるように、そして

◆インフォームド・コンセント（説明と同意）

約10年前より、わが国においても「Informed Consent」すなわち、患者さんへの現状および治療方法の説明と同意といったものが叫ばれるようになってきたが、四半世紀前の開業当初より同様なことを行っていた筆者にとっては、現在の歯科界において行われているインフォームド・コンセントには多少なりとも不満がある。

よく行われている「Informed Consent」には、一般外科における手術承諾書のようなものが見受けられるが、どちらかというと、歯科医師から患者さんへの一方的な説明と、それにともなう承諾を要求するような感がある。

本来の「Informed Consent」とは適正な診査・診断結果の患者さんへのわかりやすい説明と、いくつかの治療法の提案および、それぞれのメリット、デメリットの説明がなされ、患者さんにそれらの選択権があるものと、解釈される。すなわち、歯科医師からの一方通行的なものではないのである。

患者さんに惚れさせた状態でコンサルテーションを迎えることが、成功への第一歩だと思います。ですが、いつも理想的な治療計画が同意されるとはかぎりません。たとえ、インプラント治療が理想であっても経済的な問題から受け入れられない場合も多々あるものです。

実際の治療は、①患者さんの価値観、②経済状態、③治療期間、④患者さんの理解、⑤患者さんの生活環境、⑥長期的展望、⑦術者の知識・技量によって変わってくるものです。

ただ、術者の知識・技量が不足しているため治療法が限定されてしまうのは患者さんにとって悲しい話です。ですから日々勉強して自分の知識・技量をブラッシュ・アップしていきましょう。

患者さんにわかりやすく、
実例を挙げて説明しよう!!

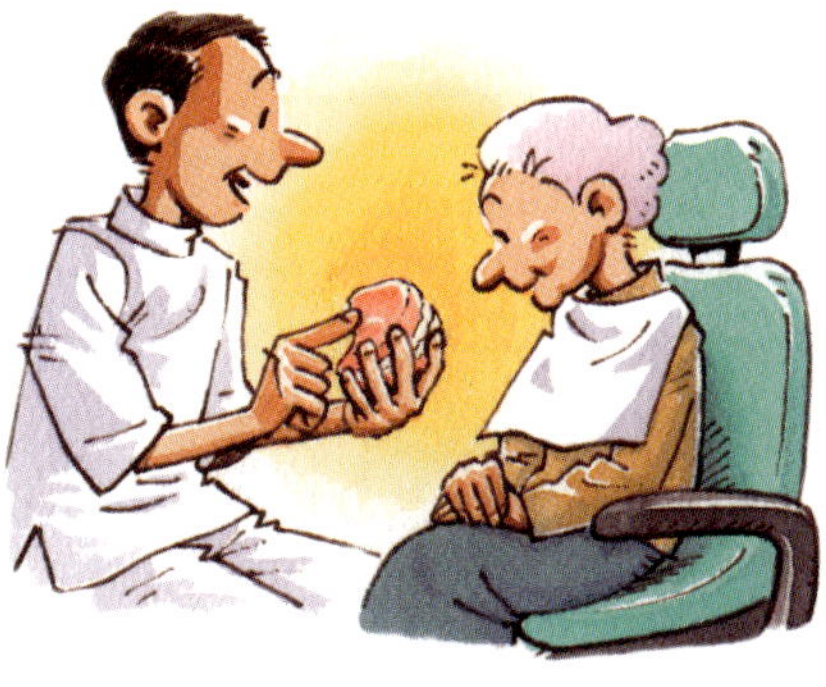

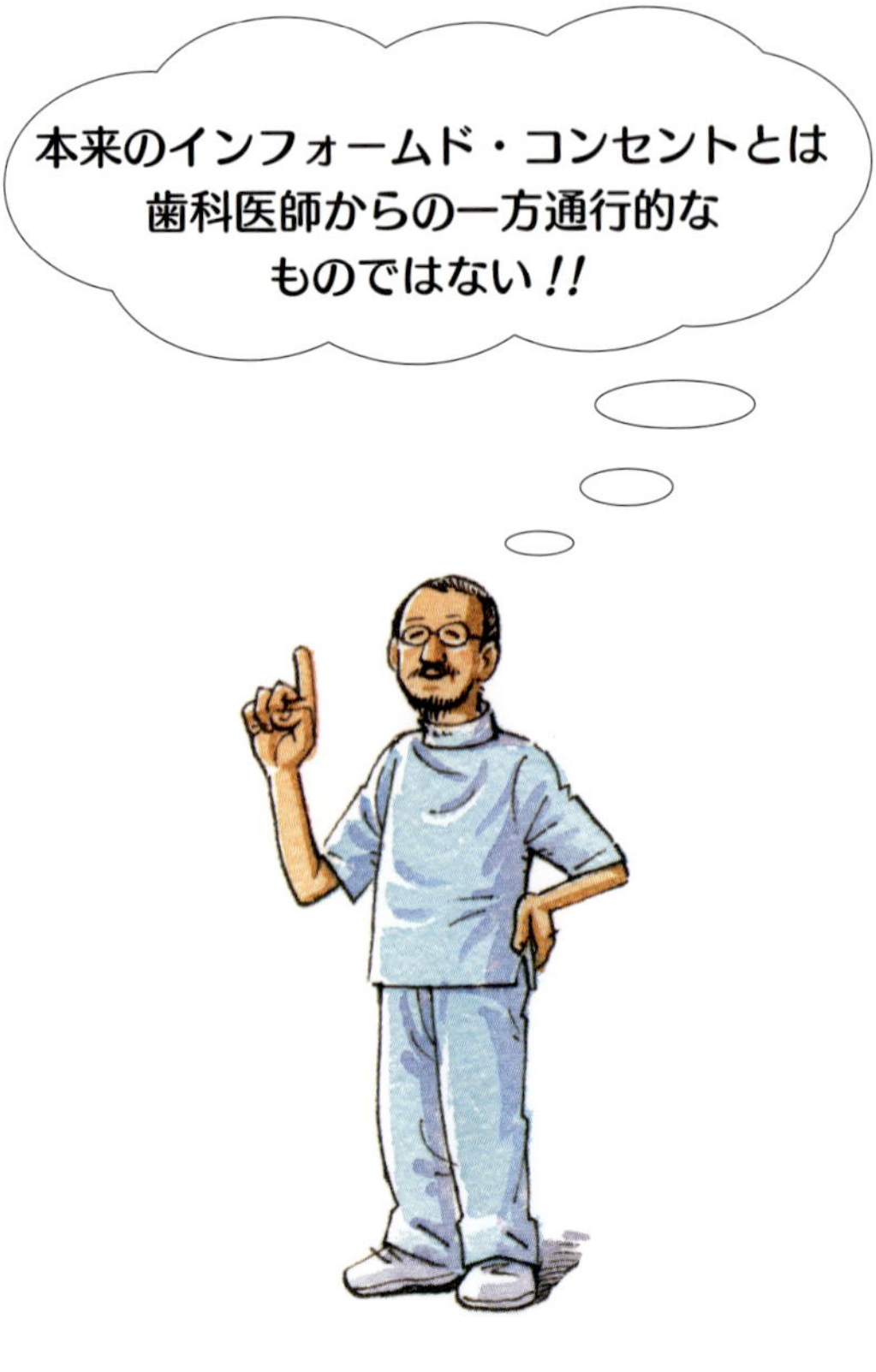
本来のインフォームド・コンセントとは
歯科医師からの一方通行的な
ものではない!!

第3部

リニアー・テクニックによる総義歯調製

1 リニアー・テクニック、その治療の流れ

30 先人たちから学ぼう！無歯顎補綴臨床の基礎

リニアー・テクニックは、前にお話ししたように、各個トレーを製作し、ボーダー・モールディング（辺縁形成・図30 - 1）を行い、最終印象を採得し、その後、通法に従い総義歯を調製していくといった先生方がよくご存じの術式ですが、この術式は多くの先人たちによって確立された総義歯臨床の基礎といえるものです。

確かに総義歯の調製術式であることに違いありませんが、このなかの理論、そして術式は総義歯臨床のみならず、無歯顎および無歯顎に準ずるような多数歯欠損症例におけるインプラント治療あるいはオーバー・デンチャー治療で活用できるものがたくさんあります。

ですから、ここでは、図30 - 2，3に示したリニアー・テクニックについて解説していきたいと思いますので、これらの知識、術式をおおいにインプラント治療やオーバー・デンチャー治療に生かしていきましょう。

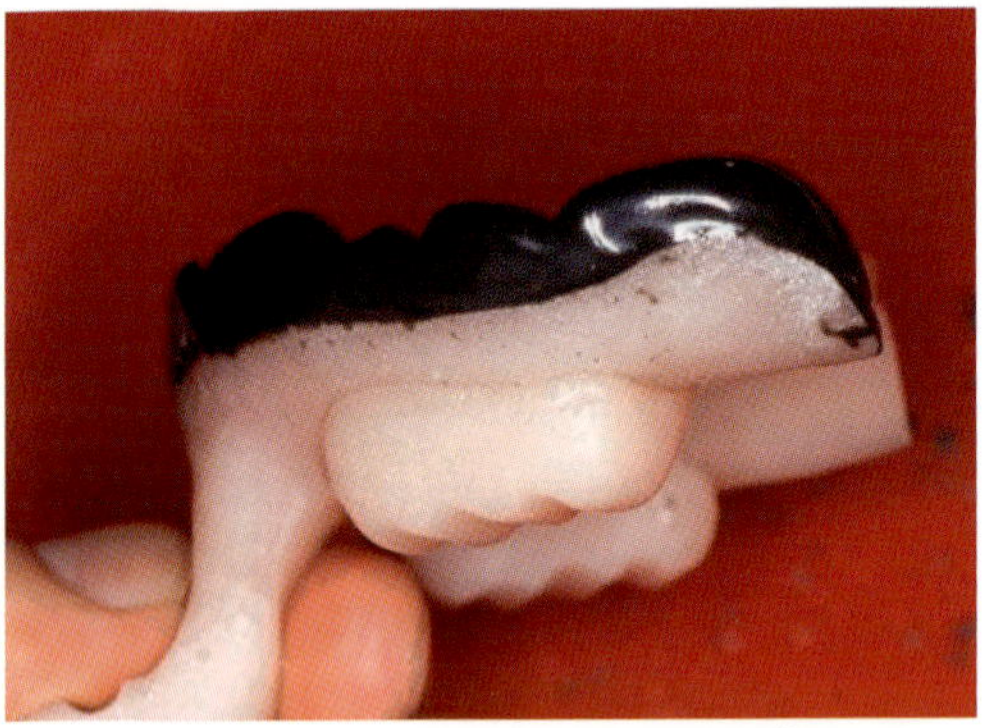

図30-1　リニアー・テクニックにおけるボーダー・モールディング。

◆無歯顎補綴の先人たち

古くは軸学説で有名なDR. Gysi、ハウス咬合器のDR. Houseそして総義歯の教科書で有名なDR. Boucherら多くの先人たちがいるわけだが、筆者が講義を受けたことのある先人たちと言えば、ブランチング・テクニックの提唱者であるDR. Earl Pound、またUSC留学当時お世話になったブレード・ティースの生みの親であるDR. Max B. Sosin、そしてフランジ・テクニックで有名なDR. Bernard Levinらの名が浮かぶ。

もちろんわが国においても多くのすぐれた先人たちがおられるが、とくに筆者の恩師である阿部晴彦先生は筆頭に挙げられるであろう。

図30-2　リニアー・テクニック（初診から最終印象まで）。

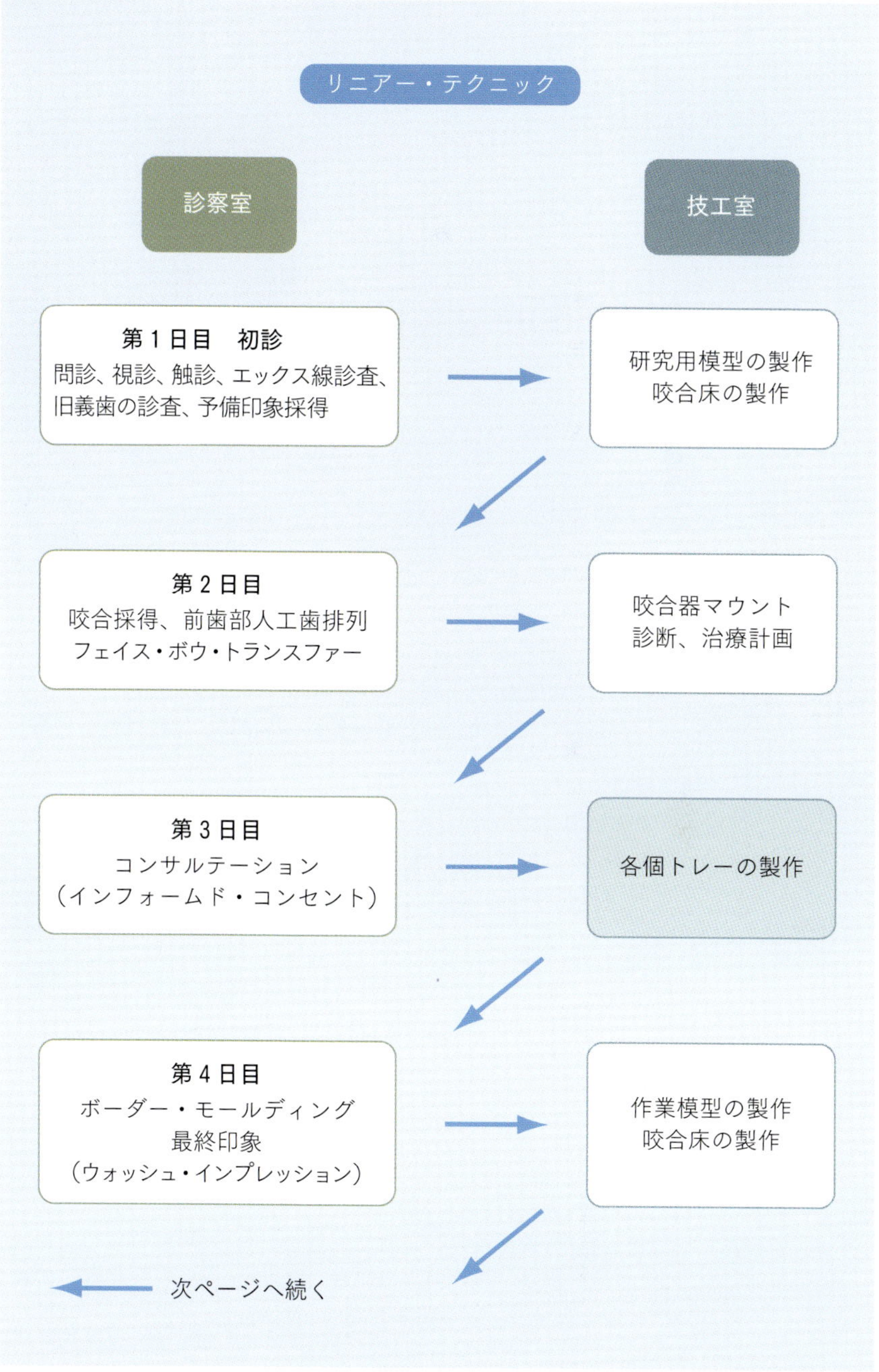

図30-3　リニアー・テクニック（咬合採得Ⅰから最終義歯の口腔内装着まで）。

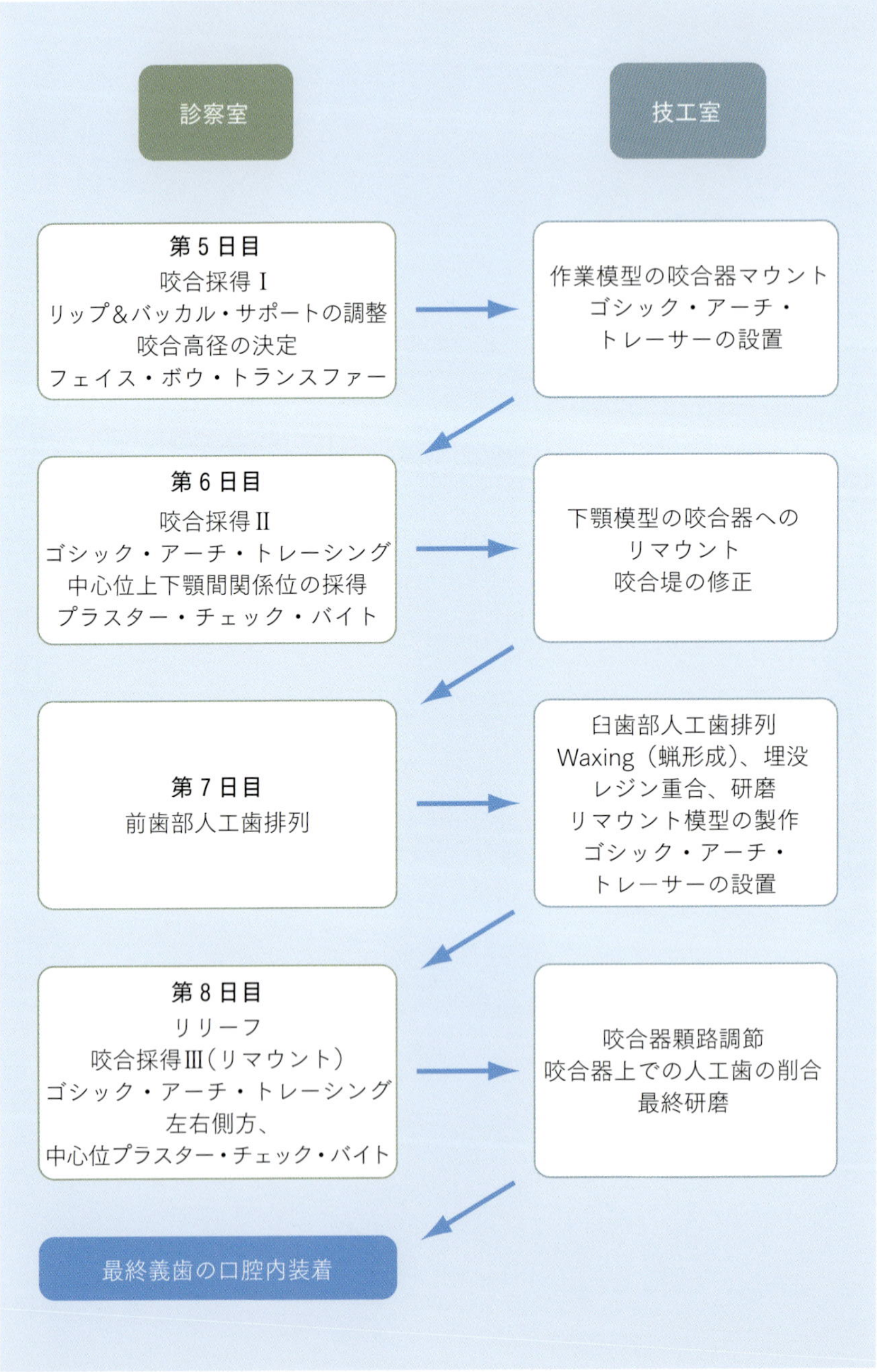
診察室
技工室
第5日目
咬合採得Ⅰ
リップ&バッカル・サポートの調整
咬合高径の決定
フェイス・ボウ・トランスファー
作業模型の咬合器マウント
ゴシック・アーチ・
トレーサーの設置
第6日目
咬合採得Ⅱ
ゴシック・アーチ・トレーシング
中心位上下顎間関係位の採得
プラスター・チェック・バイト
下顎模型の咬合器への
リマウント
咬合堤の修正
第7日目
前歯部人工歯排列
臼歯部人工歯排列
Waxing（蝋形成）、埋没
レジン重合、研磨
リマウント模型の製作
ゴシック・アーチ・
トレーサーの設置
第8日目
リリーフ
咬合採得Ⅲ（リマウント）
ゴシック・アーチ・トレーシング
左右側方、
中心位プラスター・チェック・バイト
咬合器顆路調節
咬合器上での人工歯の削合
最終研磨
最終義歯の口腔内装着

第3部

リニアー・テクニックによる総義歯調製

2 印象採得

31 総義歯は船だ！ その1（図31-1）

——快適な人生を過ごしてもらうために

「総義歯の決め手は印象だ」と言う声をよく耳にします。一方、「総義歯は咬合だ」と言う声もよく聞きます。はたしてどちらが鍵となるのでしょうか。

よく欠損補綴を語る際に、川をどうやって渡るか、といった例え話がされますが、橋を渡すのがブリッジ（図31-2）、浮き橋がパーシャル・デンチャー（図31-3）、そして船が総義歯などといわれます。とすると、インプラントは海底に支柱を立てた東京湾アクアラインとでも言えるでしょう（図31-4）。

総義歯が船にたとえられるのは、被圧縮性のある顎堤粘膜という海の上に浮かんでいる様子を船になぞらえたと考えられます。

さて、ここで、「船」という乗り物を考えてみましょう。船は多くの乗客や貨物を乗せ、より早く、転覆することなく安全に航行することが望まれます。そのためには、船体の設計が重要となってきます。たとえば船体の設計は、双胴船にするとか、水中翼船にするとか、より流線型にするなどといった、船体の形をどう造るかということです。一方、多くの乗客や貨物を乗せ、転覆せずに安全に航行するためには、バランスを考えた船内の構造が必要となります。

こういったことは総義歯にもあてはまることで、船体の形の決定にあたるのが、印象採得です。義歯の維持、安定、審美性の回復、そして良好な装着感を考えた義歯の形の決定を行うわけです。

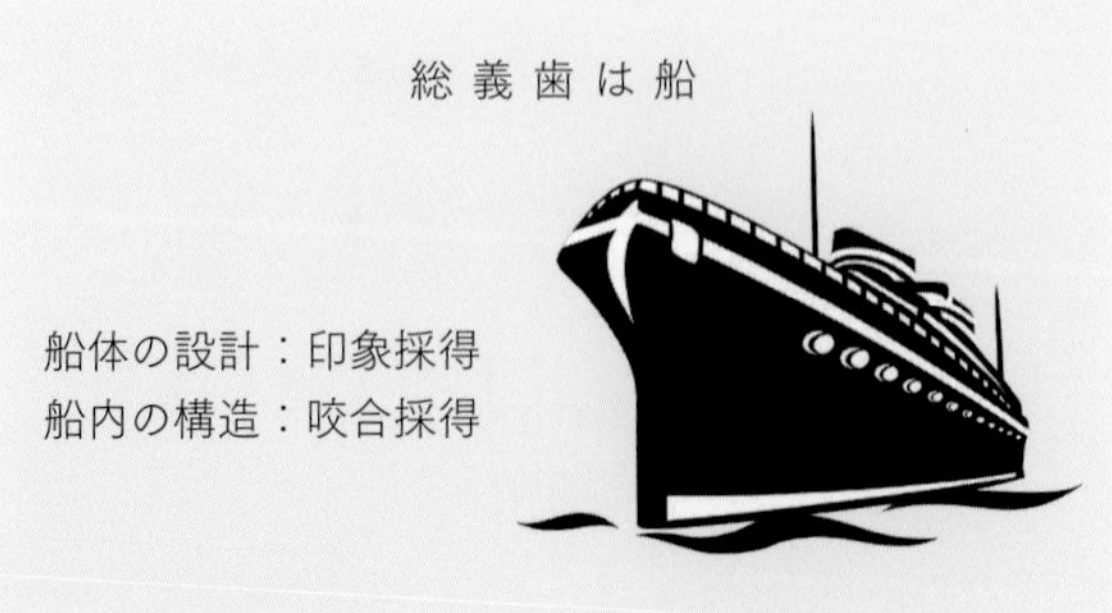
総義歯は船
船体の設計：印象採得
船内の構造：咬合採得

図31-1　総義歯は船だ。

となると、船内の構造に関することが総義歯の場合は、的確な咬合の付与、すなわち、咬合採得になるわけです。

つまり、この例え話から言えることは、総義歯臨床の決め手の正解は印象採得、そして咬合採得の双方ということになります。ここからは、総義歯に正しい形態そして咬合を付与して、患者さんに快適な航海、いや総義歯人生を過ごしてもらうテクニックを伝授していきます。

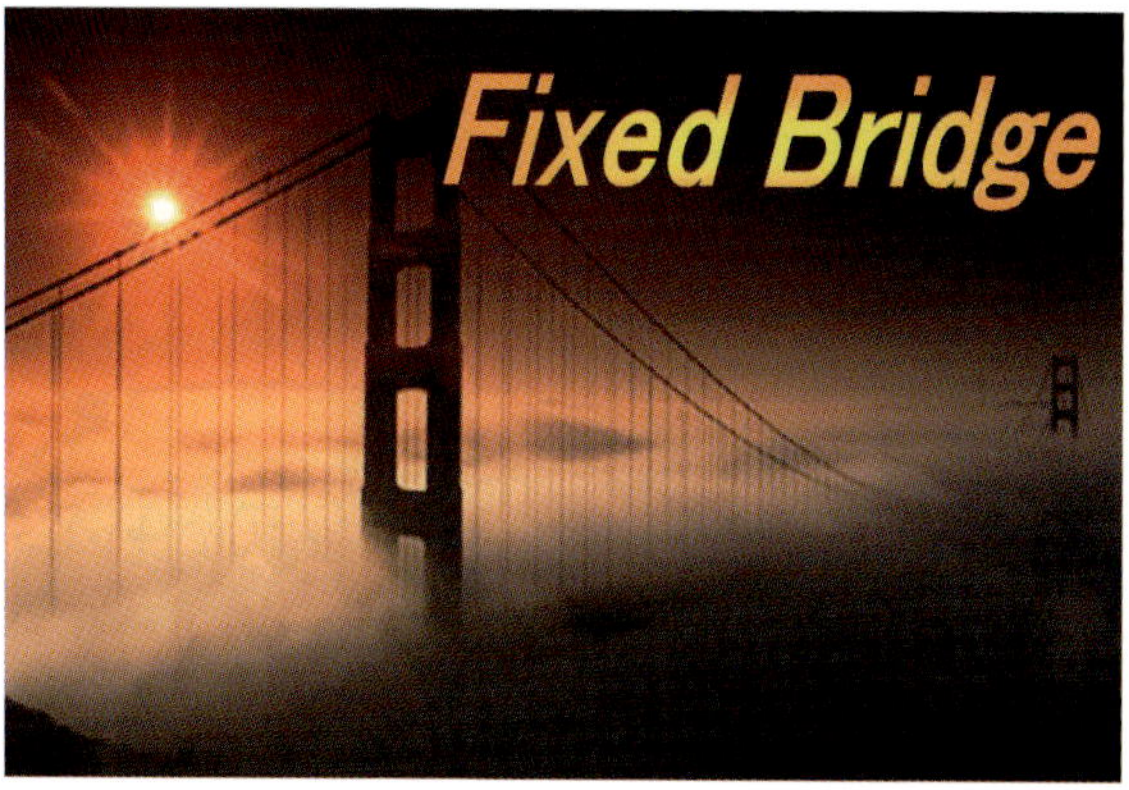

図31-2　橋を渡すのがブリッジ。

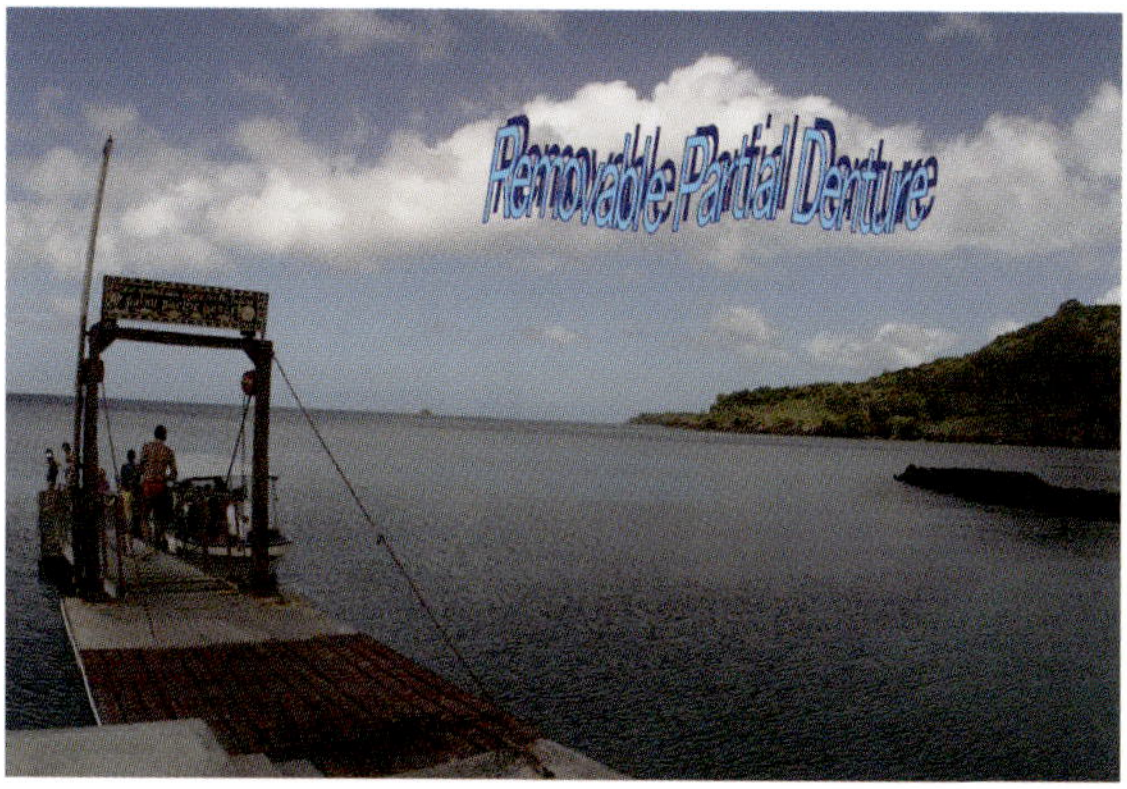

図31-3　浮き桟橋がパーシャル・デンチャー。

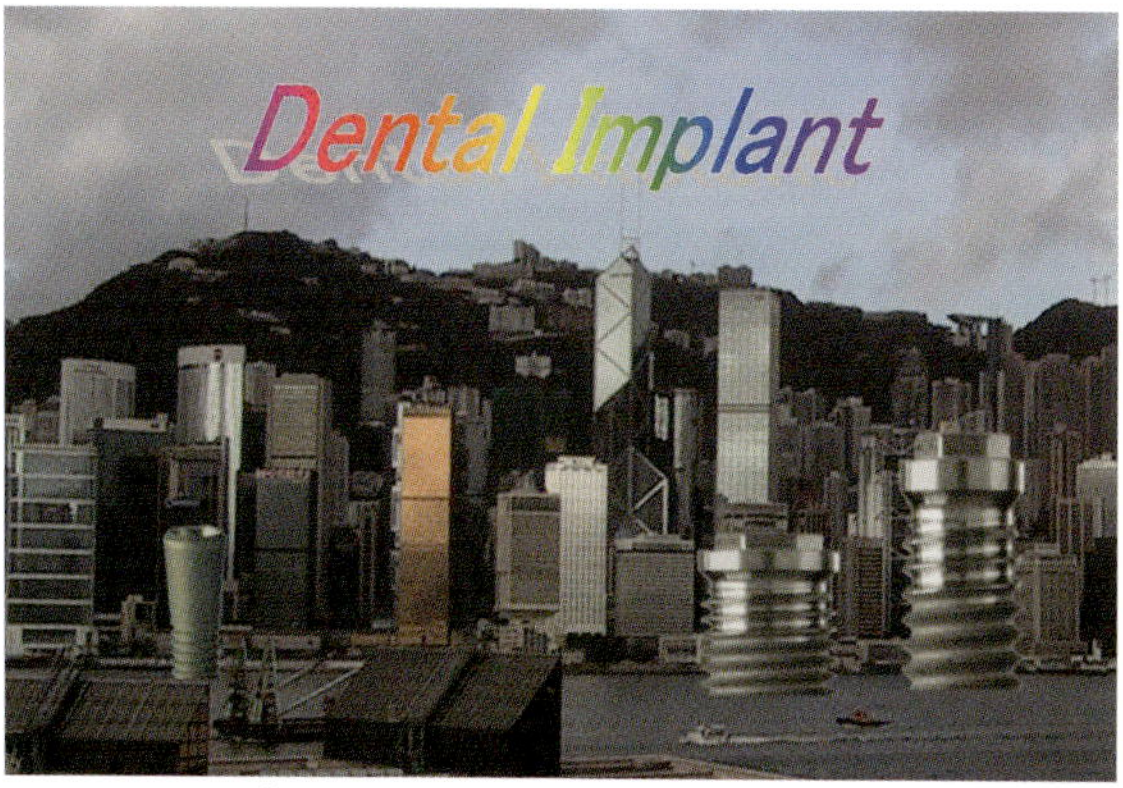

図31-4　インプラントは海底に支柱を立てたもの。

32 総義歯の印象は透視術で！支持域とはどこだろうか？

よく総義歯の話になると、上下顎総義歯の吸着が得られるかどうかといったことが、話題になってくるようです。確かに、「落ちない」「動かない」と言った総義歯の維持そして安定は重要な要素であることは事実です。でも優先順位から考えた場合、やはり第一の解決すべき問題は支持でしょう。

第5項でお話ししたように、咬合圧を歯根膜で負担できる有歯顎者と比べた場合、粘膜負担である総義歯にとって、咬合支持機構は大きな問題であるわけです。ですから総義歯の難症例においても、著しく支持性の悪い症例が挙げられるわけなのです。そこで、印象採得の前に、どういった部分が支持域となるかをよく理解しておく必要があります。

上顎の主たる支持域と考えられる部分は、①硬口蓋部、②臼歯部頬側の頬骨下稜の部分、そして③ハムラー・ノッチといった緻密骨（コーティカル・ボーン）の部分が挙げられます（図32 - 1）。

下顎の主たる支持域は、何と言ってもバッカル・シェルフ（頬棚）でしょう（図32 - 2）。ここはコーティカル・ボーンによって構成されており、この部をうまく義歯に取り入れられるかが下顎総義歯のキーポイントと言っても良いでしょう。

総義歯の印象採得には、無圧印象、加圧印象、選択圧印象、そして咬座印象などさまざまな術式があります。いずれの場合であっても、総義歯の印象においては、

◆**支持域の特性**

上顎における主たる支持域である硬口蓋部、臼歯部頬側の頬骨下稜の部分、そしてハムラー・ノッチならびに、下顎における主たる支持域であるバッカル・シェルフ（頬棚）は主に緻密骨（コーティカル・ボーン）からなっており、経年的な骨吸収の少ない部分である。

またこれらの部分は一般的にトポグラフィーが良好で（骨の鋭縁部が少ない）あるため積極的に咬合圧を加えることが可能な場合が多い。

支持性のある領域を十分に包含し、機能的、生理的にできるだけ広い義歯床を得るための印象がなされることが必要になってくるわけです。

　ですから、顎骨の構造を熟知したうえで、顎堤というよりも骨体の印象を採るつもりで印象することが重要でしょう。口腔内では顎骨は顎堤粘膜によっておおわれていますが、粘膜を透かし、骨体を見抜いて印象する感覚でいくと良いと思います。

総義歯の印象採得は透視術感覚でいきましょう。

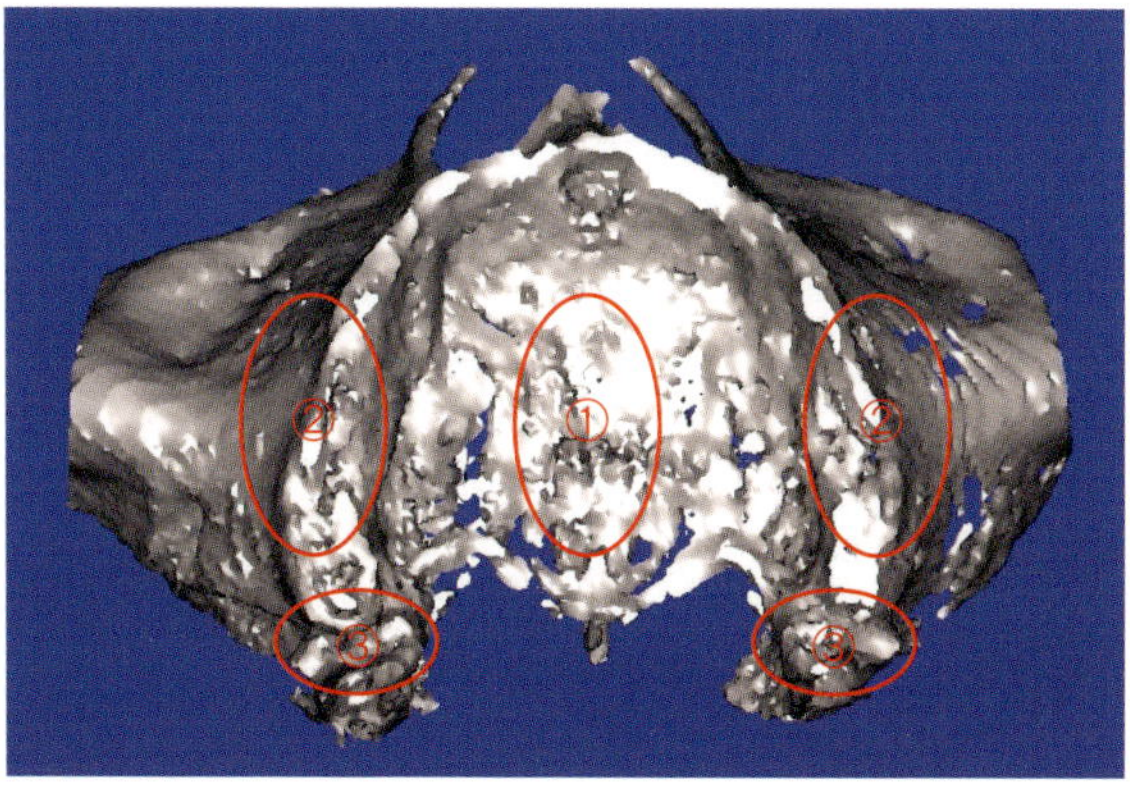

図32-1　上顎における主たる支持域。①硬口蓋部、②臼歯部頬側の頬骨下稜の部分、そして③ハムラー・ノッチといった緻密骨（コーティカル・ボーン）の部分が挙げられる。

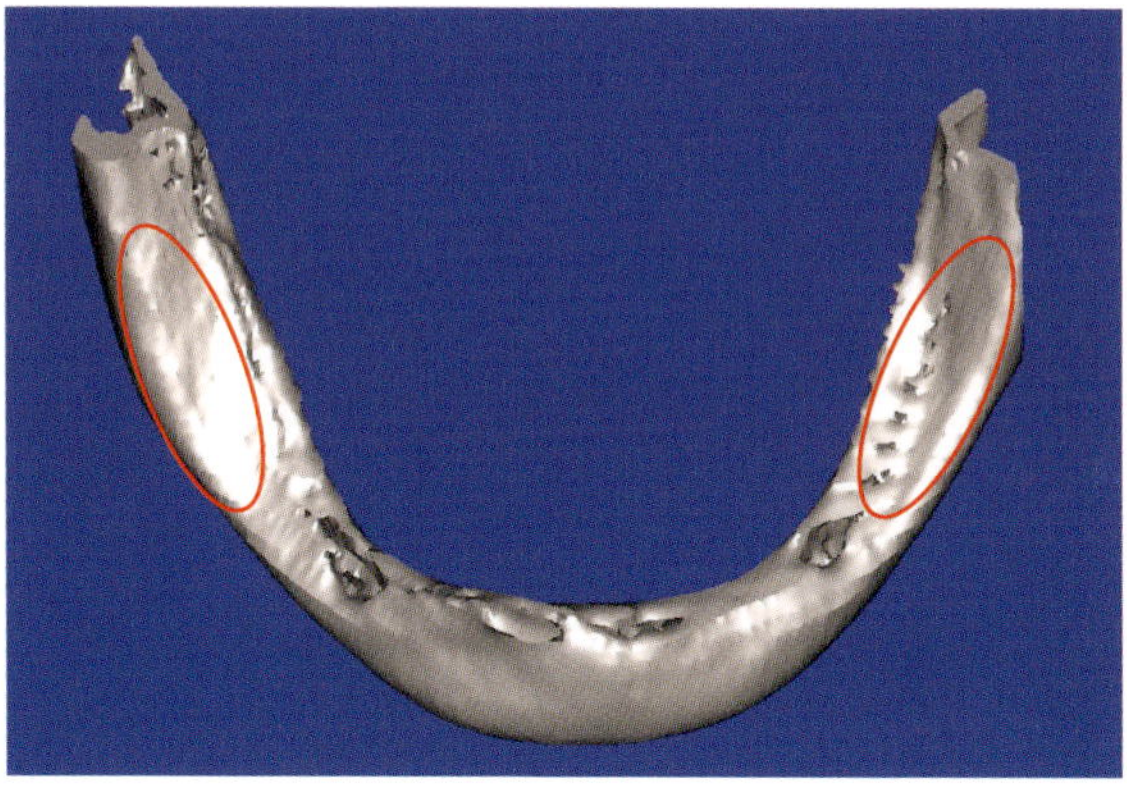

図32-2　下顎における主たる支持域。バッカル・シェルフ（頬棚）。

◆**患者説明時の三次元画像の優位性**

　従来、歯科医療においては患者の情報を収集し、また患者説明に用いるものはレントゲン写真をはじめとした二次元画像であった。しかし、最近では情報量が多く、コンパクトな歯科用CTが登場しインプラント、歯周治療、歯内療法、T.M.J.などの診査、診断、治療に活用されている。

　これに加えて、筆者の経験によれば、CT画像は患者説明にも有効なツールであると考えている。つまり患者はレントゲンなどの二次元情報よりも、CTにより得られる三次元画像を提示されたほうが病態を理解するのである。

　本項の写真で示したようにCT画像から顎骨のみの情報を抽出することで、患者は自分の骨量を視覚的に理解しやすくなるのである。

33 総義歯の印象はインプレッション・メーキング

有歯顎でのクラウン・ブリッジの印象採得は、対象となるものがプレパレーションなどをされた歯牙、すなわち硬組織であり、印象に際してはその対象物の形態をいかに正確に採得するかが重要となるため「Impression Taking」と英訳されます。

一方、総義歯の印象は対象が義歯床下粘膜、義歯床辺縁周囲組織などの軟組織であるため、硬組織の印象採得と異なり、採り方によっては容易にその形態を変えてしまいます（図33-1，2）。

そのため、総義歯の印象採得にあたっては術者がその印象採得の目的を考慮して、その目的にかなった口腔内の状態を再現する必要があります。こういったことから総義歯の印象採得は「Impression Making」と英訳されています。

このようにお話しすると、「ティッシュ・コンディショナーを用いたダイナミック・インプレッションすなわち動的印象採得法だったら自然と印象が採れるじゃないか」と言う先生方もいると思いますが、実際にはオートマチックに印象が採れるわけではありません。詳しくは後ほどブランチング・テクニックの項目でお話ししますが、目的意識を持って、誘導していかないと、ただティッシュ・コンディショナーに遊ばれる結果となってしまいます。

要するに総義歯の印象採得においては、その目的の優先順位が、支持、維持、安定、そして装着感などのどこにあるのかを意識して、その目的に沿った形で、印象

◆ダイナミック・インプレッション

わが国に初めてブランチング・テクニックが紹介された当時、ティッシュ・コンディショナーを用いたダイナミック・インプレッション（動的印象採得法）は、かなり話題となり、夢のテクニックのようにいわれた時代がある。

ダイナミック・インプレッション（動的印象採得法）とは、治療義歯内面にティッシュ・コンディショナーを填入し、患者さんに使わせておけば、知らず知らずのうちに、義歯床外形が決定されるといった具合に理解されたわけである。

こういった話だけ聞くと、確かに夢のテクニックのように思われるが、現実はそう甘くはなく、なすがままに放置すれば、雪だるま状態になったりして、収拾がつかなくなってしまう。

採得を行っていく必要があるわけです。

総義歯の印象採得はつぎに挙げる2つのパートに大きく分けられます。①義歯床外形および大きさの決定を行う。②義歯床内面形態の決定を行う床下粘膜の印象（ウオッシュ・インプレッション）の2つです（図33-3）。そして通常リニアー・テクニックにおいて、これらは予備印象採得によって得られたスタディー・キャスト上で製作される各個トレーを用いて印象採得を行っていきます。

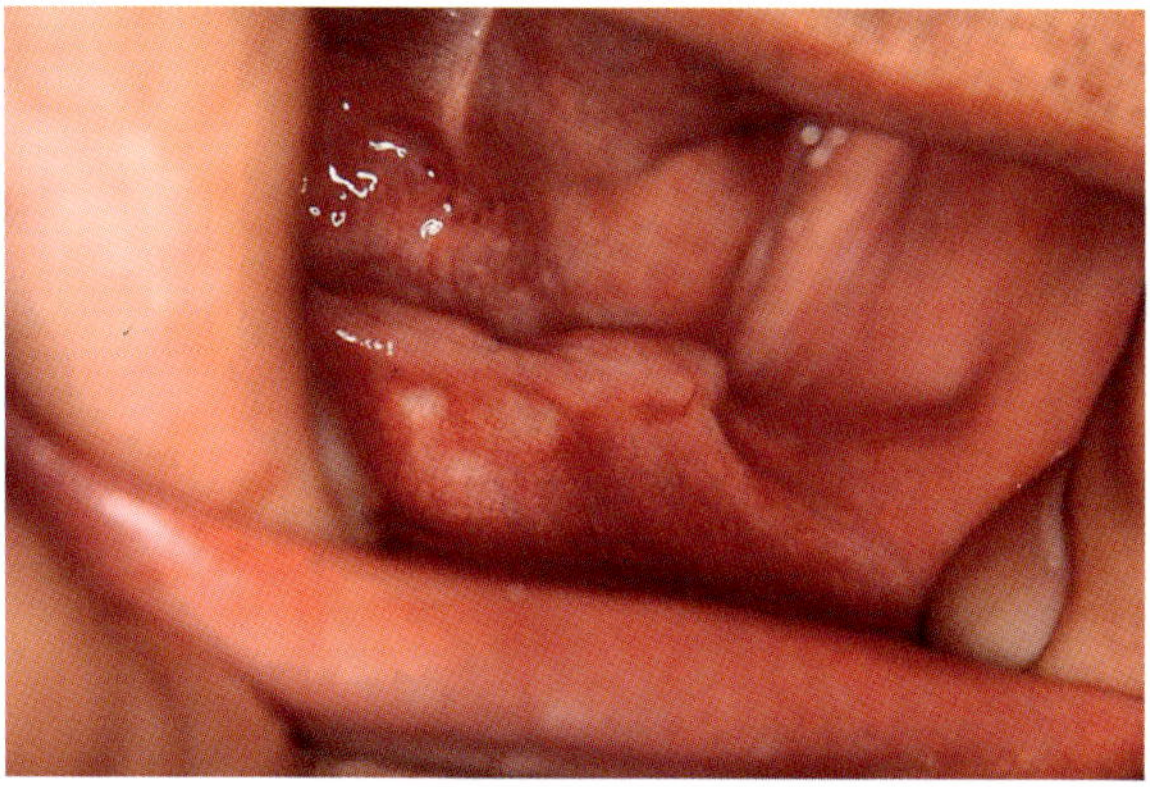

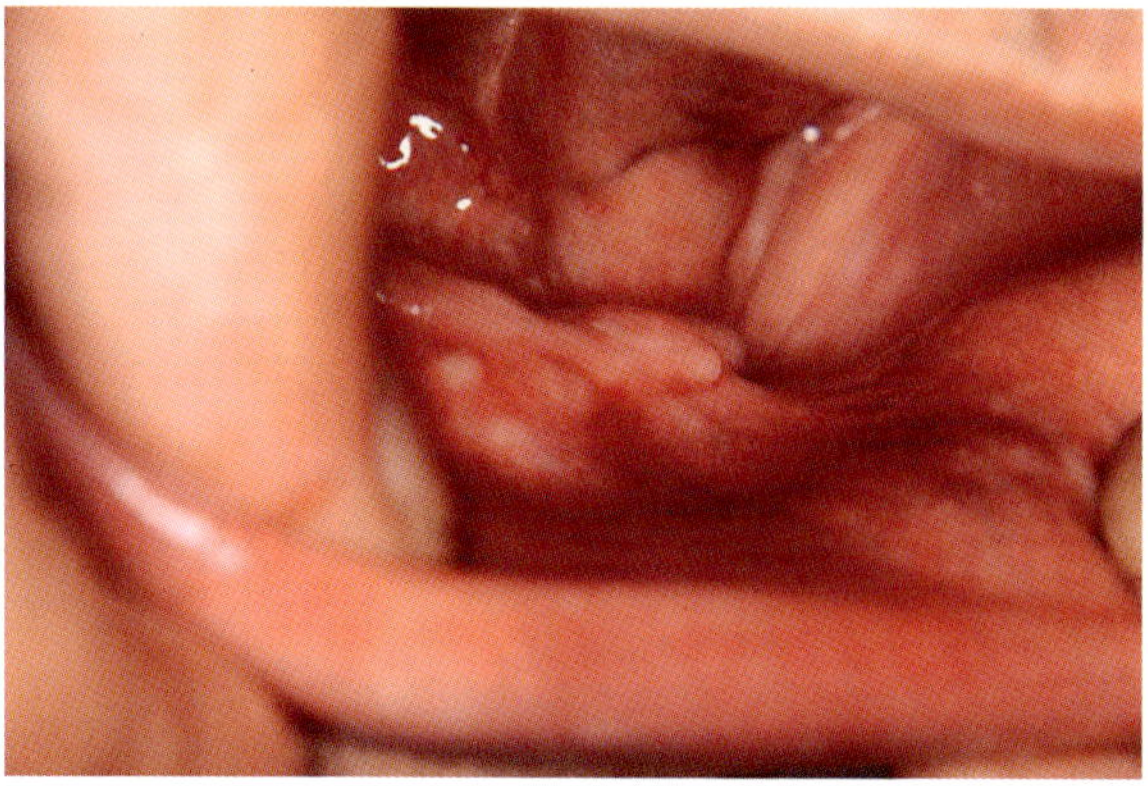

図33-1, 2　同じ歯槽堤でも、頬粘膜の引っ張り方によって大きく形態は変わってくる。

義歯の印象採得

①義歯床外形および大きさの決定を行う（ボーダー・モールディング）。

②義歯床内面形態の決定を行う床下粘膜の印象（ウォッシュ・インプレッション）。

図33-3　総義歯の印象採得。

34 カンでなく、理屈で作る上顎各個トレーの製作法

各個トレーの製作にあたって、まず口腔内の印象域には2種類の部分があることを理解していなければなりません。では2種類とはどこでしょうか。それは、①義歯周囲筋の活動によっても影響を受けない「不動域」、そして②義歯周囲筋の活動によって影響を受け、形態が変化する部分である「可動域」です。

すなわち、①の不動域は筋活動によって形態が変化しませんから、各個トレーの骨格となる材質であるトレー・マテリアル（オストロンなど）にて製作していきます。

一方、②の可動域は筋活動によって形態が変化しますから、辺縁形成（ボーダー・モールディング）が行える材質である可塑性材料（スティック・コンパウンドなど）によって製作していかなければなりません。

この項と次項では、筆者が行っている上下顎それぞれの各個トレーの製作法を紹介していくことにします。

表34-1　B.L.B.の平均値（WattとMacGregorによる）。この値のもとに臨床では切歯部6.5㎜、犬歯部8.5㎜、小臼歯部10.5㎜、大臼歯部12.5㎜とする[2]。

Analysis of Measurements of Horizontal Breadths of Alveolar Processes from Lingual Gingival Margins to Mid-buccal Points in 100 Dentulous Patients		
POISON AND PLANE OF MEASUREMENT	AVERAGE CHANGE mm	STANDARD DEVIATION mm
Central incisor sagittal	6.3	0.91
Canine coronal	8.5	1.06
First premolar coronal	10.0	1.03
Second premolar coronal	10.6	1.40
First molar coronal	12.8	0.98
Second molar coronal	11.6	1.14
Third molar coronal	10.1	1.33

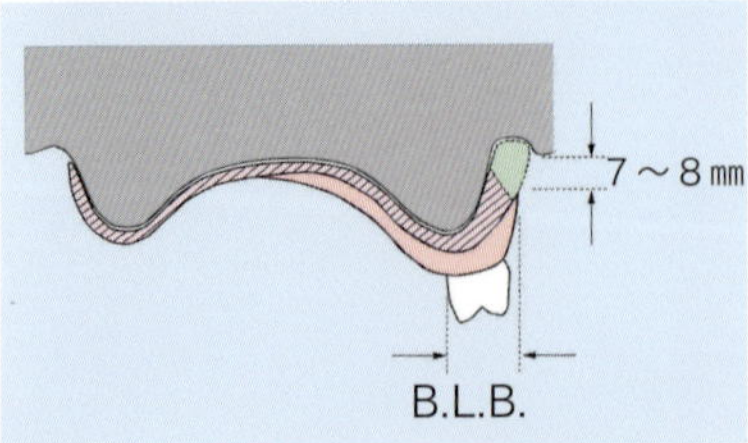

図34-2　トレー外形部から垂直的に約7～8㎜離れたところと、B.L.B.の数値から得た頬側の位置が合うところを基準にして、トレーに厚みを付与する。図の点線部分がスティック・コンパウンドによって辺縁形成される。

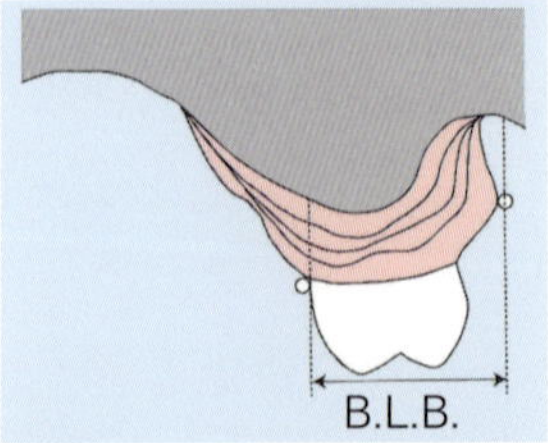

図34-1　B.L.B.は、有歯顎時の上顎各歯における舌側歯肉縁と頬側歯肉の最大膨隆部との距離（冠状断面）を示すものである。

上顎各個トレーの製作法

上顎の辺縁形成時によく起る問題にスティック・コンパウンドにより形成されたボーダー（辺縁）の評価が挙げられます。この判断は意外に難しく術者ごとによって異なった結果を生むことが多いものです。そこで筆者は、有歯顎時に持っていた頬側の歯肉膨隆を義歯にも十分付与できるようにボーダー・モールディング（辺縁形成）を考慮した形態を各個トレーに与えるようにしています。この上顎各個トレーの形態的な特徴は、トレー頬側辺縁の少し下方に設けられた膨隆部にあり、これは、Dr.WattとDr.MacGregorの研究によって生まれたB.L.B.をもとに考え出されたもので、この膨隆部とは患者さんの有歯顎における頬側歯肉最大豊隆部にあたるものです（表34-1、図34-1，2）。

この形態をトレーに与えてボーダー・モールディングを行えば、かなり容易に、しかも優れた予後の期待ができる辺縁封鎖性を得ることができます。図34-3〜13にその製作法を示しましたのでチャレンジしてみてください。

上顎各個トレーの製作法

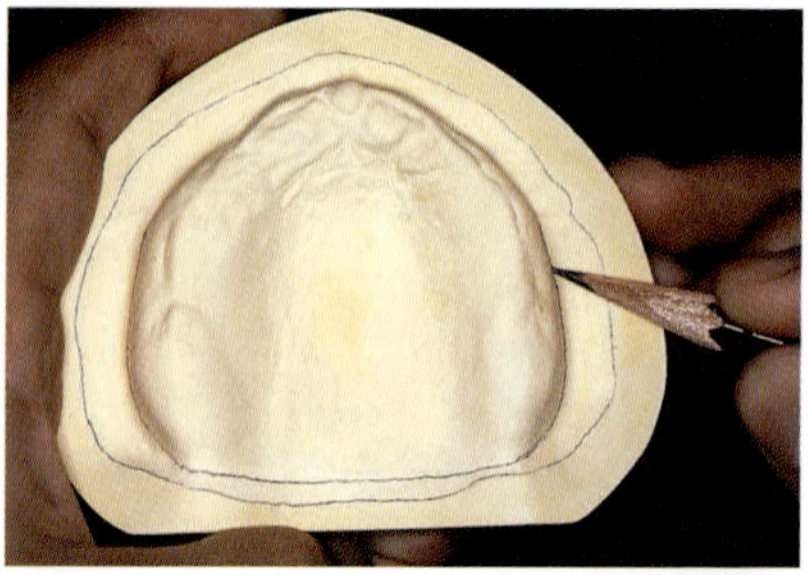

図34-3　模型へのトレー外形線の描記。模型への外形線の描記は、唇側、頬側において上唇小帯、頬小帯を避け、齦頬移行部より2㎜歯槽堤寄りに設ける。後縁はハムラー・ノッチおよび口蓋小窩を含み、口蓋小窩より約5㎜後方に設ける。

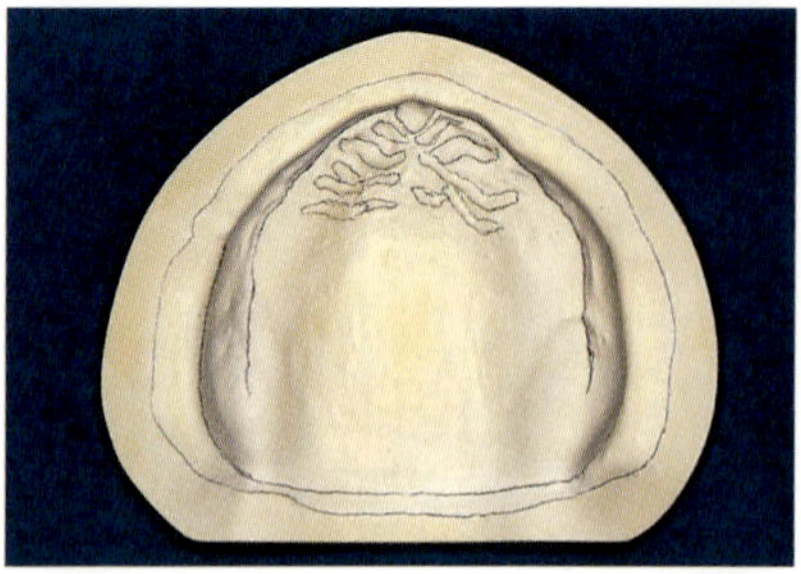

図34-4　舌側歯肉縁を記入。残遺した舌側歯肉縁を模型上でよく観察し記入する。

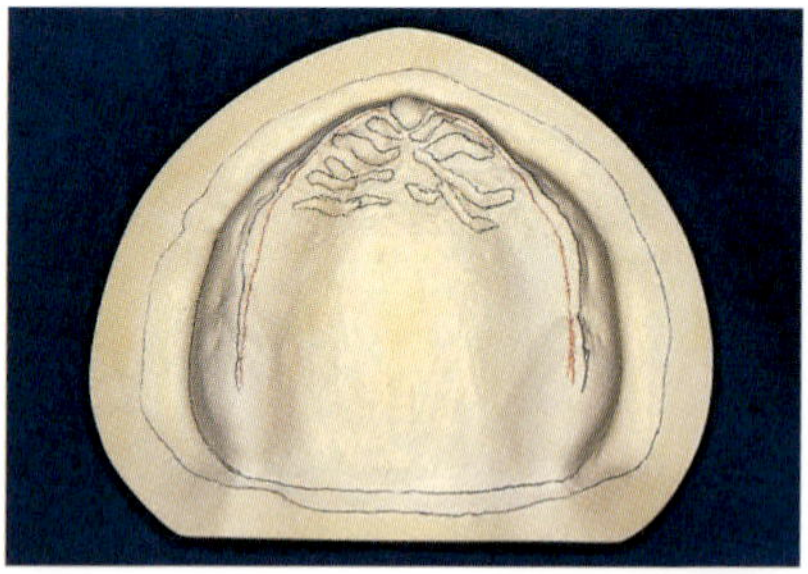

図34-5　修正曲線の記入。歯槽堤の吸収度合を考察し、有歯顎時における位置に修正曲線を記入する。一般的に中等度の吸収においては約3㎜程度内側に修正曲線を設ける。このとき修正曲線はおおよそ左右対称を示してくる。

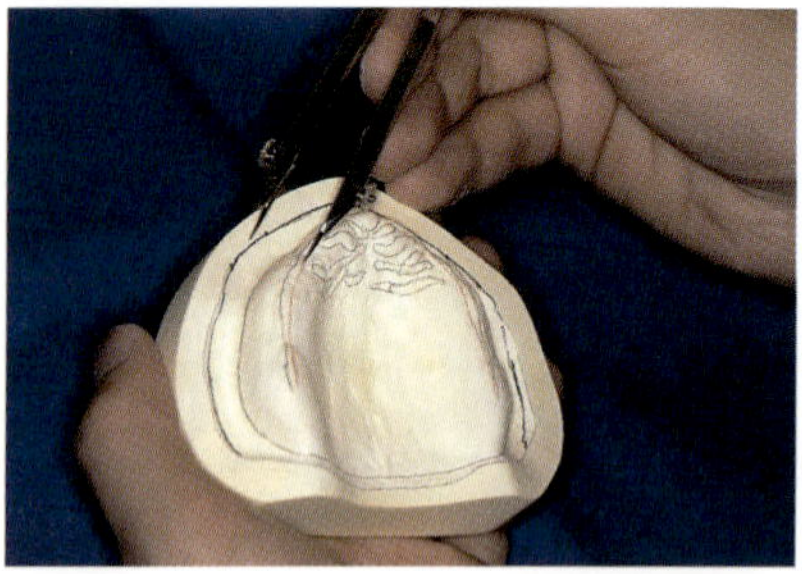

図34-6　B.L.B.の記入。記入した修正曲線を基準にして歯牙各部位におけるB.L.B.をそれぞれ模型上にマークし、それらを結び曲線にする。

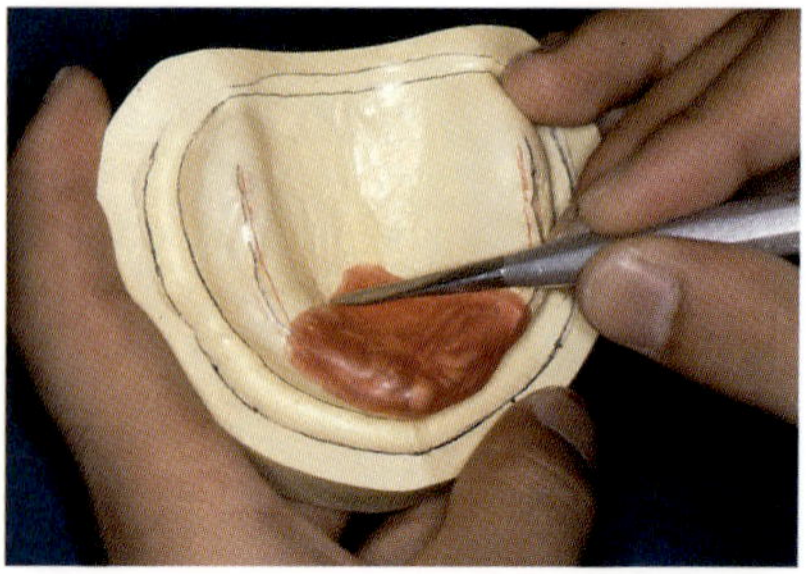

図34-7　ワックス・スペーサーの設置。口腔内の状態によってワックス・スペーサーの設置を行う。このワックス・スペーサーは、移行形に仕上げておく。

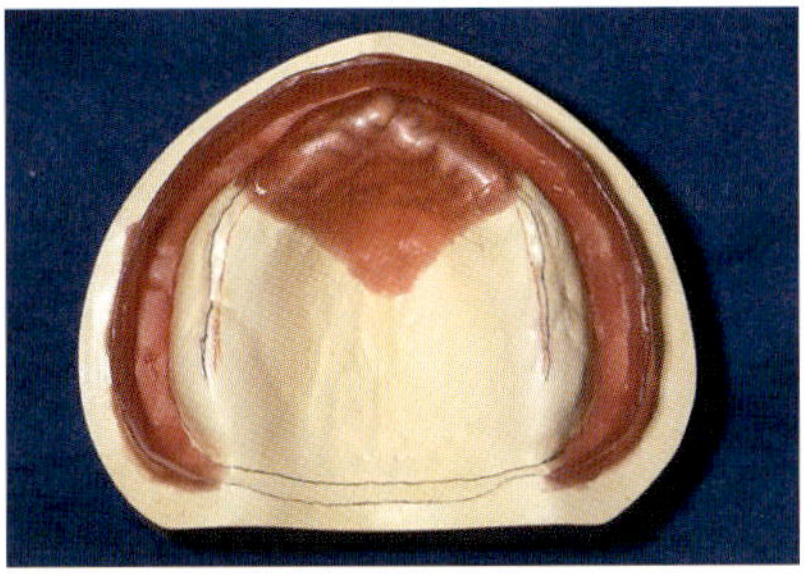

図34-8　ワックス・ダムの設置。トレー外形線の高さに従い、それに一致したところをワックスでブロックアウトし、さらに描記したB.L.B.の曲線に沿ってワックスの壁を作る。

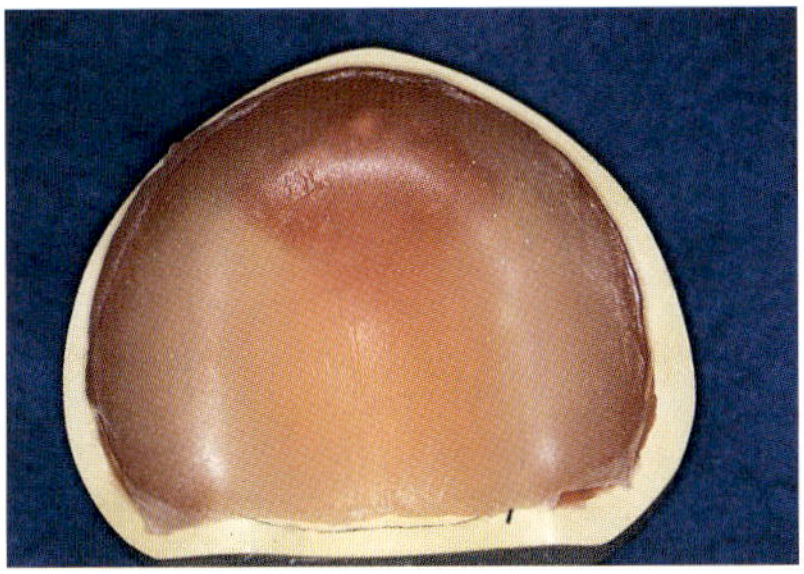

図34-9　トレー用レジンの圧接。トレー用レジンを混和し、餅状にした後に圧接し硬化させるが、このときレジンが完全硬化するまで水に漬けておくと変形が抑えられる。

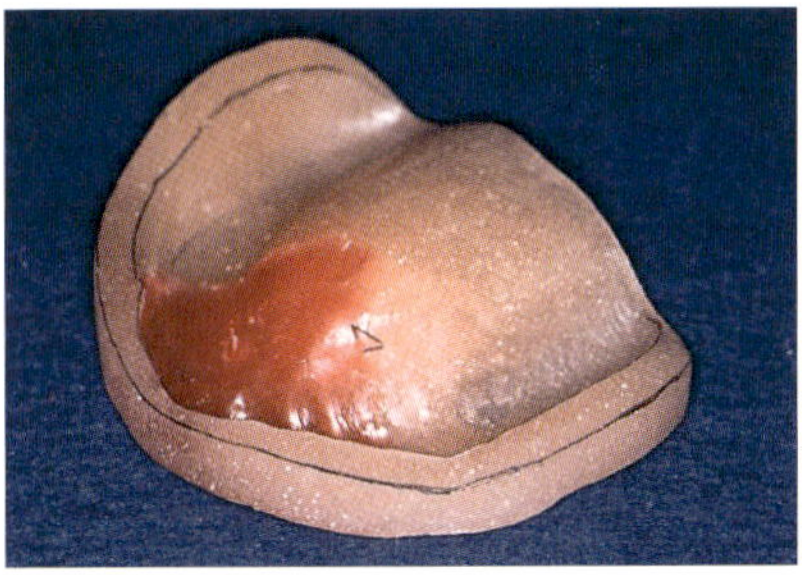

図34-10　レジン硬化後、バリを除去すると辺縁部に一定の厚みを備えたトレーが得られる。

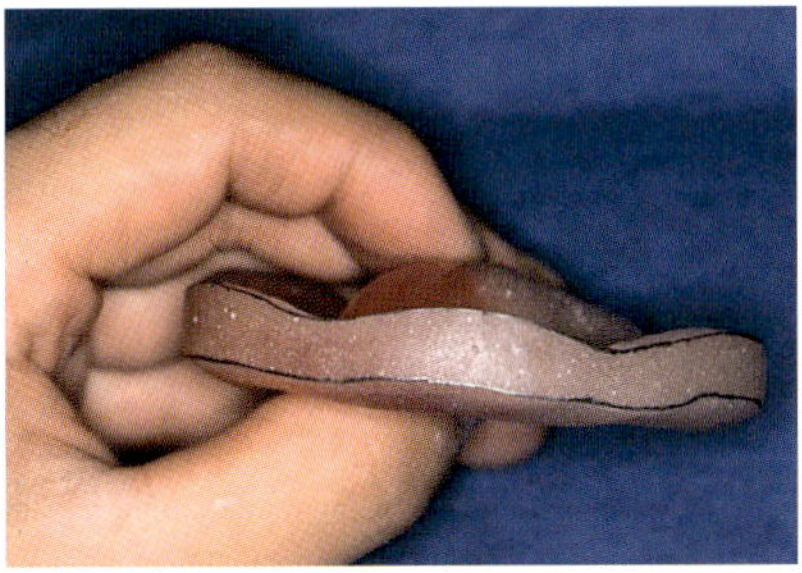

図34-11　B.L.B.設置部の印記。トレー辺縁部の厚みはトレー外形線より7～8㎜の下部に与えたいため、辺縁より約7～8㎜のところに線状のマークを付ける。

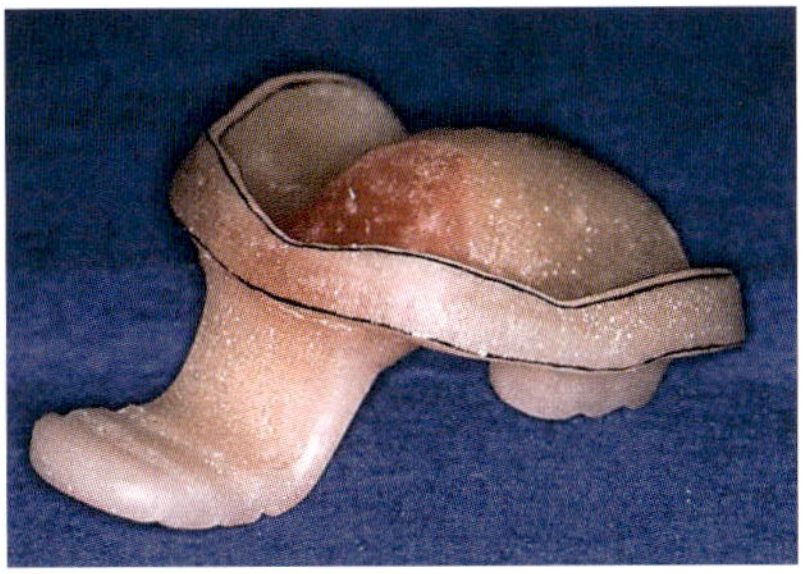

図34-12　トレー辺縁部のトリミング。トレー辺縁より約7～8㎜の下部が最大膨隆部となるよう、トレー外形線まで斜めにトリミングをする、トリミングを完了した上顎各個トレー。トレー・ハンドルは辺縁形成時に口唇の運動を阻害しない高さ、方向に設置しなければならない。トレーの膨隆部からトレー辺縁部までの領域にスティック・コンパウンドを添加する。

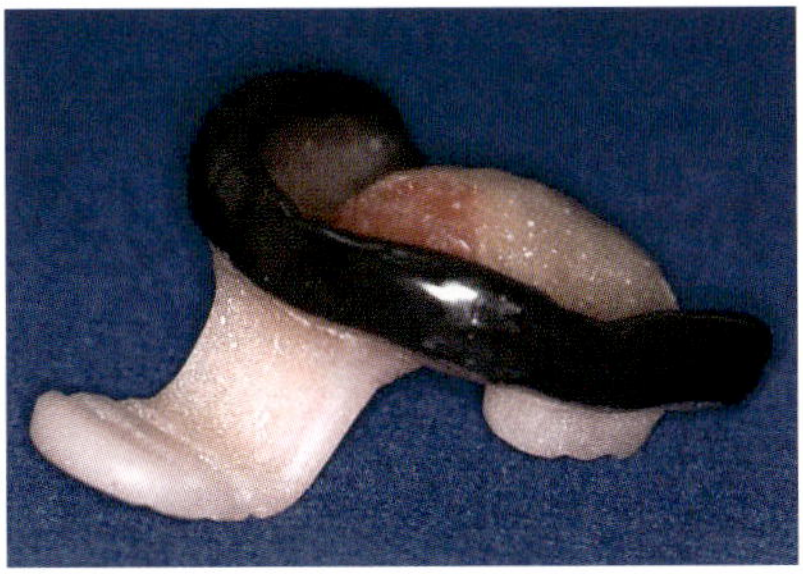

図34-13　スティック・コンパウンドの設置。この各個トレーを用いた印象に際しては、チェアー・タイムの短縮を図るために、あらかじめ技工室でトレー辺縁部にスティック・コンパウンドを付与しておくと便利である。

35 カンでなく、理屈で作る下顎各個トレーの製作法

下顎各個トレーの製作法

　下顎における辺縁拡大は、上顎ほど融通性がなく有利とは言えません。これは下顎辺縁形成に関与する筋の、①「筋線維の長さが短いため、緊張したときに張りが強い」、②「筋付着位と義歯辺縁部との間隔が非常に狭い」と言った解剖学的理由によるものです。

　このようなことから下顎各個トレーには、支持、維持、安定性、審美性といった事項を満足させるような辺縁拡大が可能になる構造が臨床的に要求されます。

　下顎各個トレーの製作でもっとも重要なのは、前に解説した、印象域における可動部と不動部をよく認識することです。

　つまり、まず筋活動などによって変化する部と、一切変化しない部をよく認識する必要があります。そしてトレー・マテリアルは変形防止のための骨組みという役割から不動部にのみ設置し、可動部にははじめからスティック・コンパウンドを用いなければなりません。

　図35－1～8にその製作法を示しましたので、これをマスターすれば、上下顎各個トレーの製作法は万全です。

下顎各個トレーの製作法

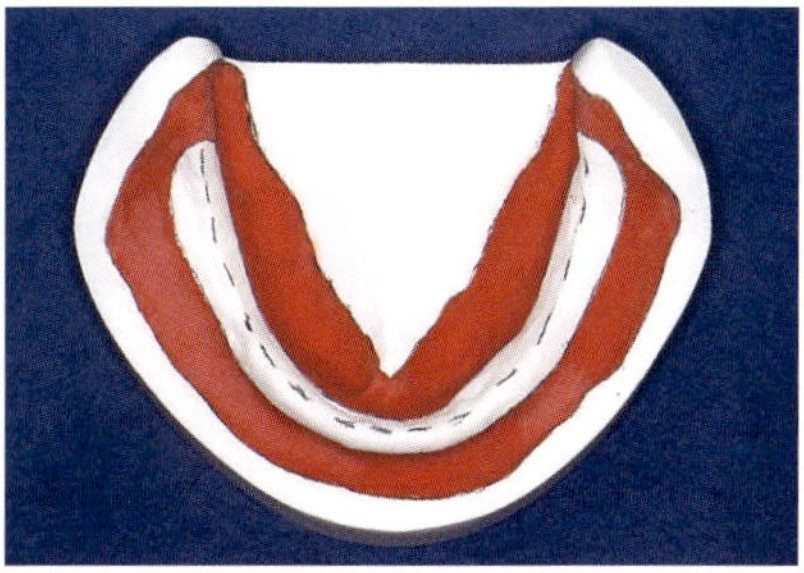

図35-1　下顎印象域における可動部（着色部）と不動部。トレー・マテリアルは不動部にのみ設置される。

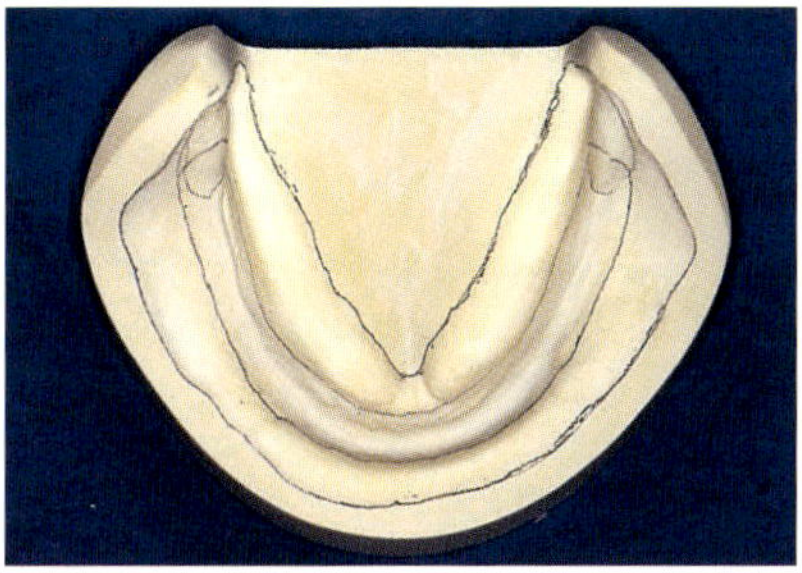

図35-2　模型へのトレー外形線の記入。トレーの外形線は下唇小帯、頬小帯、舌小帯を避け、後縁は後臼歯三角を含み、頬側は下顎外斜線に一致させ、舌側は顎舌骨筋線を約２㎜包含したところに記入していく。

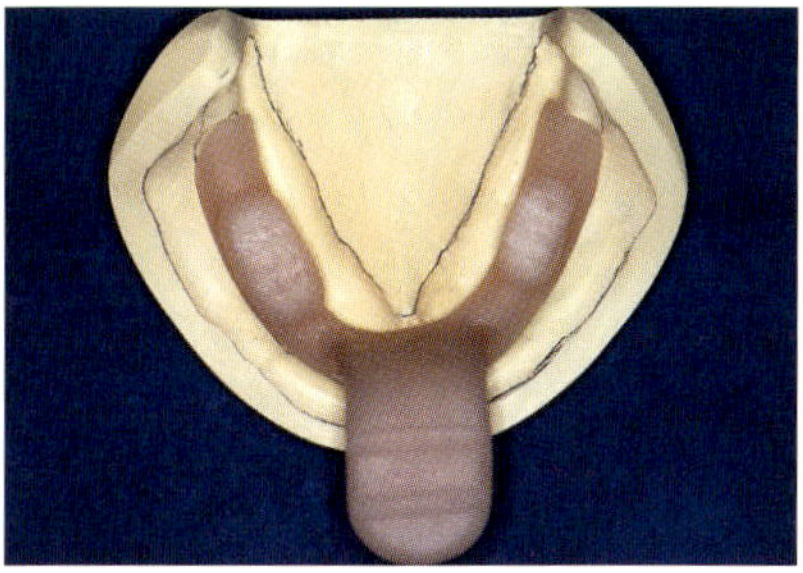

図35-3　トレー・マテリアルの圧接。トレー用レジンはトレーの骨格として用いられ、印象域における不動部に設置される。

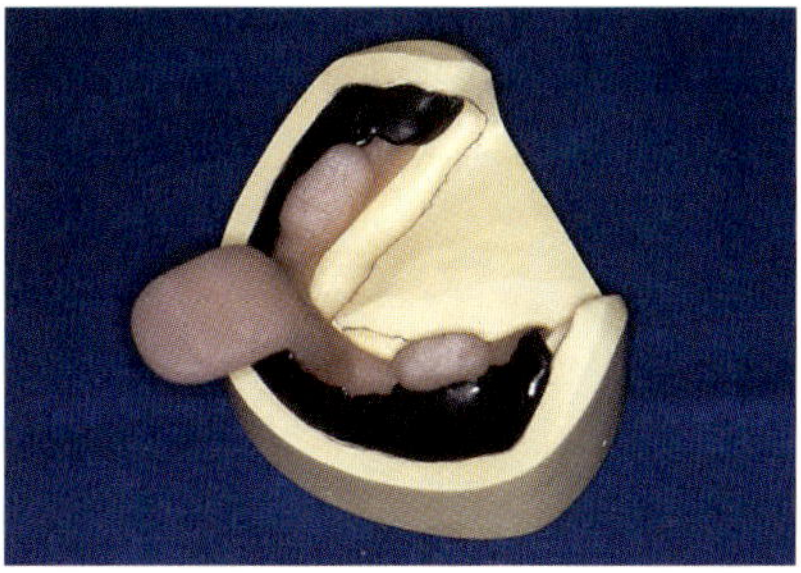

図35-4　頬側スティック・コンパウンドの付与。前もって記入した外形線までスティック・コンパウンドを付与していくが、このとき少しオーバー・エクステンション気味に付与していく。

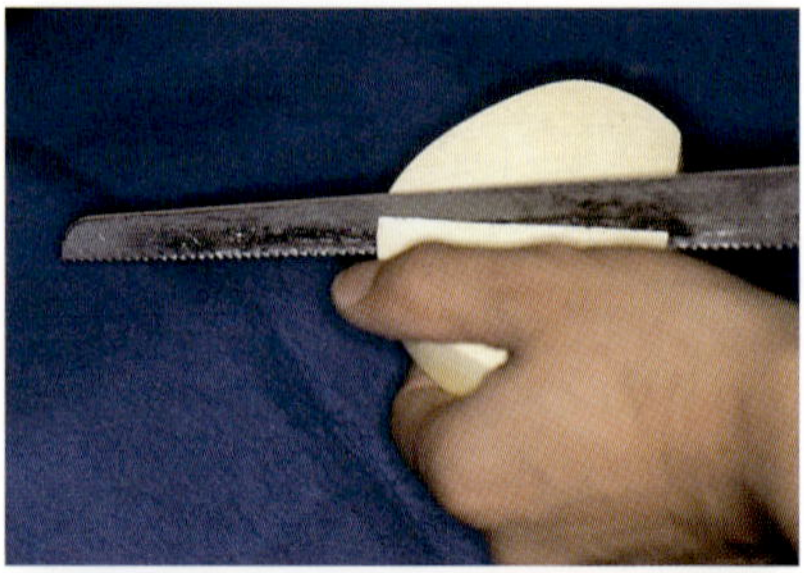

図35-5　模型の分割。舌側におけるスティック・コンパウンドの付与は、顎舌骨筋後方域がアンダー・カットとなっているため模型を分割してから行う必要がある。模型の分割に際しては、作業模型底面より約2/3の深さまで鋸を入れていく。

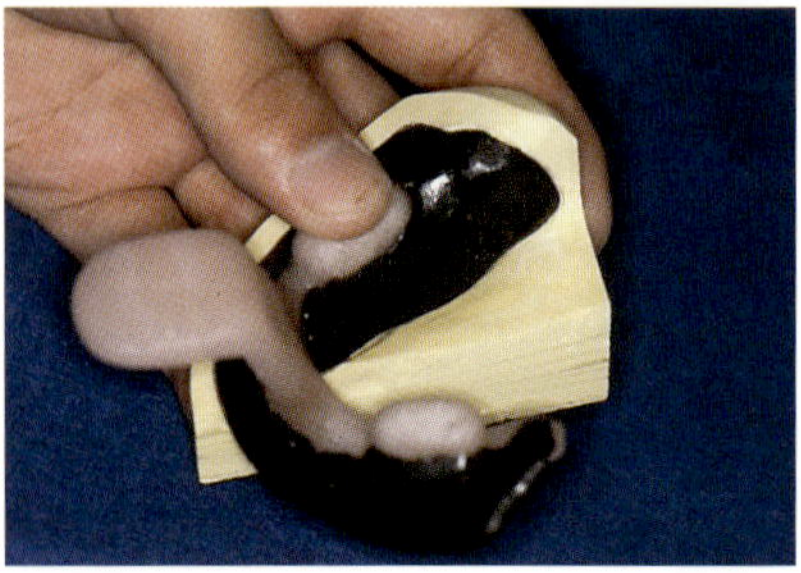

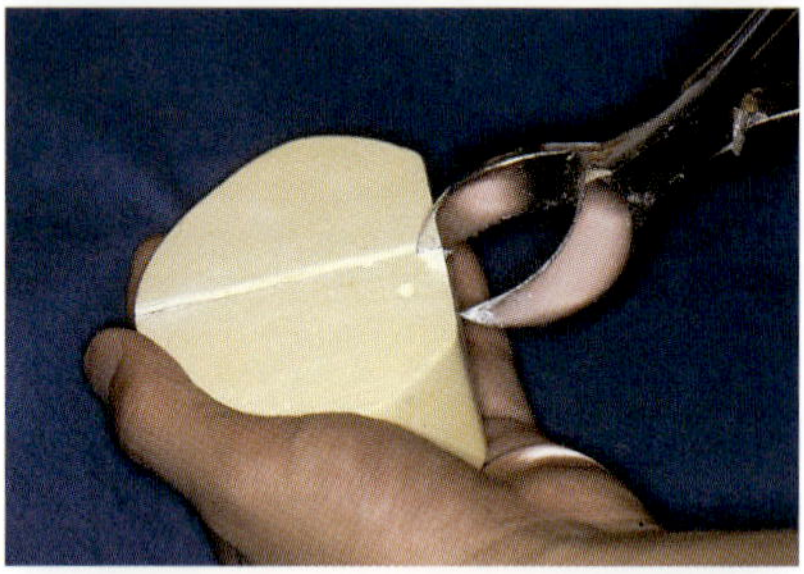

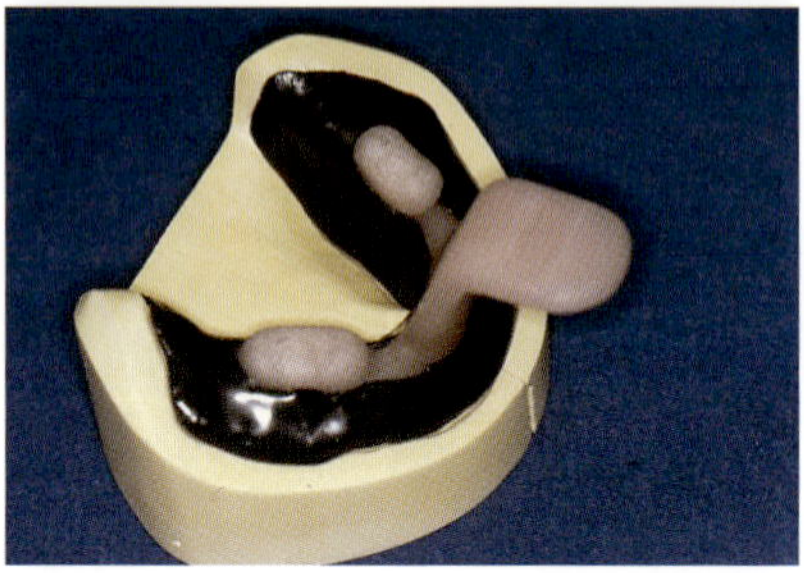

図35-6～8　石膏分割鉗子による分割。鋸によって作られた裂け目に石膏分割鉗子を入れ作業模型を分割する。トレーを分割した作業模型の辺側部に適合させ、舌側部にスティック・コンパウンドを付与していく。このときも多少大き目に仕上げていくことが臨床的に有用である。

◆あらかじめトレー辺縁にスティック・コンパウンドを付与するメリット

われわれの臨床でもっとも高価なものはチェアー・タイムである。高齢者を対象にしている総義歯医療では、無為にそれを長くすることは避けなければならない。

あらかじめ技工室でトレーにコンパウンドを付与しておくことで、かなりの時間が短縮できる。確かに技工室でトレーに付与したコンパウンドはおおまかなものであるが、ボーダー・モールディング時にコンパウンドを足していくよりは、大きいものを軟化して縮小していくほうが簡単で、短時間で行える。

またコンパウンドを追加していく場合でも、トレーに直接コンパウンドを足すよりは、すでに付与されているコンパウンド上に追加するほうがはるかに容易だと考えられる。

各個トレーはカンではなく
理屈で作ろう!!

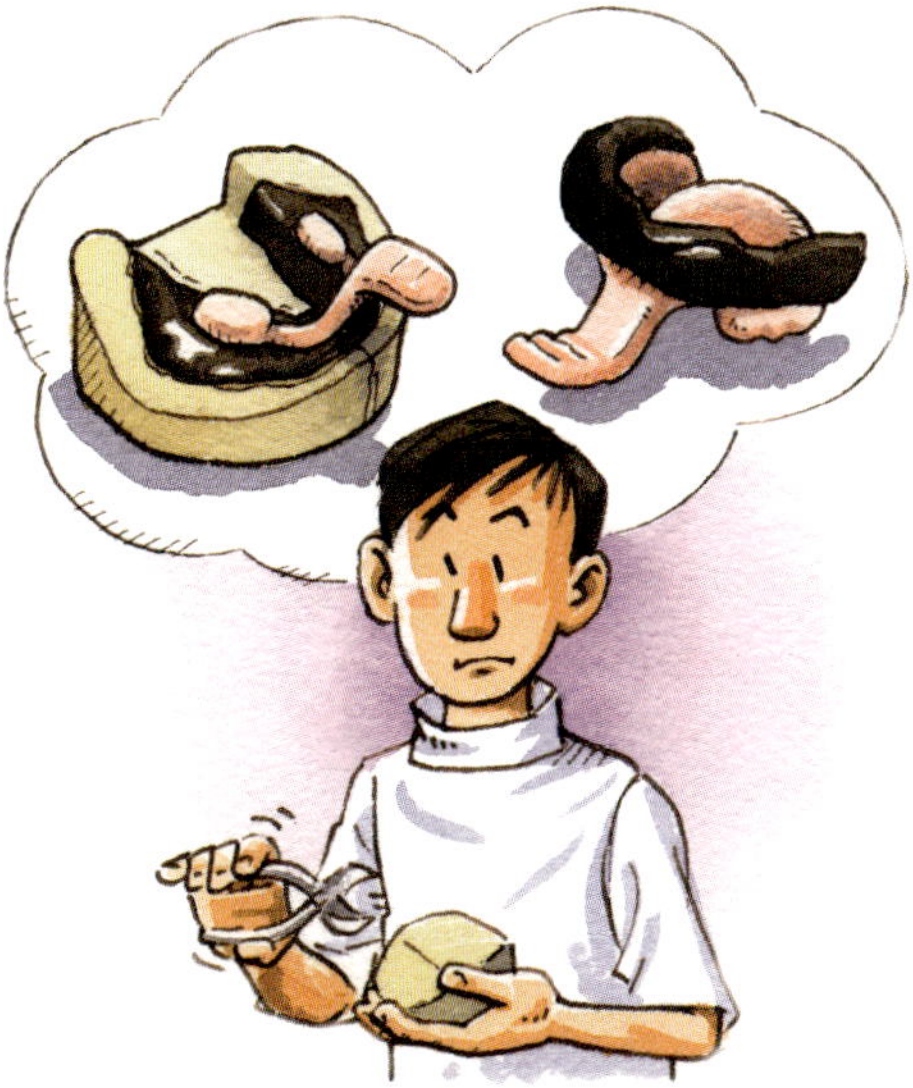

36 ボーダー・モールディングをする目的は何か？

前にお話ししたように総義歯の印象採得は「Impression Making」すなわち術者が目的意識を持って作り上げるもので、まさしくその行為がボーダー・モールディングと言えるでしょう。簡単に言えばボーダー・モールディングは上下顎総義歯の外形を決定する操作です。

義歯の外形は本来、無歯顎補綴臨床の目的である、「補綴物で失った組織を失った分だけ復元し、失った諸機能を回復すること」であると考えると（図36 - 1）、勝手に操作できない事項のようですが、それぞれの症例に応じ、それらの治療目標によってアレンジしていく必要があります。

たとえば、顎堤の吸収が少なく、維持、安定が良好に得られる下顎総義歯の場合は、装着感を優先させ、下顎舌側の辺縁、とくに顎舌骨筋線の下方および後方に延長される義歯床を短めに仕上げていきます。

あるいは、非常に支持性の悪い症例、すなわち難症例の場合では少しでも支持性を高めるために、下顎臼歯部頬側のバッカル・シェルフにおいて積極的に頬側義歯床を延長して、少しでも義歯床面積を拡張する努力をしていきます

もし、総義歯ではなく、それがインプラントを用いたオーバー・デンチャー、あるいは現存歯を用いたオーバー・デンチャーの症例であれば、同様な考え方でボーダー・モールディングを行ってください（図36 - 2～5）。

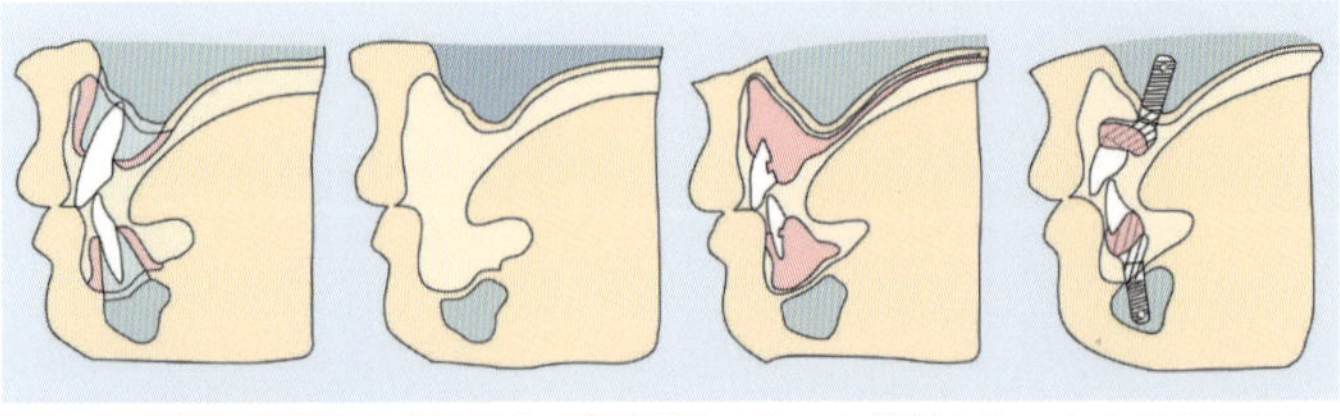

図36-1　無歯顎補綴臨床の目的。「補綴物で失った組織を失った分だけ復元し、失った諸機能を回復すること」。そしてそれが「長期間にわたって維持されること」。このことは総義歯補綴、オーバー・デンチャーそしてインプラント補綴においても同様である。

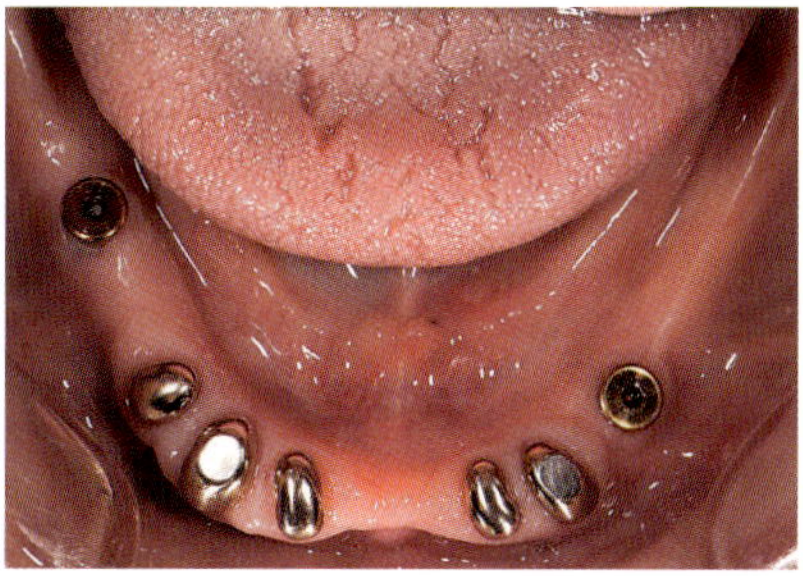
図36-2　インプラントと天然歯によるオーバー・デンチャー。

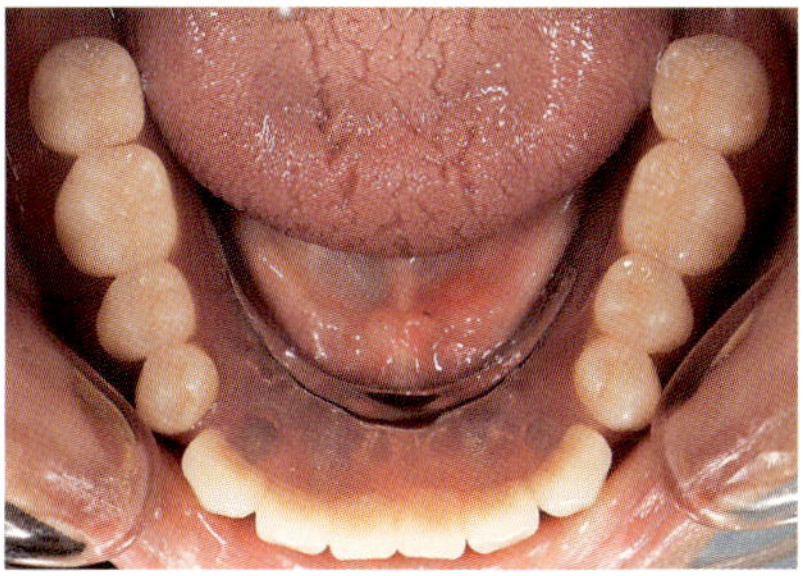
図36-3　同装着後の口腔内所見。

仮に、インプラントや現存歯によるオーバー・デンチャーの支台が多数あり、それらの配置も良好であったならば、義歯に支持および維持を求めなくても済むわけですから、失った組織のみ復元するようなボーダー・モールディングを行っていけば良いでしょう。

ですからこういった症例では、上顎であったならば、無口蓋義歯にすることができますし、また下顎であれば舌側辺縁は顎舌骨筋線より上に設定し、かなりスマートな装着感の良好な義歯を製作できるものです。

さらに支台の数が少数で、多少の維持だけが得られるようなオーバー・デンチャーであったならば、十分な支持域を包含したボーダー・モールディングを行い、印象採得すべきでしょう。

ただ、漫然とボーダー・モールディングを行うのではなく、しっかりとした目的意識を持って行ってみてください。

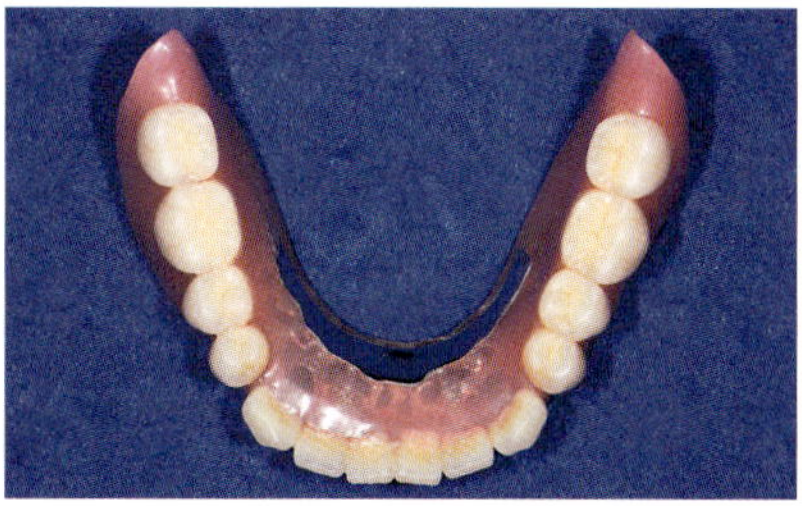
図36-4　インプラントと天然歯によるオーバー・デンチャー。舌側辺縁は顎舌骨筋線より上に設定し、かなりスマートな装着感の良好な義歯となっている。

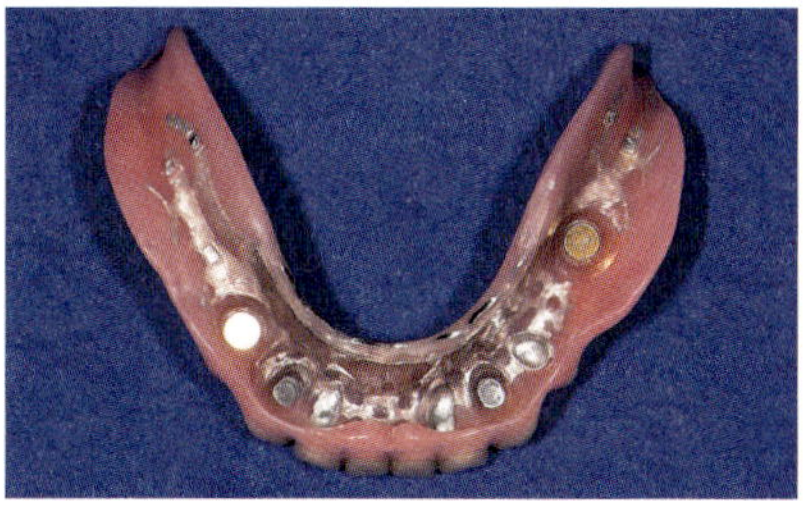
図36-5　同粘膜面。

37 敵を知り、味方を知れば、ボーダー・モールディングは危うからず

辺縁形成（ボーダー・モールディング）つまり、義歯床外形および大きさの決定にあたっては、義歯床周囲組織の解剖学をよく理解する必要があります。とくに周囲に存在する筋の走行およびその活動について知ることは重要です。

義歯床周囲筋については、それらを2つのグループに分けて考えるとわかりやすいでしょう。

つまり、①義歯床辺縁と平行に走行する筋、②義歯床辺縁と交差する筋の2つのグループです。

①の義歯床辺縁と平行に走行する筋は、その筋線維が義歯床辺縁と平行なため、多少、義歯床辺縁がオーバー・エクステンションになっても、辺縁部は筋線維に包み込まれるようになり、義歯は安定します。

要するに、義歯床辺縁と平行に走行する筋は、義歯に対し有利に働く、「味方の筋」といえるでしょう。

一方、②の義歯床辺縁と交差する筋は、その筋線維が義歯床辺縁と交差するため、わずかな義歯床辺縁のオーバー・エクステンションも受けつけず、義歯の動揺や粘膜の障害を起こしてしまいます。ですから、義歯床辺縁と交差する筋は、義歯に対し不利に働く、「敵の筋」といえます。

これら義歯床周囲筋と義歯床辺縁との関係は、窓にかかった「スダレ」や「ブラ

◆解剖学の重要性

わが国の歯学部における教育では、解剖学は低学年において行われているようであり、そのためか臨床科目との連携が少ないように思われる。

筆者の学生時代を思い出してみても、臨床科目を習う以前においては、解剖学の講義は臨床的ではなく、とくに筋学に関しては実際の臨床とは縁遠いものであり、口腔外科ならともかく補綴学には関係のないものと思っていた。

しかしながら、本項で述べたように、ボーダー・モールディングにはまさしく筋学の知識が必要となってくるわけであるから、これを機会に本棚の奥より学生時代の解剖学の教科書を出してきて、今一度目を通してみてほしい。きっと、より一層理解がしやすいはずである。

インド」を思い浮かべると良いと思います。

スダレやブラインドの1枚1枚の羽根に対し平行に手を差し込めば、抵抗は少ないでしょうが（図37-1）、1枚1枚の羽根に交差するように手を差し入れようとしても、それは不可能です（図37-2）。

このような理屈から、辺縁形成（ボーダー・モールディング）を行うにあたっては、義歯床辺縁と交差する筋の活動を十分に理解しなければならないのです。

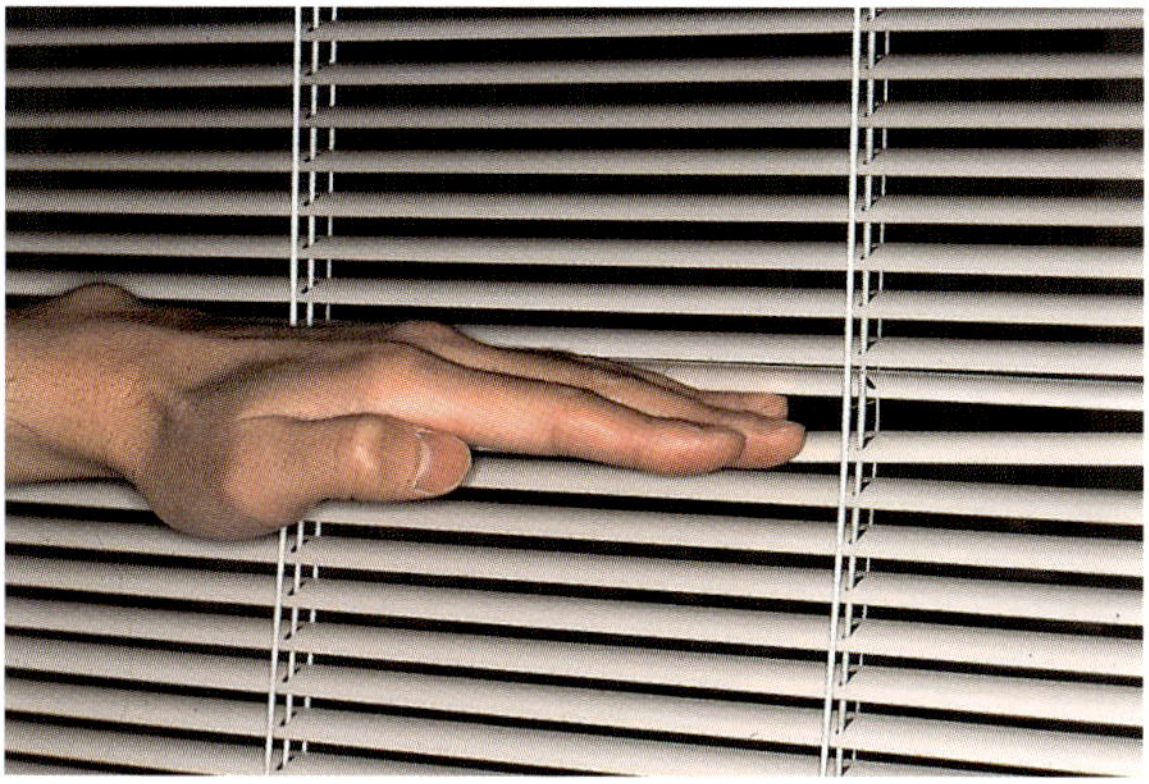

図37-1　義歯床周囲筋と義歯床辺縁との関係。ブラインドの1枚1枚の羽根に対し平行に手を差し込めば、抵抗は少ない。義歯床辺縁と平行に走行する「味方の筋」である。

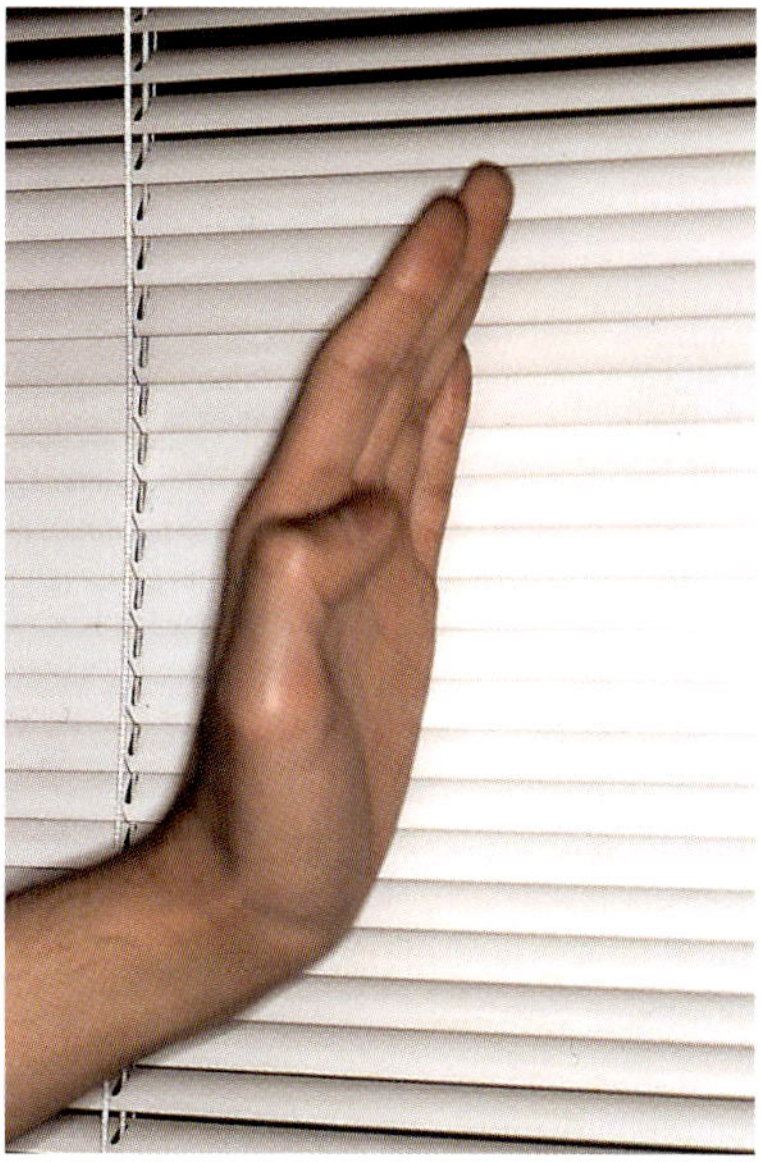

図37-2　1枚1枚の羽根に交差するように手を差し入れようとしても、それは不可能となる。義歯床辺縁と交差して走行する「敵の筋」である。

38 コンパウンドはこうして使おう！
——テンパリングしない方法がお勧め

1. スティック・コンパウンドの軟化法

辺縁形成（ボーダー・モールディング）をするときには、義歯床辺縁周囲筋の活動を記録するのが、各個トレーの可動域に設置された可塑性材料であるスティック・コンパウンド（図38-1）ということになりますが、この軟化法には、一般的には2つの方法があります。

それらは、アルコール・トーチによって軟化した後、①お湯に浸漬させ、その後、口腔内へ挿入していく「テンパリングする方法」と②お湯に浸漬させず直接口腔内へ挿入していく「テンパリングしない方法」の2つです。

どちらを用いても良いのですが、筆者は②の「テンパリングしない方法」をお勧めします。テンパリングしない方法では、正しくボーダー・モールディングが完了した場合スティック・コンパウンドの表面が艶やかに輝くshiningの状態になり、その評価は容易ですが、①の「テンパリングする方法」では、その状態は鈍く輝くdull shiningの状態で評価は容易ではないからです。

2. 火傷の防止

テンパリングしない方法では、温度が高いため、患者さんに火傷を負わせないよう以下の注意が必要です。

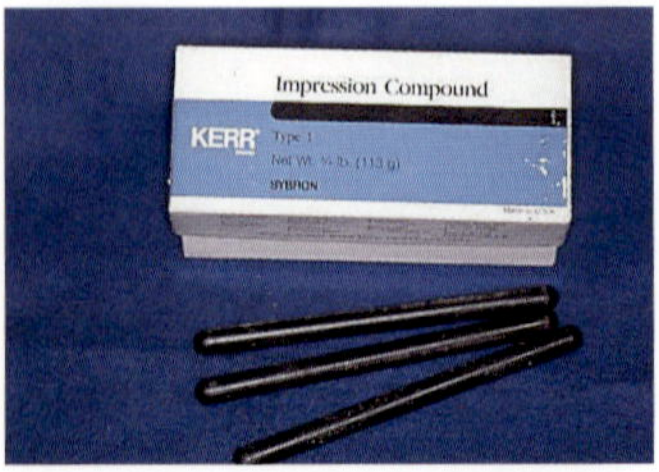

図38-1　スティック・コンパウンド。

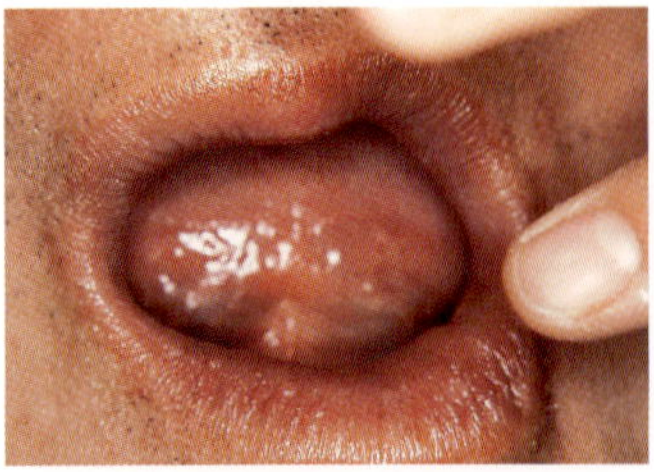
図38-2　火傷の防止。口唇および口唇周囲にワセリンを塗布しておく。

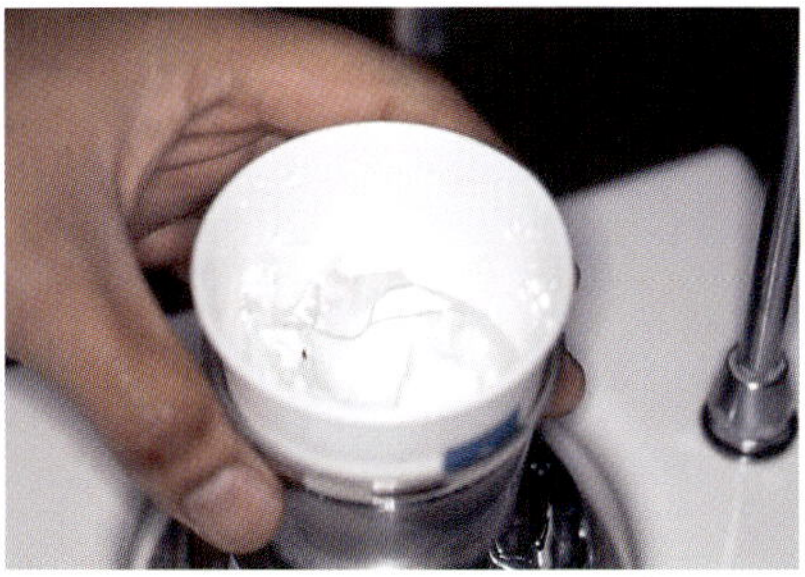
図38-3　火傷の防止。患者用のコップには必ず氷水を用意する。

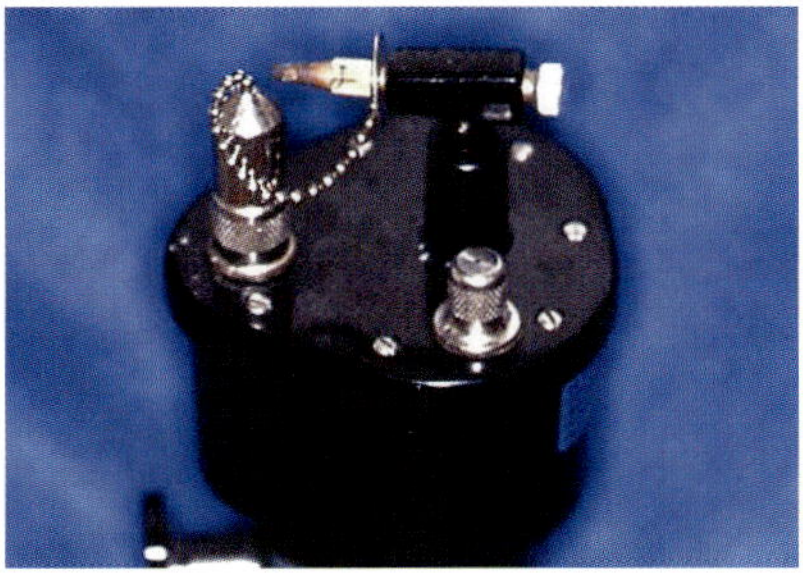
図38-4　アルコール・トーチ。

①口唇および口唇周囲にワセリンを塗布しておく

軟化したコンパウンドは湿潤している部分には粘り付きにくく、火傷し難いのですが、口唇などの乾燥した部分には火傷を負わせやすいものですので、ワセリンなどの分離材の塗布が必要となります（図38－2）。

②辺縁形成を行うにあたって氷水の用意

トレーを口腔内に挿入する直前までは、患者さんには氷水を含ませ口腔内を冷却し、また湿潤させておきます（図38－3）。

このような注意を払うことで、煙が出るくらい軟化したコンパウンドでも患者さんに苦痛を与えることなく、ボーダー・モールディングを行うことができます。

3．スティック・コンパウンドの軟化順序

すでに各個トレーに設置されたスティック・コンパウンドの全面を軟化してしまえば、口腔内へ挿入する前にトレー辺縁はクニャクニャ状態になってしまい適正なボーダー・モールディングは

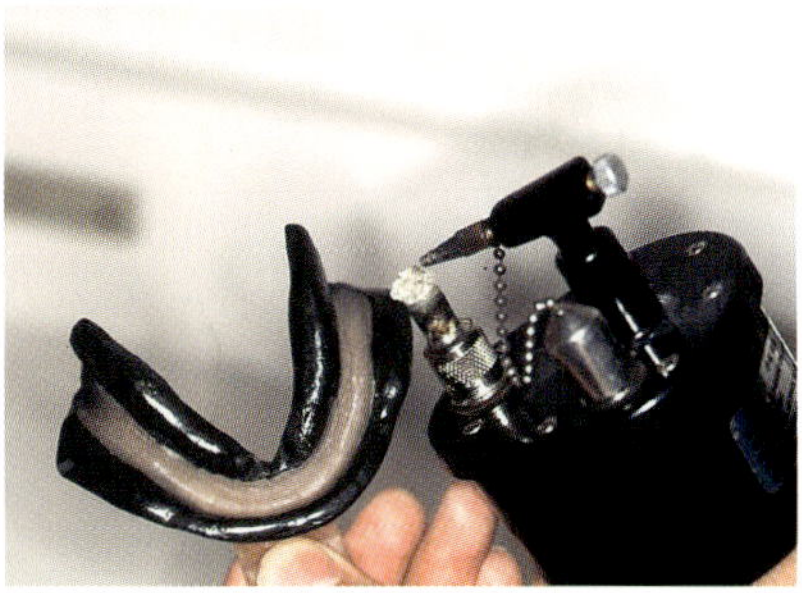
図38-5　スティック・コンパウンドの軟化。

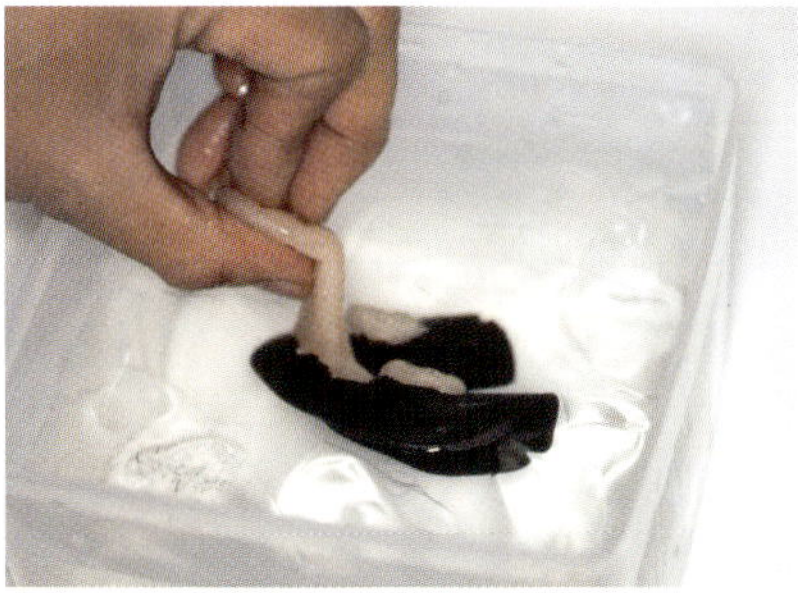
図38-6　大きめの容器に氷水を入れ、ボーダー・モールディング後には素早く冷却を行う。

行えなくなってしまいます。

そこで、内面から辺縁へ、辺縁から外側面へと部分的に軟化していくことが必要となります。

まず、トレー全体を氷水で冷却し、トレー辺縁の内面のみをアルコール・トーチ（図38-4）によりピンスポットに軟化して（図38-5）、口腔内へ挿入し筋活動を行わせ、その後、氷水で冷却します（図38-6）。余剰なコンパウンドは辺縁部へオーバー・フローしていきますので、つぎに辺縁部のみをピンスポットにて軟化し、口腔内へ挿入し筋活動を行わせ、氷水で冷却します。

今度は余剰なコンパウンドは、外側面へとオーバー・フローしていきますので、最後に外側面のみを軟化し、筋活動を行わせ、冷却後はみ出した余剰部をバード・パーカーなどのナイフでトリミングしていきます。操作の感覚としては、最終義歯の床面（とくに研磨面）を形成していく感覚で行っていくと良いでしょう（図38-7）。

アルコール・トーチは、ピンスポットの軟化が可能な細い炎を作り出せるものを選びましょう。そして軟化は、ほかの部分を十分冷却した硬い状態で、目的の部分だけをスポットで軟化することが肝心です。

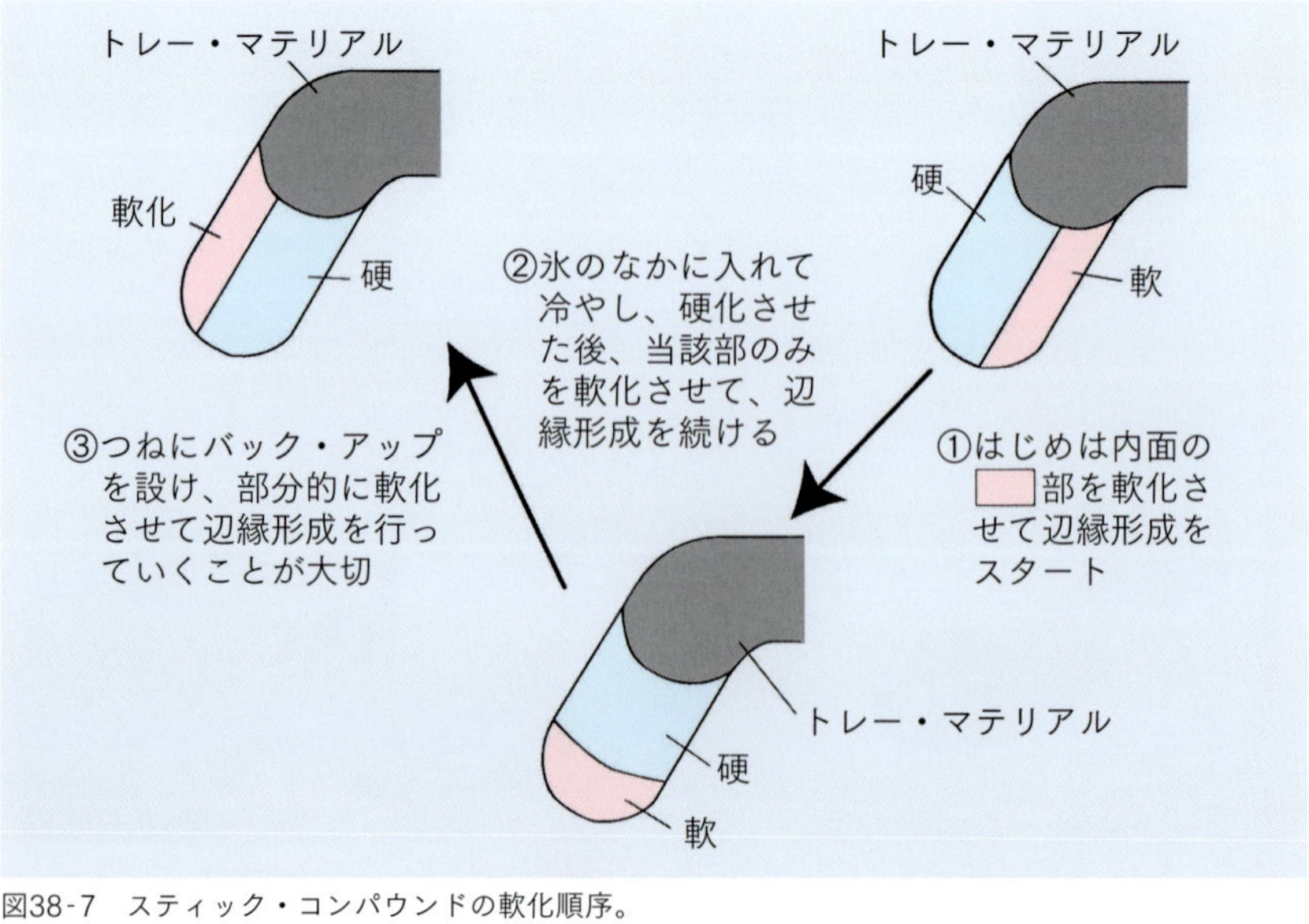

図38-7　スティック・コンパウンドの軟化順序。

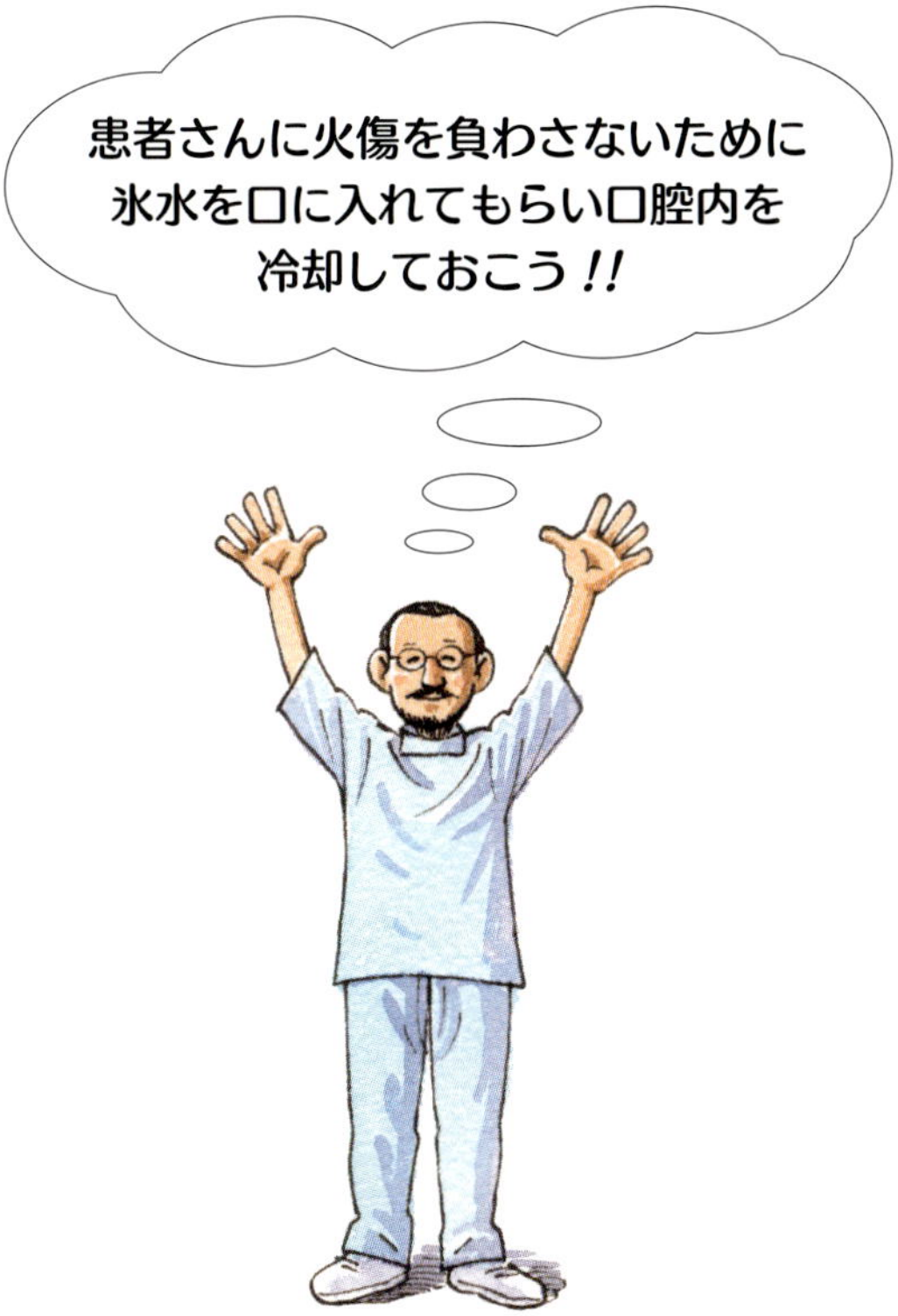
患者さんに火傷を負わさないために
氷水を口に入れてもらい口腔内を
冷却しておこう!!

39 咬ませてみよう！下顎のボーダー・モールディング

1．辺縁形成（ボーダー・モールディング）の実際

それでは、辺縁形成（ボーダー・モールディング）の実際について、上下顎それぞれの部位で行わせる筋活動を中心に解説していくことにしましょう。ただし、筋活動を行わせるといっても、対象となる患者さんは高齢者が多く、簡単には思ったように運動を行ってはもらえない場合も少なくありません。患者さんによっては術者が、当該部の義歯周囲筋の筋線維の走行を考え、その走行と活動を術者の手指を使って誘導することが必要になるときもあります。

2．下顎のボーダー・モールディング

下顎のボーダー・モールディングは最後に示しますが、その前にボーダー・モールディングに必要な口腔解剖を見ていきましょう（図39-1～6）。

①翼突下顎縫線部（翼突下顎縫線の影響）

翼突下顎縫線部（下顎臼後三角部）は、翼突下顎縫線の影響を受けます。そこで下顎の開口、閉口を行わせて翼突下顎縫線を張らして形成していきます。

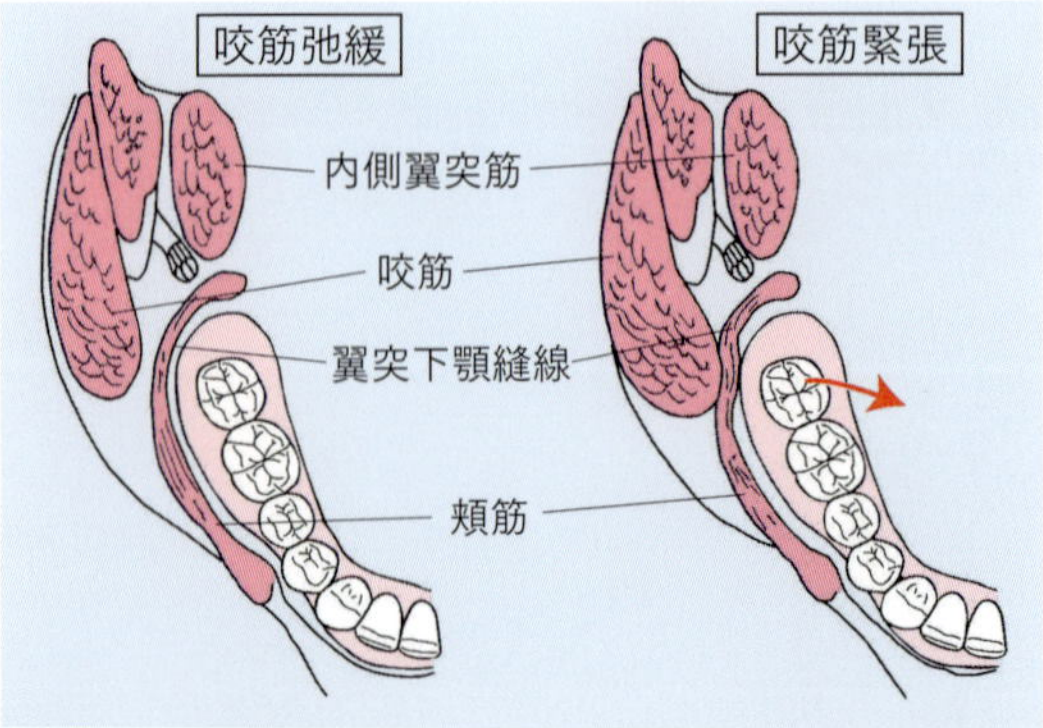

図39-1　下顎頬側ボーダー・モールディングに関与する筋（上條雍彦より引用・改変）[7]。

②大臼歯部頬側遠心部（頬筋、咬筋の影響）

大臼歯部頬側遠心部は頬筋と咬筋の影響を受けてきます。この部の頬筋は義歯床辺縁と平行に走行する「味方」となる筋ですし、また咬筋は交差する筋ですが、直接は義歯床辺縁と接しないため、問題がないように思えます。でも強大な咬筋は収縮時に「味方」である頬筋を介して義歯床辺縁に影響を与えてきます。この部の辺縁形成では顎挙上（咬合させる）をさせます。そして一般的にこの部の形態は、くぼみとして現れ、咬筋溝と呼ばれます。

③大臼歯部（頬筋の影響）

下顎大臼歯部は主に頬筋の影響を受けます。この部における頬筋はおおよそ義歯床辺縁と平行して筋線維が走行していますので、あまりシビアーに考えなくても良いでしょう。そして患者さんにやってもらう運動としては、指を吸わせる、口唇突出、口角牽引などしてもらいます。

もし、支持性の悪い症例であったなら、この部分においては少しオーバー・エクステンション気味に床を頬側に延長させるようにしましょう。つまり、バッカル・シェルフを十分に捉えるということです。

④頬小帯部（口角下制筋、口輪筋、頬筋の影響）

頬小帯部は口角下制筋、口輪筋、頬筋などの影響を受ける部分です。そして、これらの筋のほとんどが義歯床辺縁とは交差する「敵」であるため、この部のボーダー・モールディングはしっかりと行う必要があります。患者さ

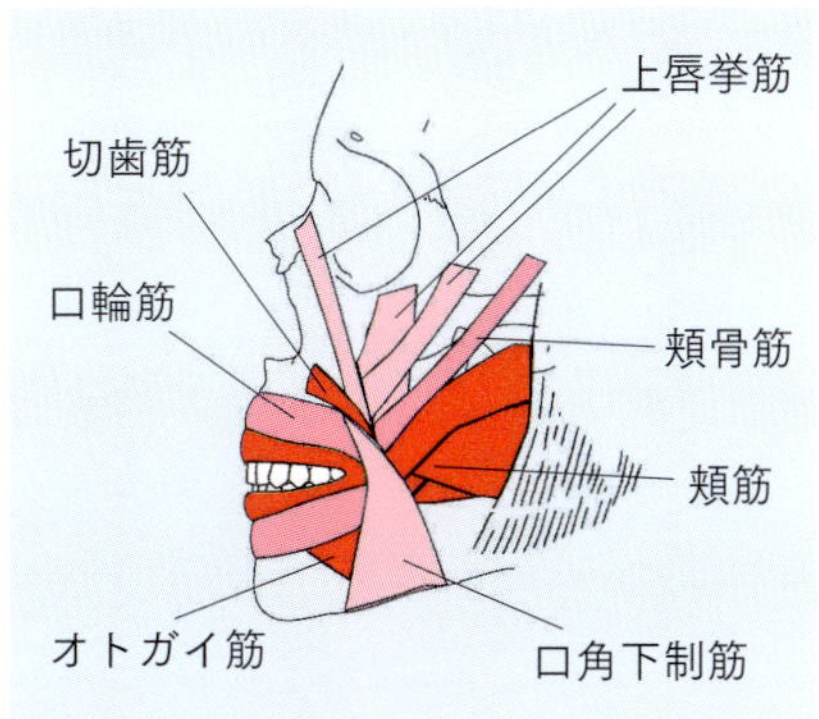

図39-2　頬小帯部のボーダー・モールディングに関与する筋（Schreinemakersより引用・改変）[8]。

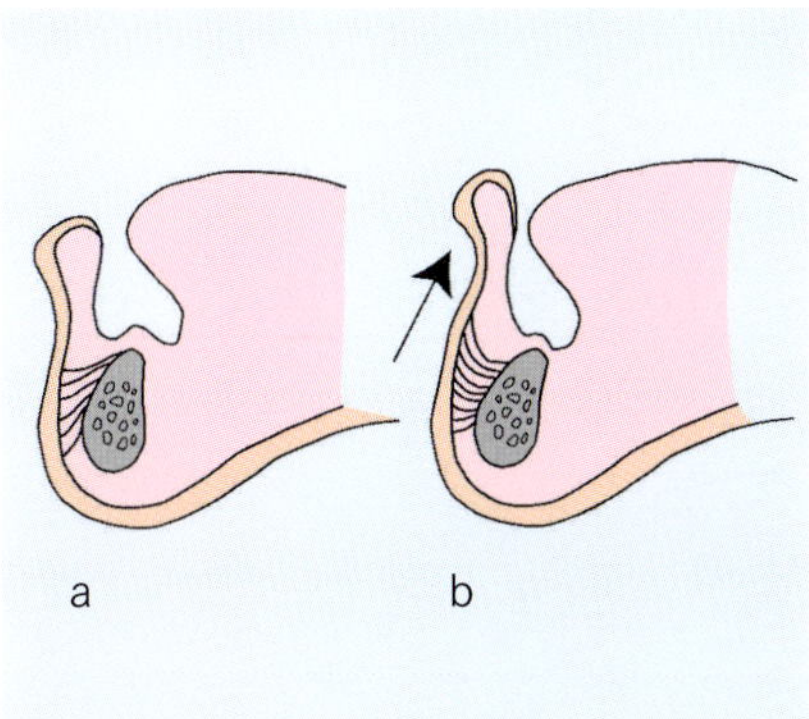

図39-3　オトガイ筋。a：安静時。b：活動時。

んに口角の上方・内方運動、口角の牽引、口唇突出、頬粘膜の吸引などをしてもらいながら、辺縁形成を行っていきます。

⑤唇側部（オトガイ筋の影響）

下顎唇側部はオトガイ筋の影響を受けます。オトガイ筋は義歯床辺縁と交差する筋であり、また上顎と比べて筋線維が短いため、十分筋活動を再現させなければなりません。通常下唇の上方牽引（オトガイ部にウメボシを作らせる、とか男性の患者さんであれば顎髭を剃るときのように力を入れさせる）を行ってもらいます。

⑥舌側後縁（上咽頭収縮筋、口蓋舌筋、顎舌骨筋の影響）

舌側後縁は上咽頭収縮筋、口蓋舌筋、顎舌骨筋の影響を受けてきます。下顎舌側の諸筋群はおおまかに嚥下時に活動しますが、嚥下運動はそんなに容易に何回も、患者さんに行ってもらうことは難しいものです。そこで嚥下時と同じ結果になるような、運動すなわち顎挙上（咬合させる）させることが良いと思われます。

さらに舌の前方突出や、舌を緊張させていきます。この部においては、完成下顎義歯の維持安定を優先したい場合には、舌の前方突出量を少なく（少なくとも歯列弓内にとどめる）したら良いでしょう。

また逆に、完成義歯の装着感を良好にしたい場合には、舌の前方突出量を大きくすると良いでしょう。

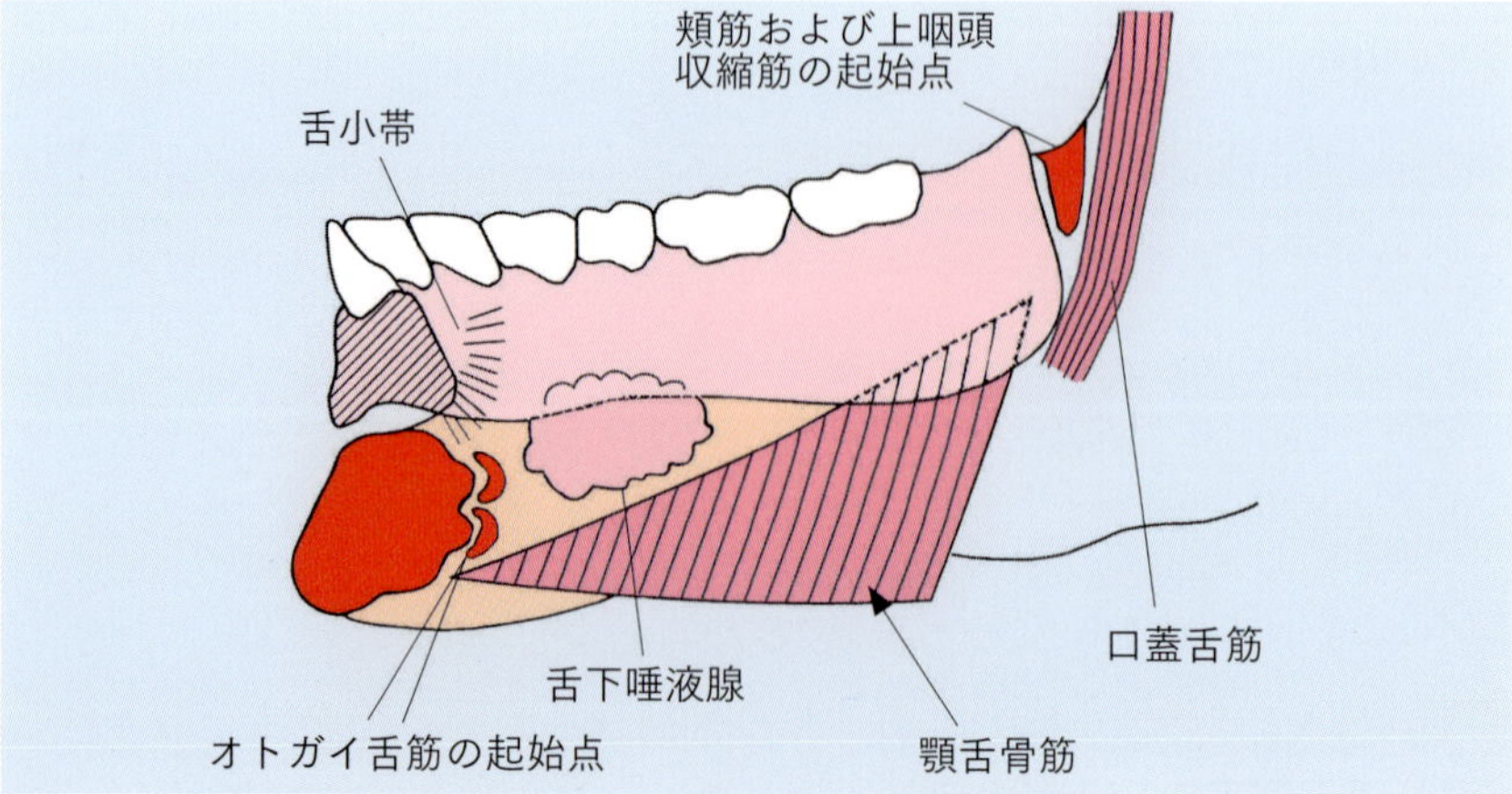

図39-4　下顎舌側ボーダー・モールディングに関与する筋（阿部晴彦より引用・改変）[9]。

⑦舌側中央部（顎舌骨筋の影響）

舌側中央部は主に顎舌骨筋の影響を受けてきます。下顎舌側中央部から舌小帯部にかけては、ほとんどすべての筋が義歯床辺縁と交差する筋すなわち「敵」となりますので、十分な辺縁形成が必要となります。

舌側中央部においては顎舌骨筋を活動させるため、顎挙上（咬合させる）、舌の前方突出に抵抗させる、舌を緊張させるなどの運動を行ってもらいます。

⑧舌小帯部（オトガイ舌筋、舌小帯、顎舌骨筋の影響）

舌小帯部はオトガイ舌筋、舌小帯、顎舌骨筋の影響を受けてきます。辺縁形成時には顎挙上（咬合させる）、舌の前方突出に抵抗させる、舌を緊張させる、舌尖を上げさせるなどの運動をしてもらいます。

この部は下顎総義歯の吸着に大きく影響を与える部分と言えますので、慎重にボーダー・モールディングを行っていくと、良好な結果が得られると思います。

どうですか、下顎のボーダー・モールディングにおいて咬ませる行為がどうして重要なのかがわかったでしょう。具体的な手技は図39－7～27を参考にしてください。

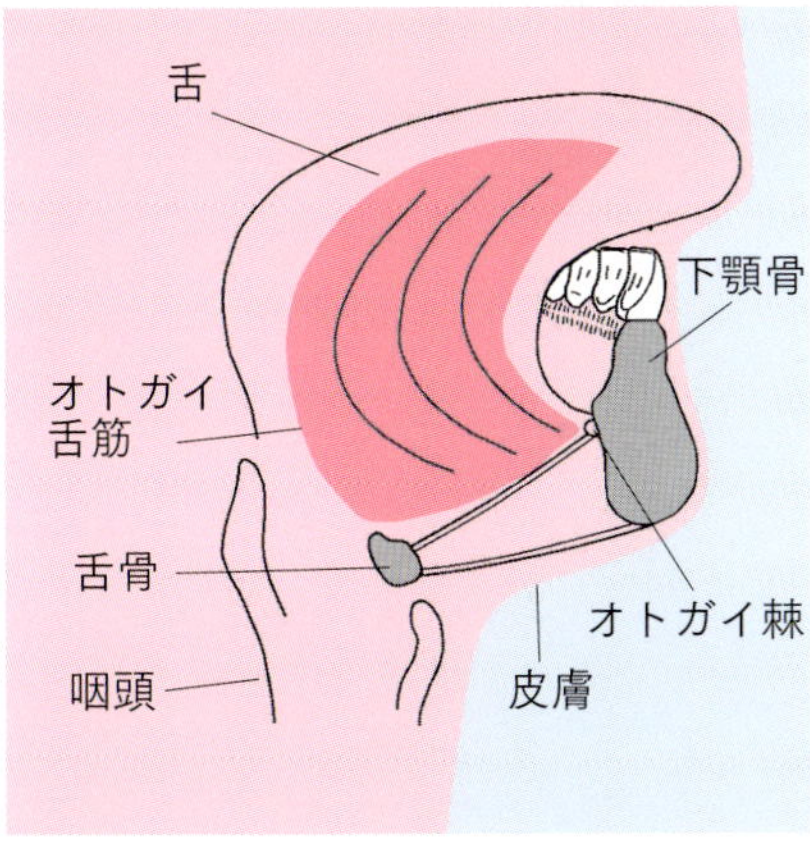

図39-6　オトガイ舌筋（Schreinemakersより引用・改変）[8]。

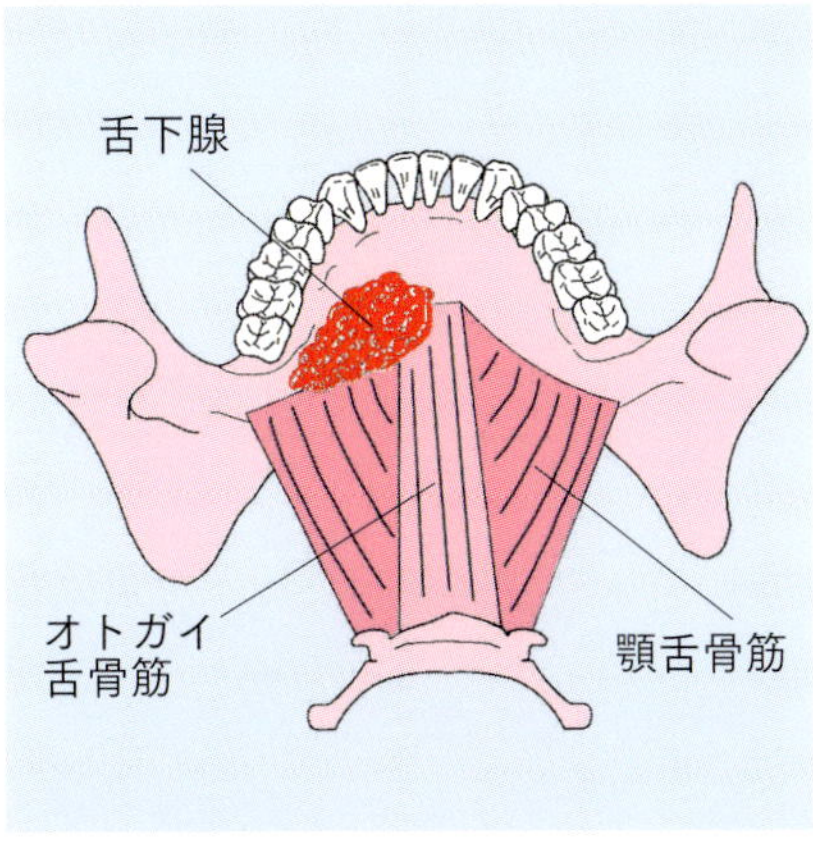

図39-5　顎舌骨筋、オトガイ舌骨筋（Schreinemakersより引用・改変）[8]。

下顎のボーダー・モールディング

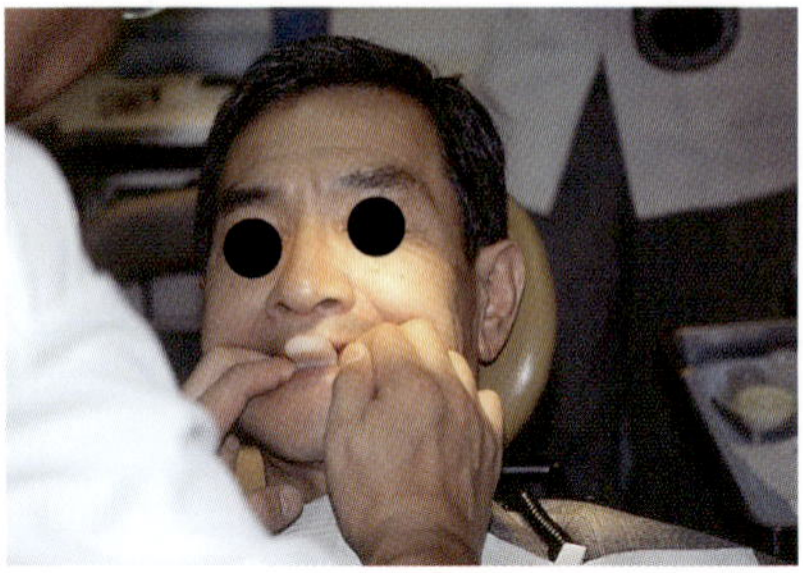

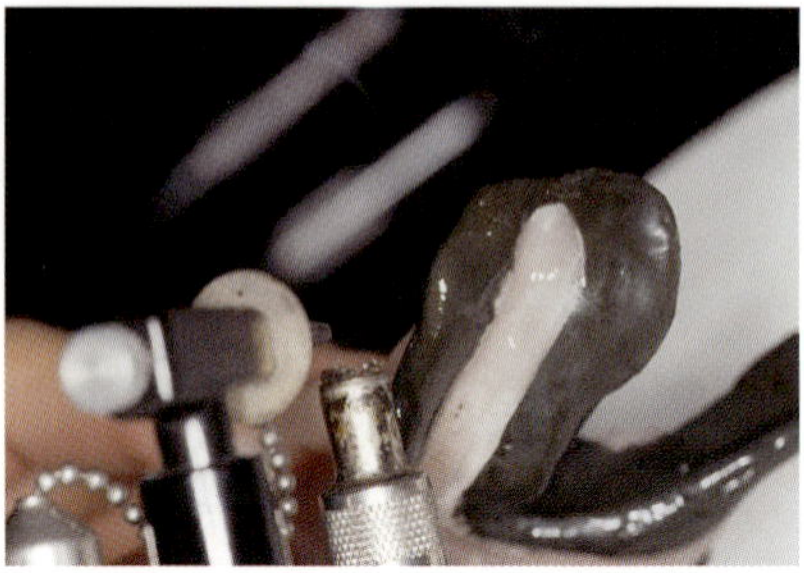

図39-7, 8　大臼歯部頬側遠心。強大な咬筋は収縮時に「味方」である頬筋を介して義歯床辺縁に影響を与えるので、この部の辺縁形成では患者に顎挙上（咬合させる）をさせて行う形態は、くぼみとして現れる。

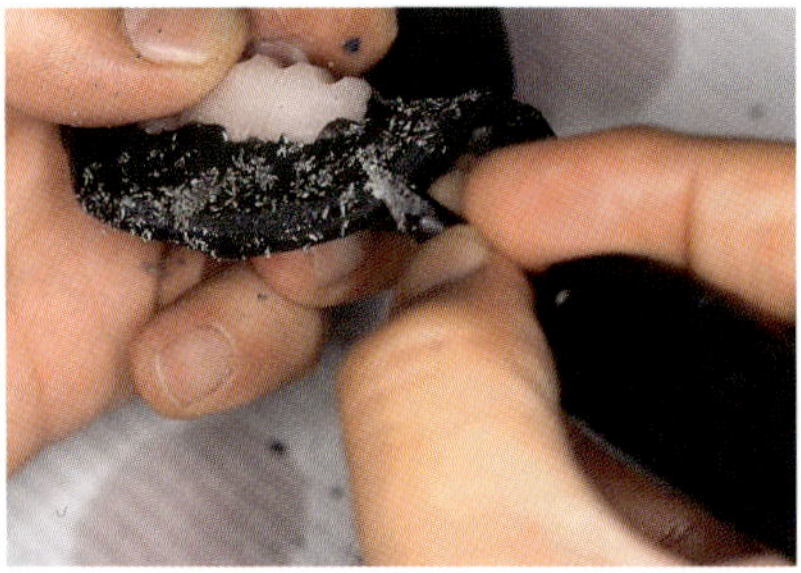

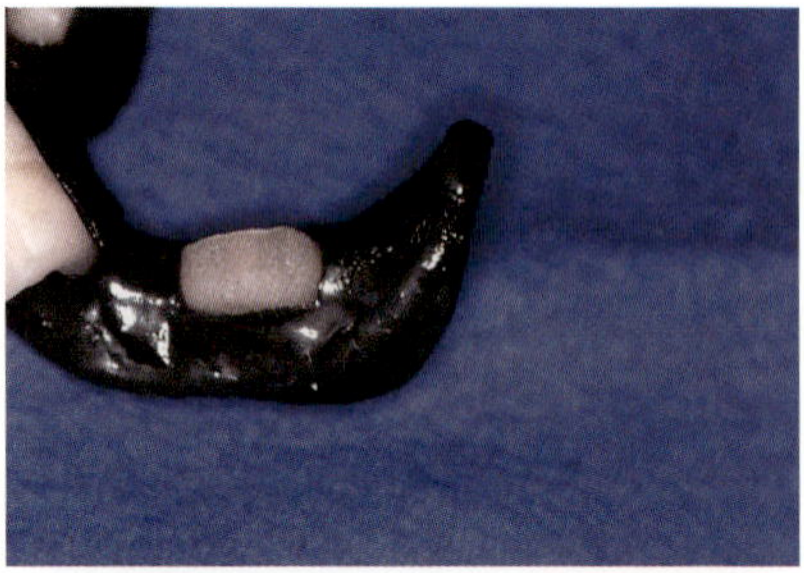

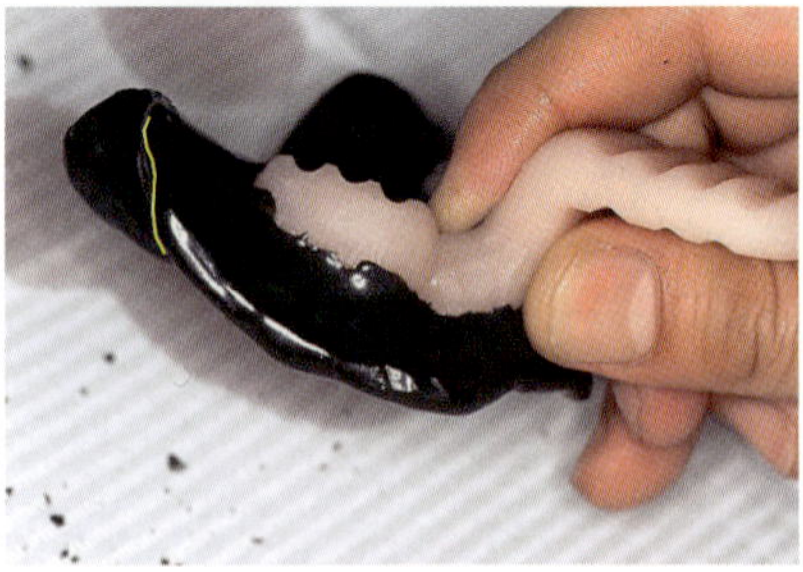

図39-9～11　咬筋の収縮によって頬側のスティック・コンパウンドはめくれ上がり、結果として、くぼみとしての咬筋溝が生じる。

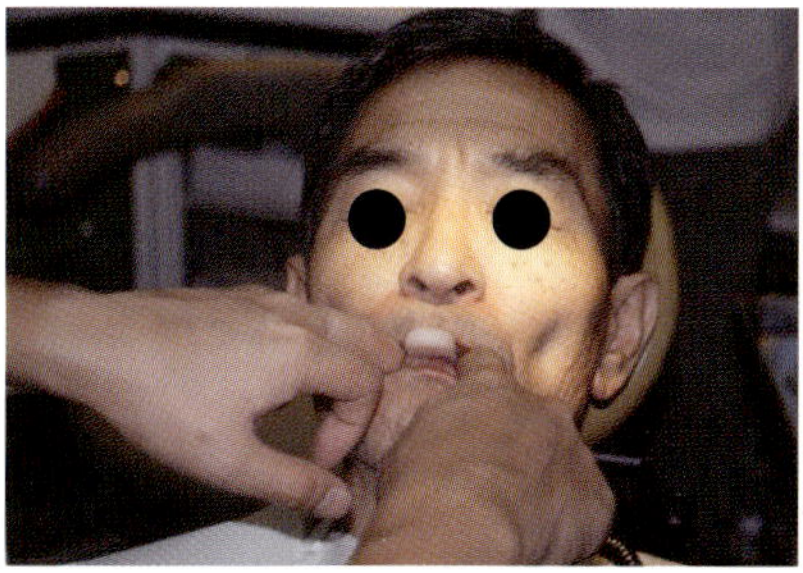

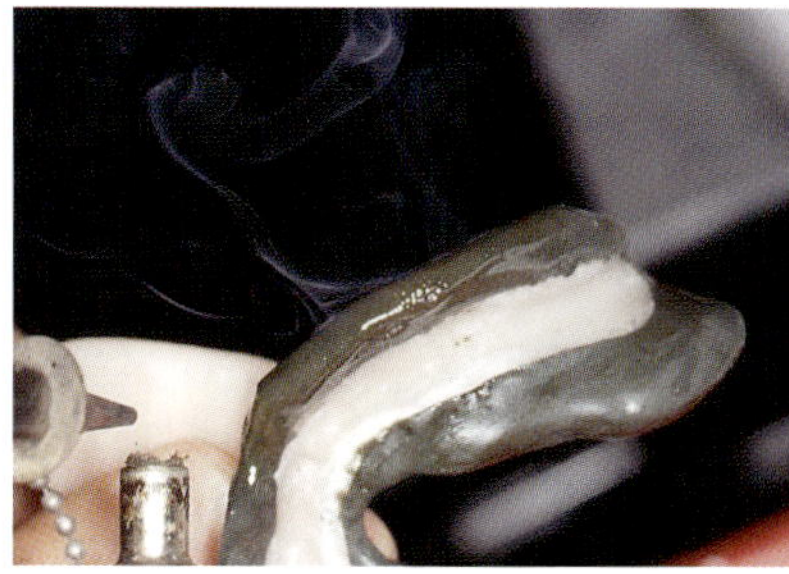

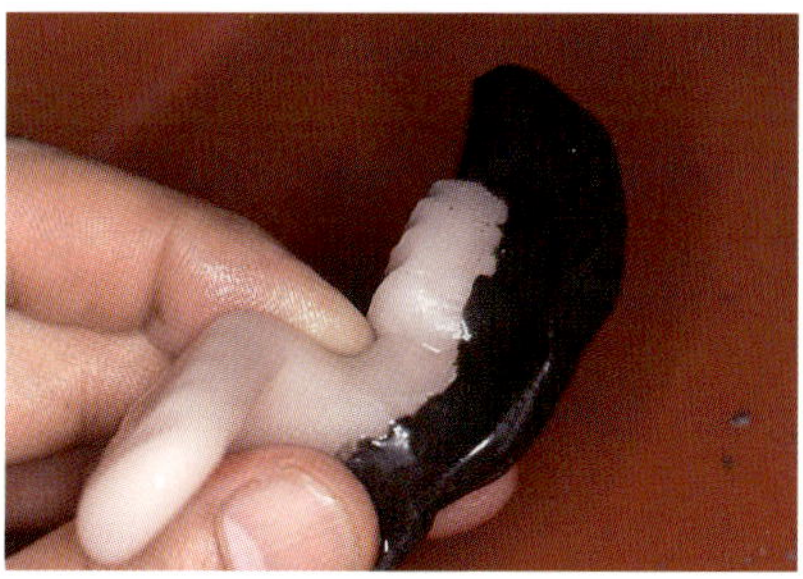

図39-12〜14　頬小帯部。患者に口角の上方・内方運動、口角の牽引、口唇突出、頬粘膜の吸引などをしてもらいながら、辺縁形成を行う。

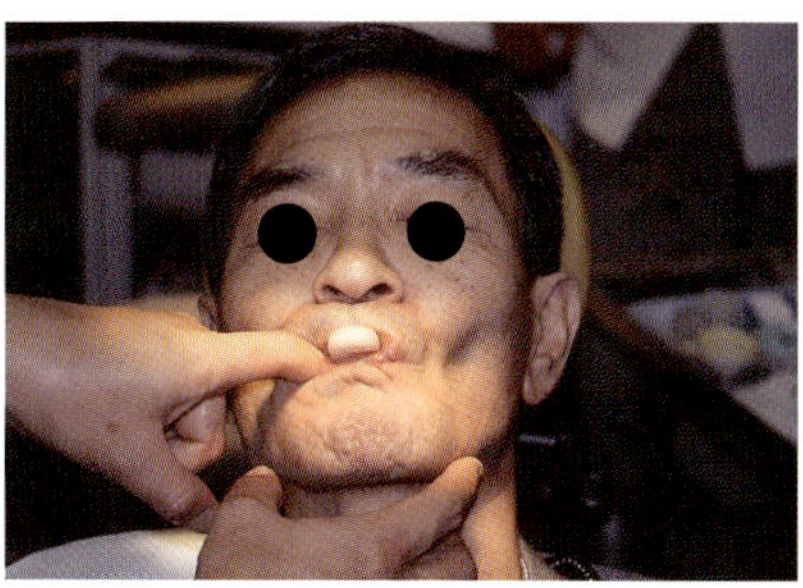

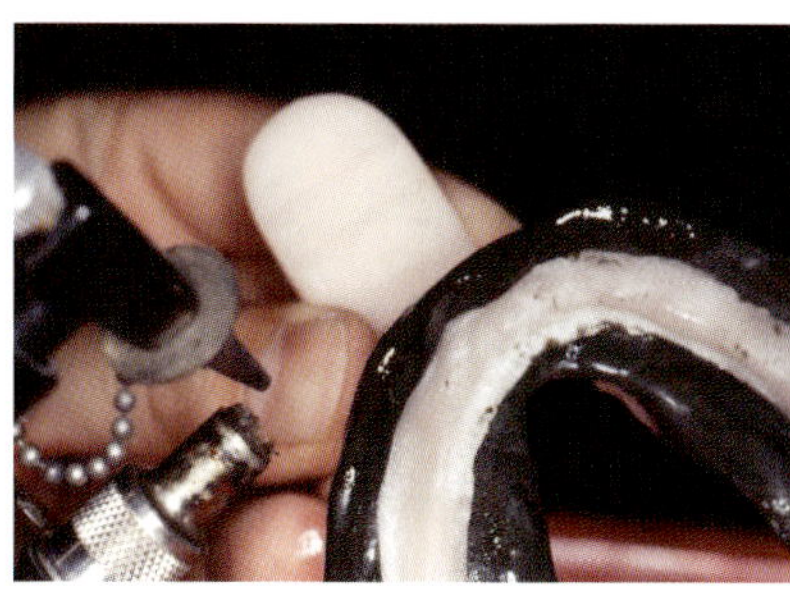

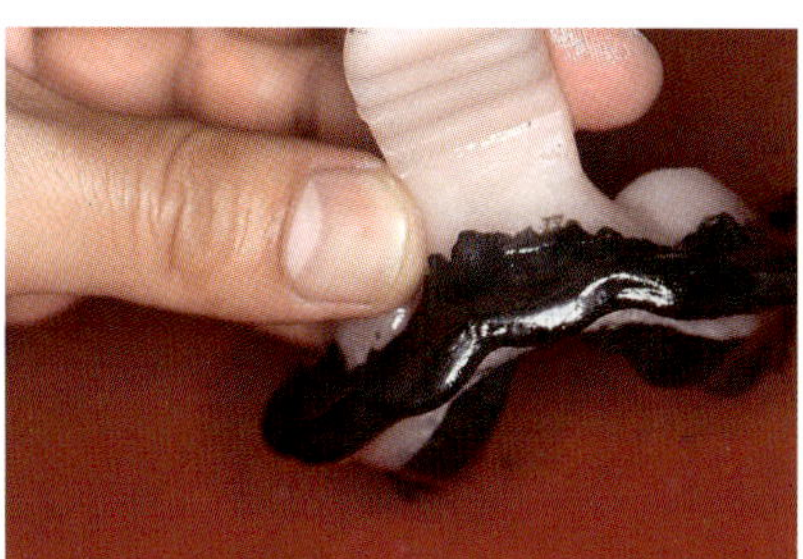

図39-15〜17　唇側部。オトガイ部にウメボシを作らせる。あるいは男性の患者であれば顎髭を剃るときのように力を入れさせる。

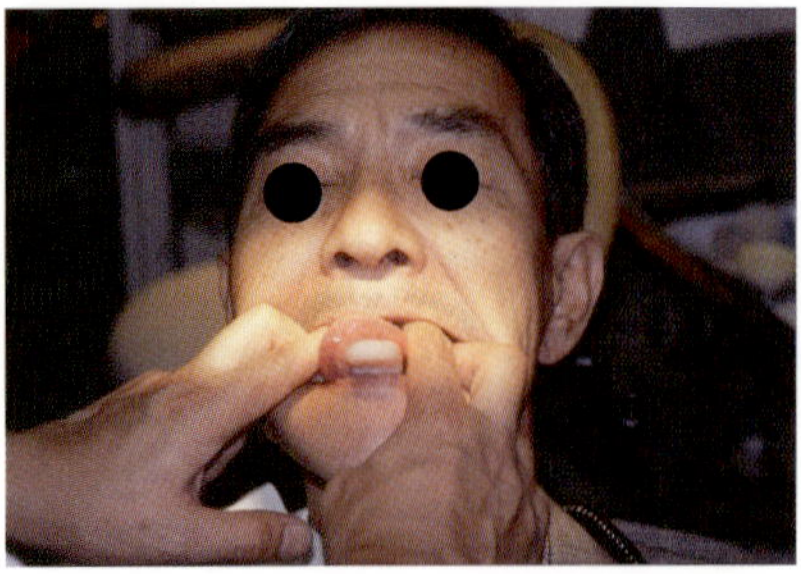

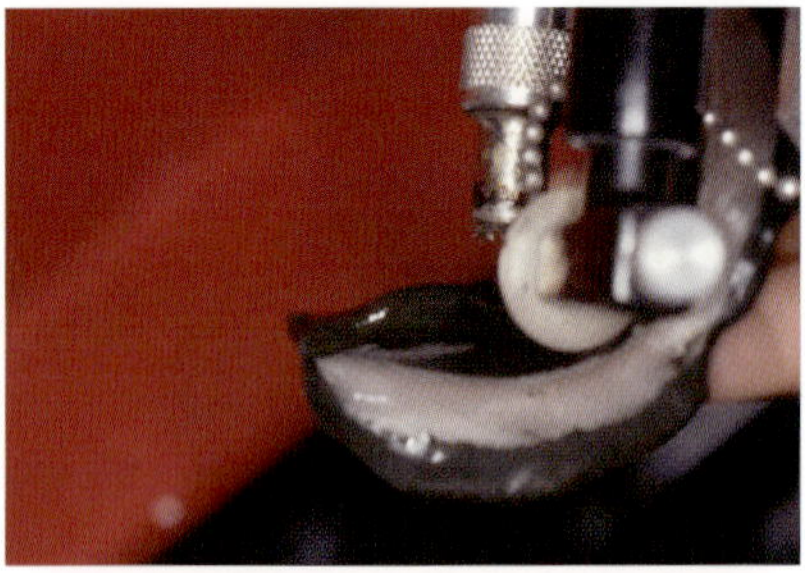

図39-18～20　舌側後縁。顎挙上または舌の前方突出や、舌を緊張させる。この部においては、完成下顎義歯の維持安定を優先したい場合には、舌の前方突出量を少なく、装着感を良好にしたい場合には、舌の前方突出量を大きくする。

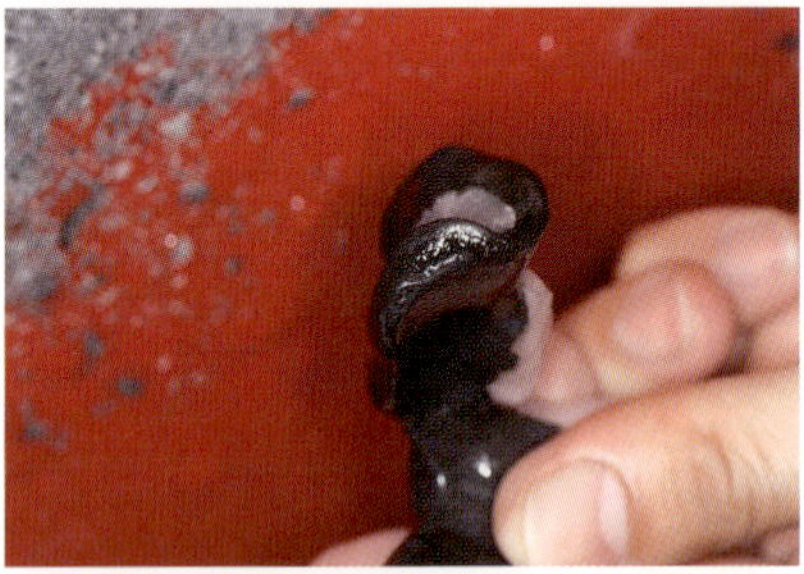

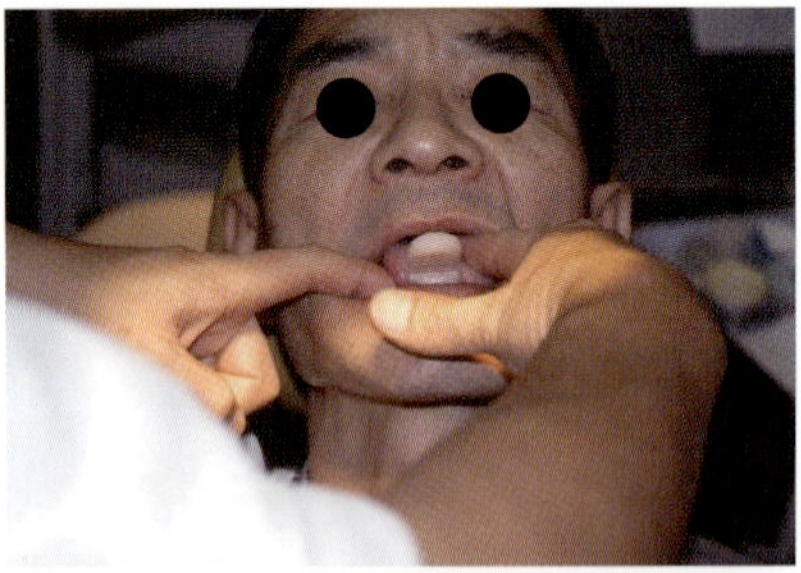

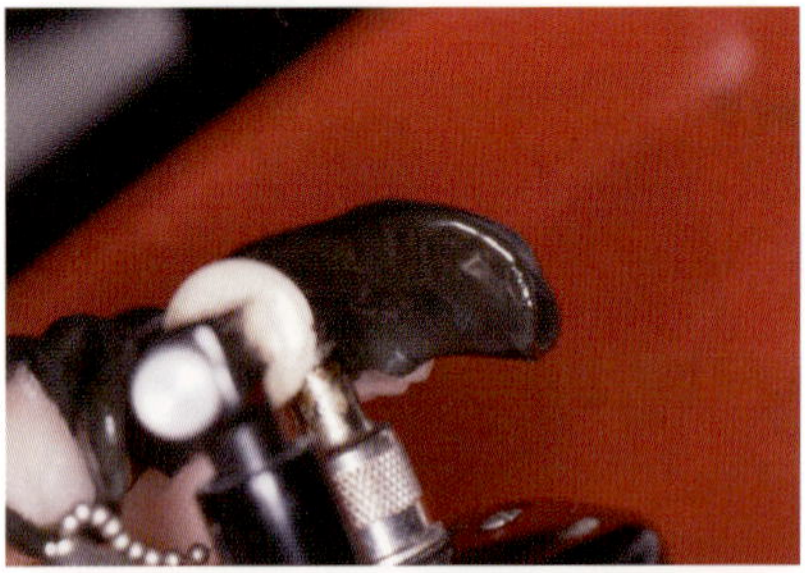

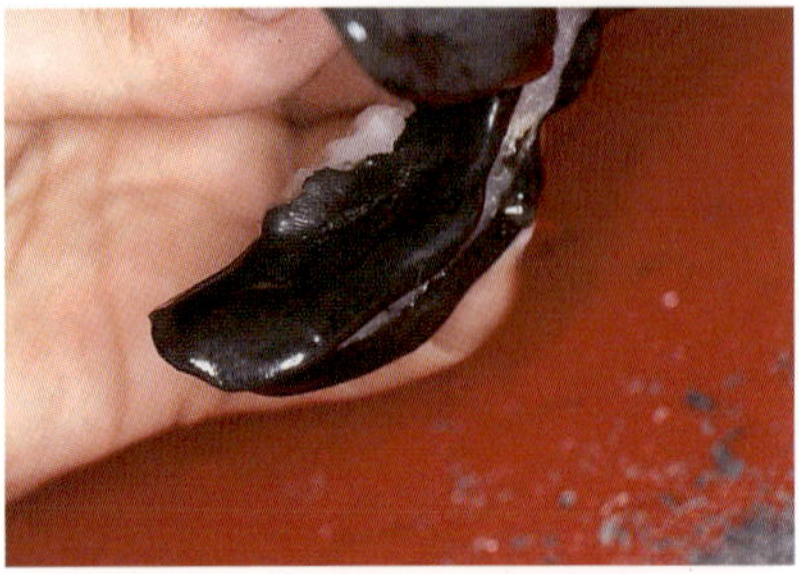

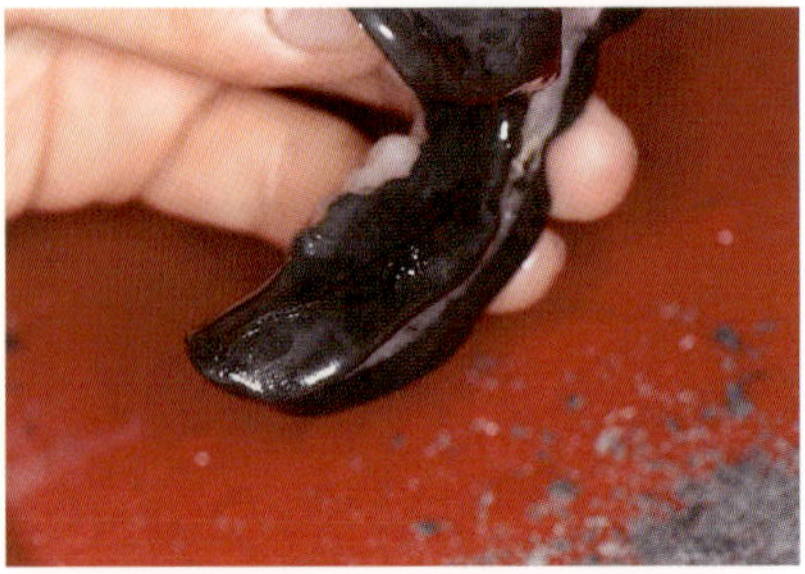

図39-21～24　舌側中央部。患者に顎挙上、舌の前方突出に抵抗させる、舌を緊張させるなどの運動を行わせる。十分な辺縁形成が必要である。

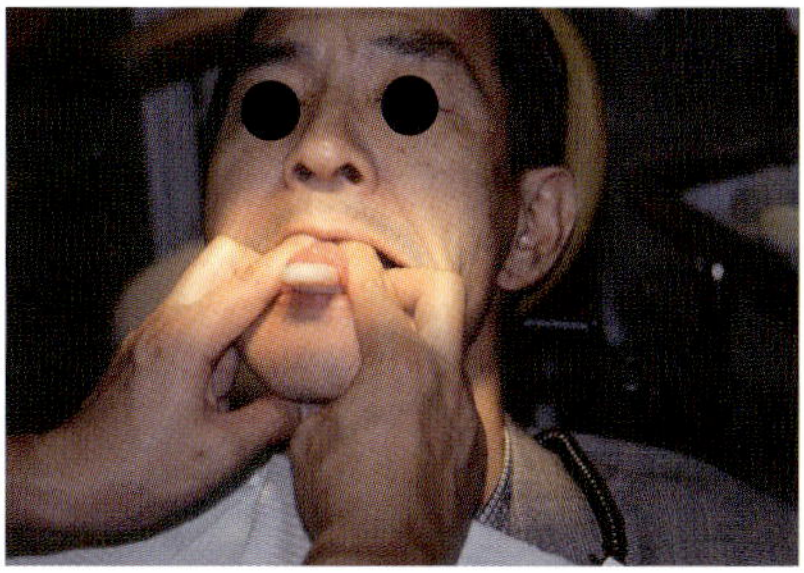

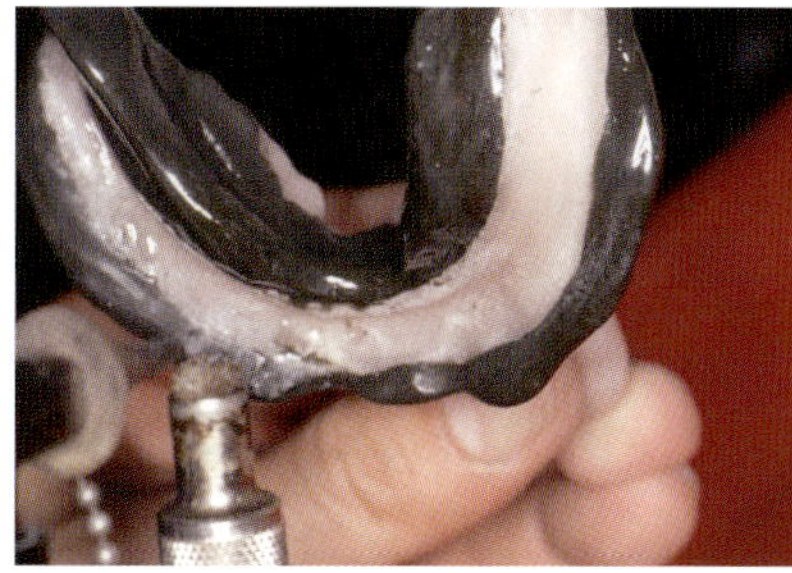

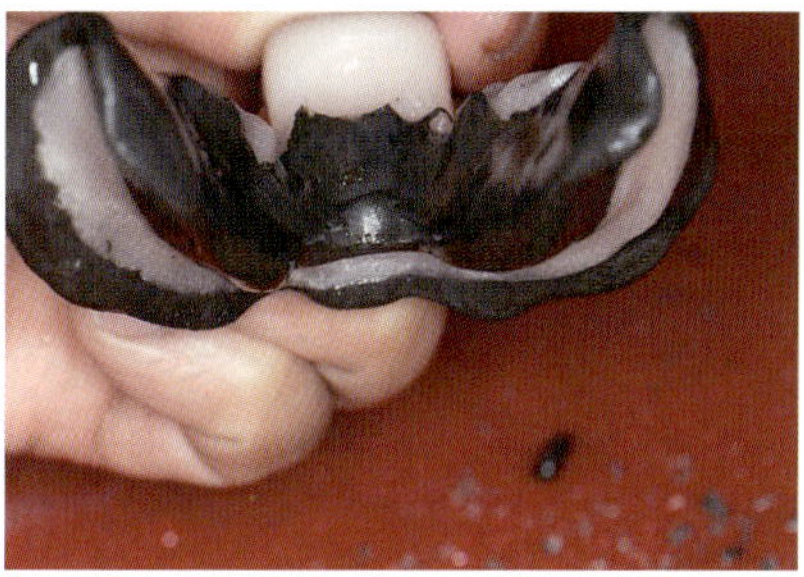

図39-25～27　舌小帯部。辺縁形成では患者に顎挙上、舌の前方突出に抵抗させる、舌を緊張させる、舌尖を上げさせるなどの運動を行わせる。

◆**術者による筋活動**

無歯顎症例の場合、対象となる患者さんは高齢者が多く、口を開けてもらうとか、噛んでもらうといった運動なら容易に行ってもらえるが、複雑な運動の場合は、簡単には思ったように運動を行ってはもらえない場合も少なくない。

その場合は術者が、当該部の義歯周囲筋の筋線維の走行を考え、その走行そして活動を術者の手指でもって誘導することが必要である。当該部の筋繊維の走行を考え、弛緩、収縮時の動きに相当するように手指で持って皮膚を動かすようにすれば良いことである。

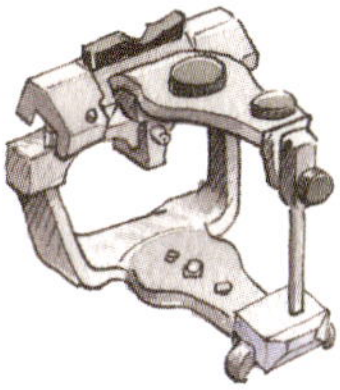

40 忘れてはいけない！上顎義歯への筋突起の影響

上顎のボーダー・モールディング（図40-1，2）

①ハムラー・ノッチ部（翼突下顎縫線の影響）

ハムラー・ノッチ部は翼突下顎縫線の影響を受けてきますので、患者さんに行ってもらう運動としては、開口、閉口運動をしてもらいます。

②歯槽結節遠心部（内側翼突筋の影響）

歯槽結節遠心部は内側翼突筋の影響を受けてきますので、顎挙上、下顎前方運動を患者さんにしてもらいます。

③歯槽結節頬側部（頬筋、下顎筋突起の影響）

歯槽結節頬側部は頬筋と下顎筋突起の影響を受けてきます。この部における頬筋は、おおよそ義歯床辺縁と平行して筋線維が走行しているので、あまりシビアーに考えなくても良いでしょう。そして、してもらう運動としては、指を吸わせる、口唇突出、口角牽引などをしてもらいましょう。

一方、下顎筋突起は周囲筋ではありませんが、この部において下顎側方運動時に下顎筋突起が上顎義歯頬側外側面にぶつかってくるのです。そこで下顎側方運動をしてもらって、下顎筋突起の義歯への干渉を除去します。下顎の側方運動が患者さ

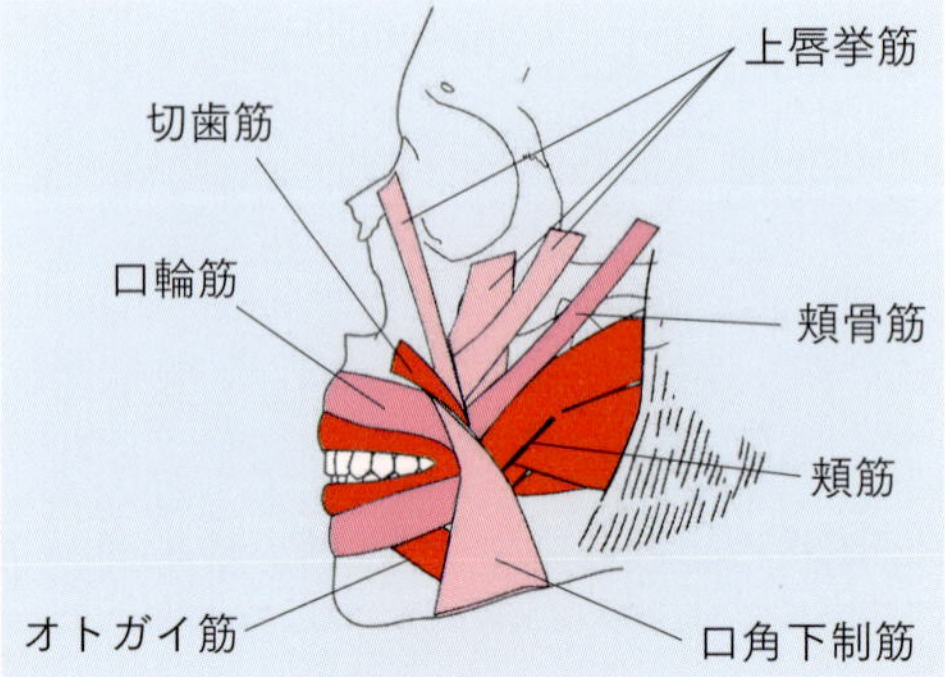

図40-1　上顎ボーダー・モールディングに関与する筋。その1（Schreinemakersより引用・改変）[8]。

んにわかりづらい場合には、下顎を振り子のように左右に動かすよう指導します。

このことは、口を開けて上顎第二大臼歯頬側面に歯ブラシを当てることが難しいことと同じです。そう、プレパレーションで上顎7番の遠心頬側部にタービン・ヘッドを入れにくいこととも同じです。

④頬小帯部（口角挙筋、口輪筋、頬筋の影響）、モダイオラス（筋結節）

頬小帯部はモダイオラス（筋結節）に相当する部分にあたり、口角挙筋、口輪筋、頬筋などの多くの筋の影響を受ける部分です。

そしてこれらの筋はほとんどが義歯床辺縁とは交差する「敵」であるため、この部のボーダー・モールディングはしっかり行う必要があります。

頬筋は一見、義歯床辺縁と平行に走行するように思えますが、上顎歯槽部より出発した頬筋の一部と下顎歯槽部より出発した頬筋の一部筋線維はこの部、すなわちモダイオラス（筋結節）において交差していきます。

この部のボーダー・モールディングにあたっては、頬粘膜の吸引、口角の牽引、口角の下方・内方運動、口唇突出などをしてもらいます。一般にこの部の辺縁形態はへこんできます。

⑤唇側部（口輪筋の影響および審美性）

唇側部は主に口輪筋の影響を受けますが、下顎と比べ筋線維が長いため、シビアーに考える必要はありません。むしろこの部は審美性が重視される部分ですので、リップ・サポートを見ながら鼻の下を延ばさせ、調整していく必要があります。

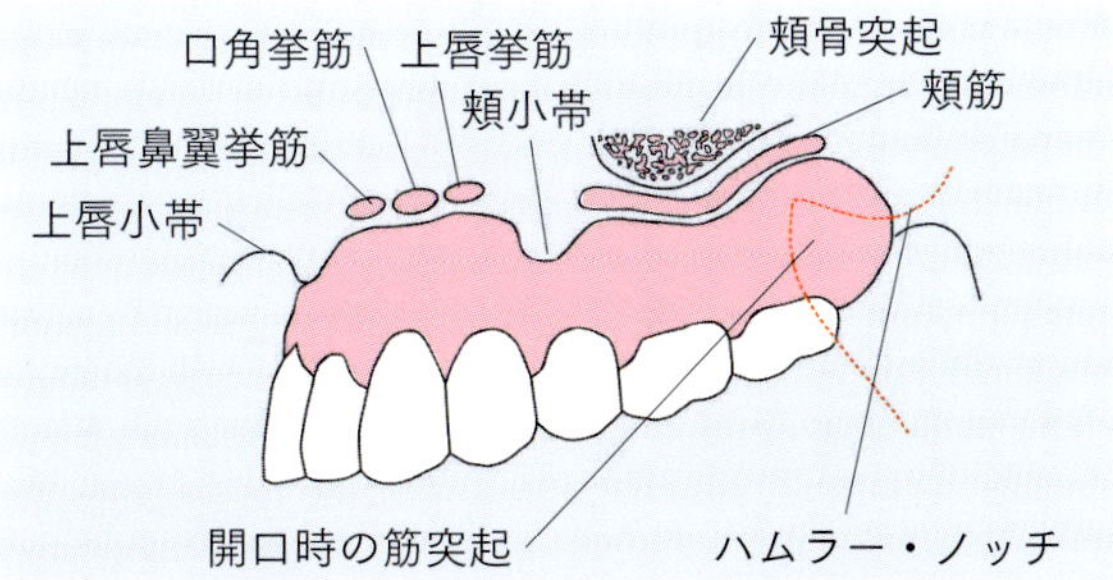

図40-2　上顎ボーダー・モールディングに関与する筋。その2（Schreinemakersより引用・改変）[8]。

⑥口蓋後縁部（ポスト・ダム）

口蓋後縁部は後方振動線（Posterior vibrating line、アーライン）と前方振動線（Anterior vibrating line、硬口蓋と軟口蓋の境）の間にポスト・ダムを設置していきます。

具体的な手技は図40－3〜14を参考にしてください。なお通常、筆者は「Synthetic Occlusal Plane Wax」によるファンクショナル・ポスト・ダム・テクニックをウオッシュ・インプレッションの後に行うようにしています。これについては、後で解説していきましょう。

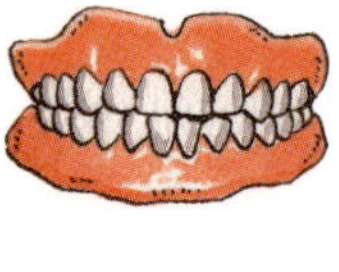

上顎のボーダー・モールディング

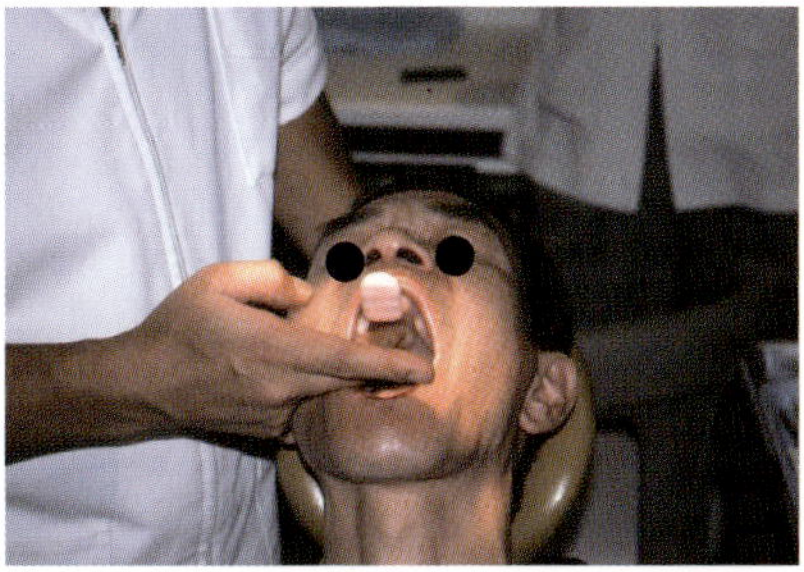

図40-3　ハムラー・ノッチ部は患者に運動としては、開口、閉口運動をさせる。

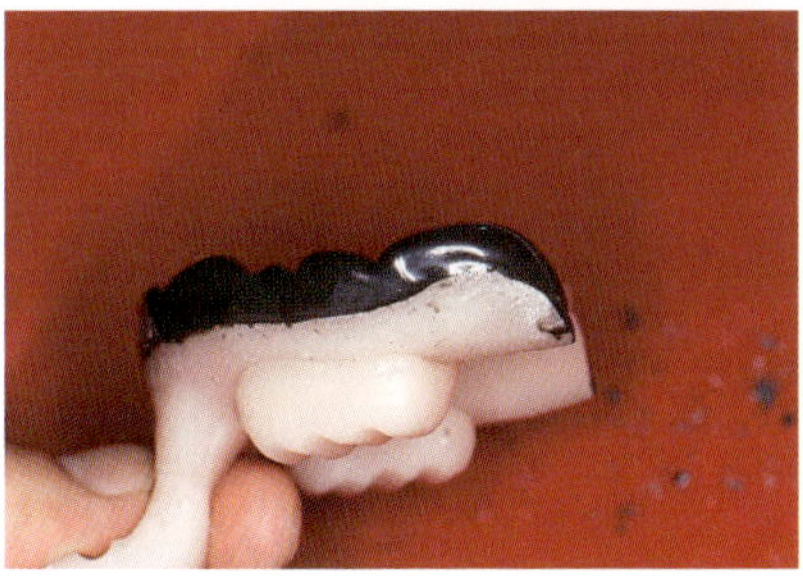

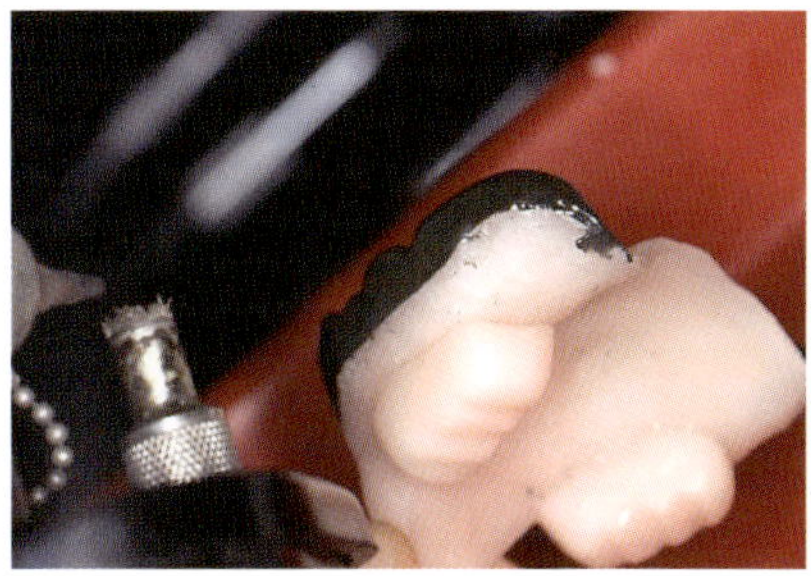

図40-4, 5　歯槽結節頬側部は、患者に指を吸わせる、口唇突出、口角牽引などをさせる。また下顎側方運動で、下顎筋突起の義歯への干渉を除去する。

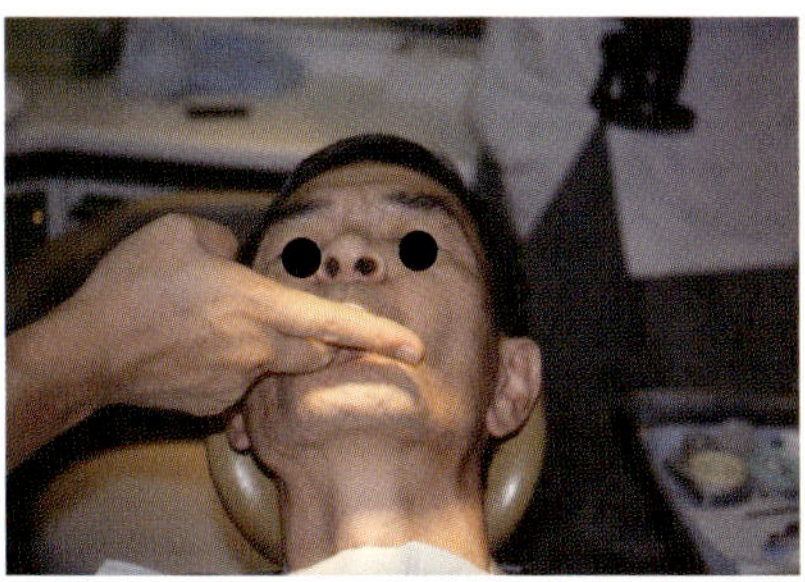

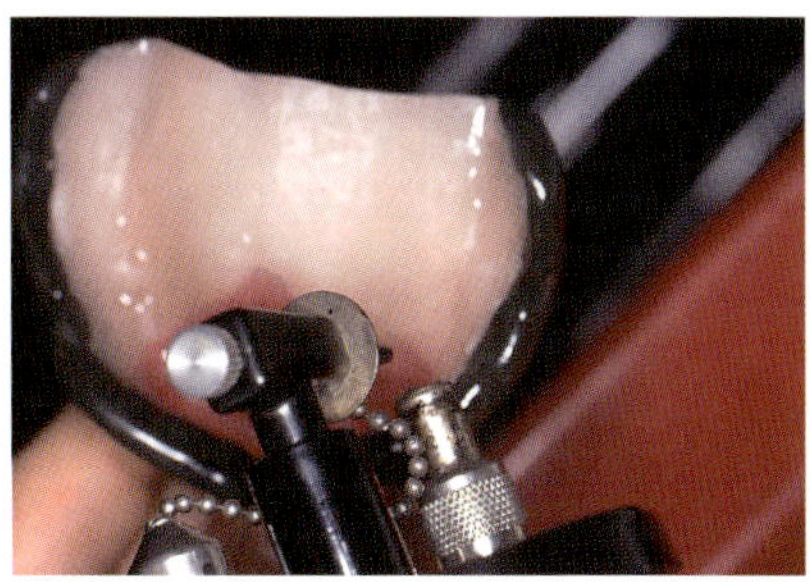

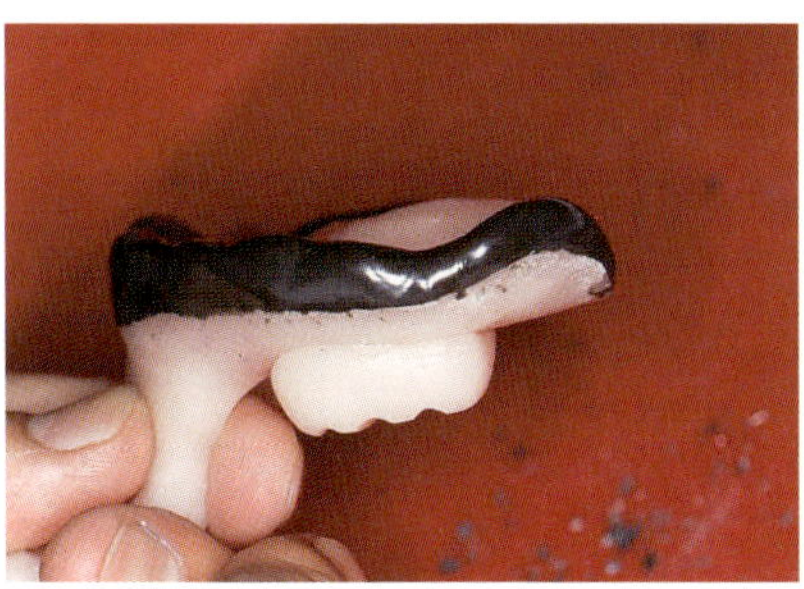

図40-6～8　頬小帯部のボーダー・モールディングは、患者に頬粘膜の吸引、口角の牽引、口角の下方・内方運動、口唇突出などをさせる。一般にこの部の辺縁形態はへこんでくる。

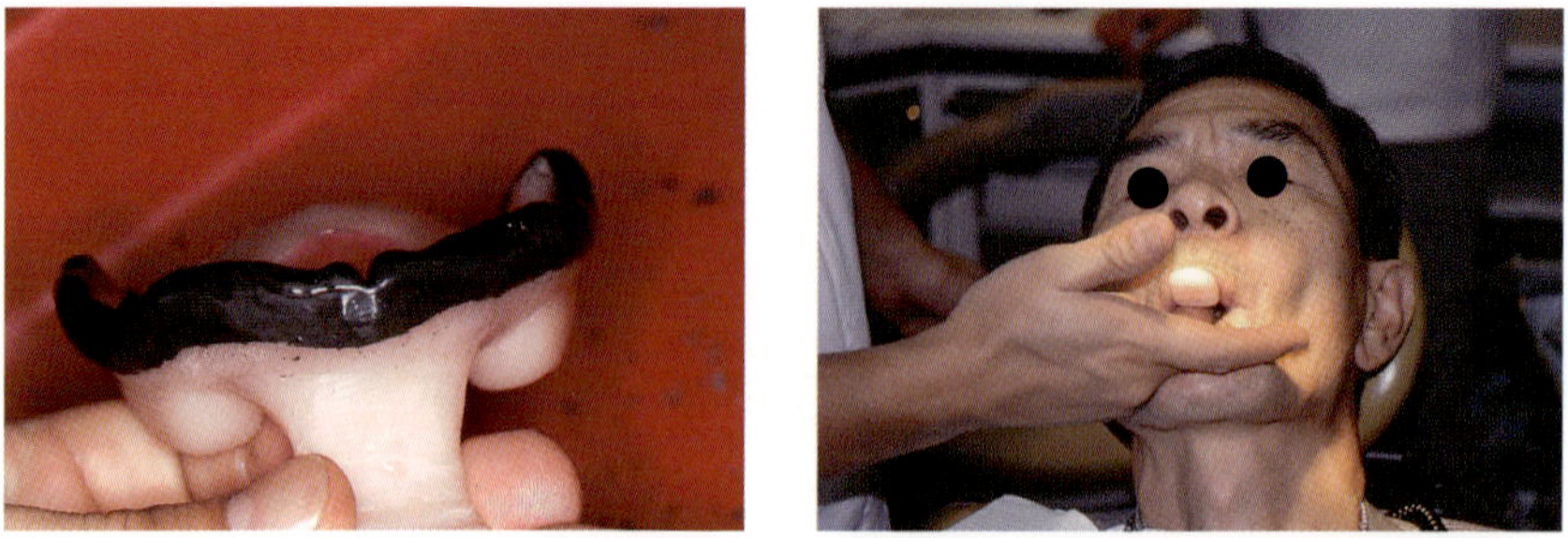

図40-9, 10　唇側部はリップ・サポートを見ながら鼻の下を延ばさせ、調整していく必要がある。

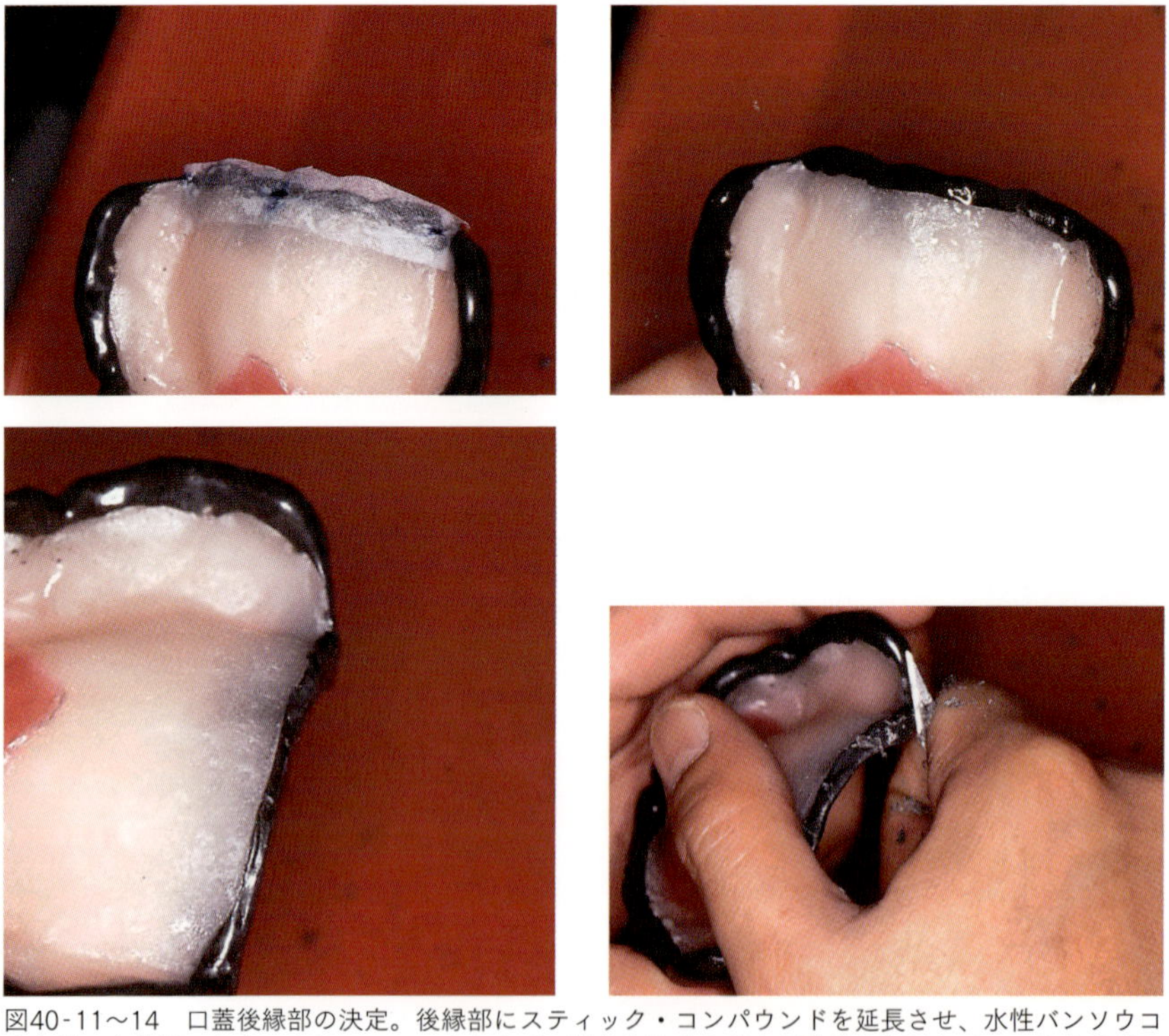

図40-11〜14　口蓋後縁部の決定。後縁部にスティック・コンパウンドを延長させ、水性バンソウコウを貼った状態で左右ハムラー・ノッチおよび口蓋小窩を含む後方振動線を転写して、これを参考にトリミングしていく。

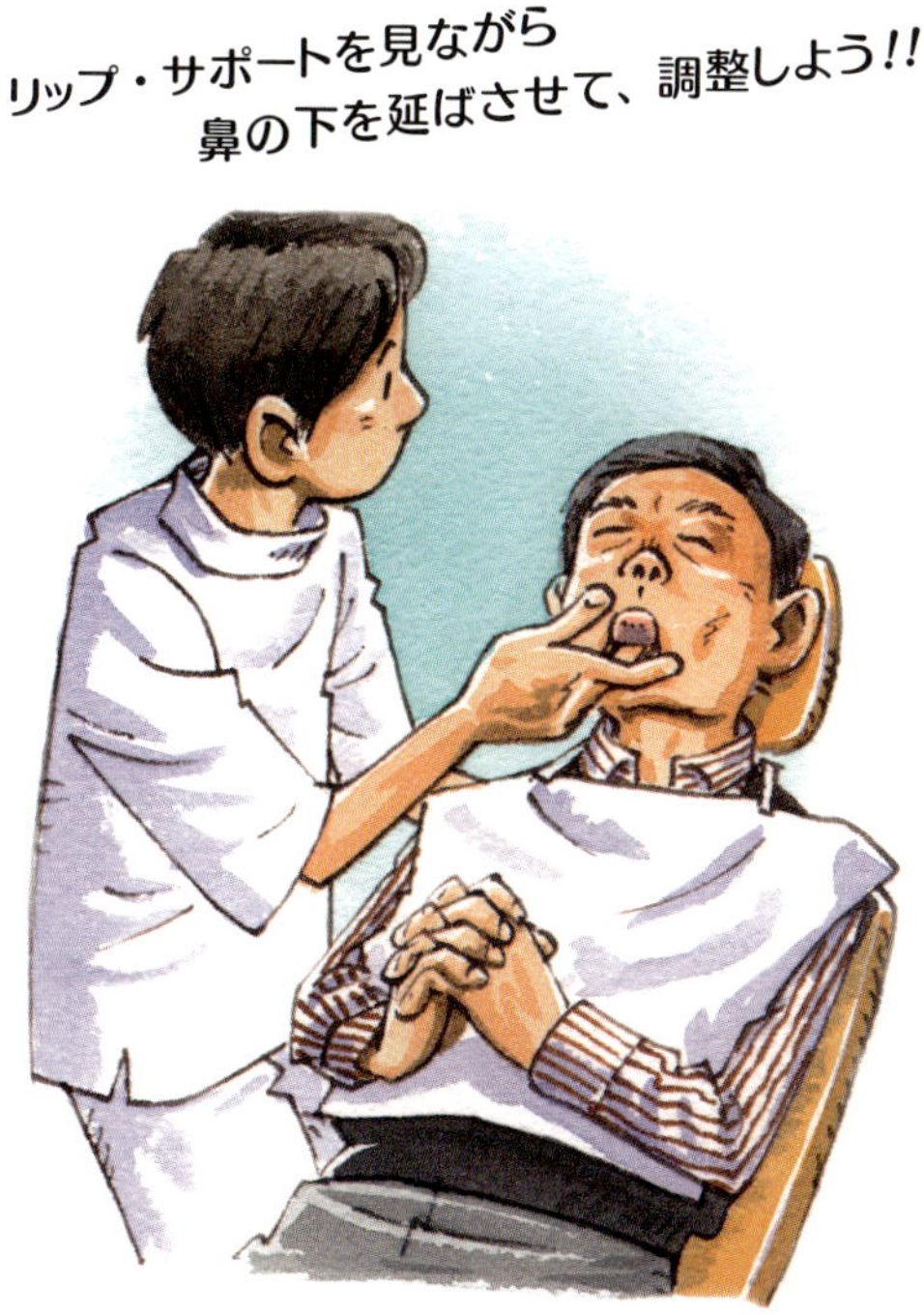
リップ・サポートを見ながら
鼻の下を延ばさせて、調整しよう!!

41 各個トレーの柄は、何のために付けるのか？

1. トレーの柄の隠された秘密

有歯顎における各個トレーの柄の形態は、どこにいってもあまり大きな違いがないようですが、反面、総義歯の各個トレーの柄にはさまざまな形態があることに気づかれると思います。よく総義歯の各個トレーのハンドルで、人工歯の植立と同様にするということで、トレー・ハンドルを上前方に、短く、そして小さく作っているのを見受けます。

これらは人工歯が植立されているようにし、より生理的なボーダー・モールディングを行わせたいという意味から採用されているようです。ただ、筆者はこのタイプはあまりお勧めしません。

そこで、ここでは、総義歯各個トレーの柄の役割を考えながら、筆者がお勧めする形態について説明していきましょう。

各個トレーの柄と言えば、単にトレー着脱時のハンドルとしか思われないようですが、総義歯の印象採得時には、結構いろんな役割を演じているものです（下段のトレー・ハンドルの役割参照）。

筆者はこれらを考慮し、トレーの柄は上下顎ともに各個トレーの上の人工歯の排列予想位置から人工歯の植立方向に一致させて立ち上がらせ、ボーダー・モールディング時に口唇運動を阻害しない十分な高さの唇側にハンドルを付けています。

◆トレー・ハンドルの役割

①トレーを正しく位置付けし、また撤去する。

②前歯部人工歯の代わりとして位置付けし、サポートなどの審美性を考慮したボーダー・モールディングを容易にする。

③正しいボーダー・モールディングが行われたかをチェックするハンドルとなる。

おおまかに言えば、ハンドルの高さは、唇側トレー辺縁より上方20〜30ミリくらいに設置すれば良いと思いますが（図41-1）、予備印象採得時に口唇との位置関係を観察し、トレー・ハンドルの高さを読んでおけば一番確実でしょう。

このように製作されたトレー・ハンドルを用いれば、トレーの挿入や撤去を確実に行うことができますし、またボーダー・モールディング時に、作られたボーダーを適確にチェックすることができるわけです。ボーダーをチェックする方法は実に簡単です。

2．ボーダー・モールディングの評価（図41-2〜4）

各部におけるボーダー・モールディングについては、そのつど、的確なボーダー・モールディングが行われたかどうかチェックしていく必要があります。まずコンパウンドの表面が艶やかに輝くshiningの状態になっていることが必要です。

そして吸着（サクション）の評価にあたっては、評価したい部位の対角線方向へ、各個トレーの柄をひねり、サクションが得られているかをチェックしていきます。この操作をステップごとに行っていく必要があります。

たとえば、右上臼歯部ボーダーをチェックしたいときは、トレー・ハンドルを右下に、上顎後縁封鎖のチェックでは上方に、そして下顎舌側のボーダーをチェックするときは下方にひねってみれば良いわけです。

大差のないトレー・ハンドルと思われがちですが、どうですか、どうせ作るのだったら仕事をしやすいように作りませんか。

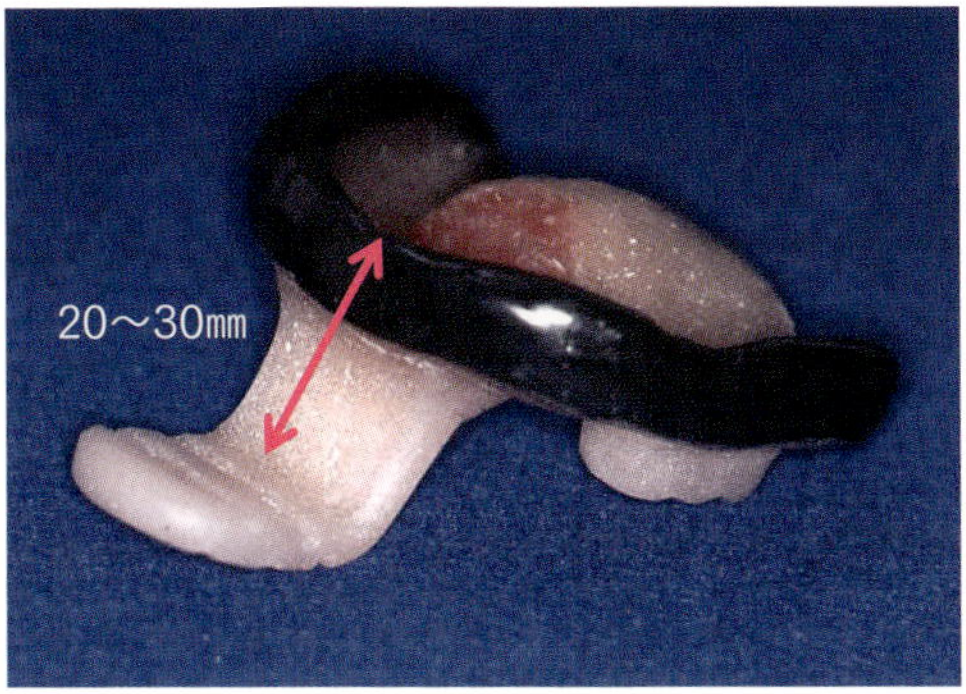

図41-1　ハンドルの高さは、唇側トレー辺縁より上方20〜30㎜くらいに設置すれば良い。

ボーダー・モールディングの評価

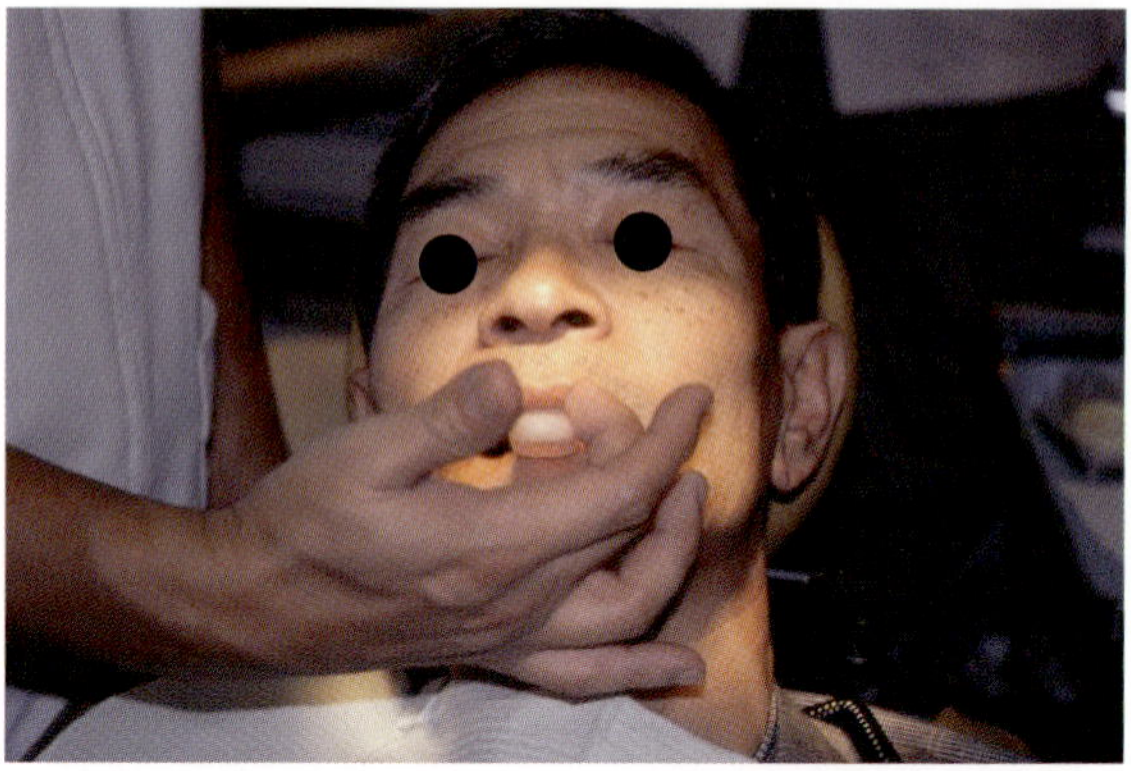

図41-2～4　ボーダー・モールディングの評価。吸着（サクション）の評価にあたっては、評価したい部位の対角線方向へ、各個トレーの柄をひねり、サクションが得られているかをチェックしていく。
図41-2　右上臼歯部のチェック。

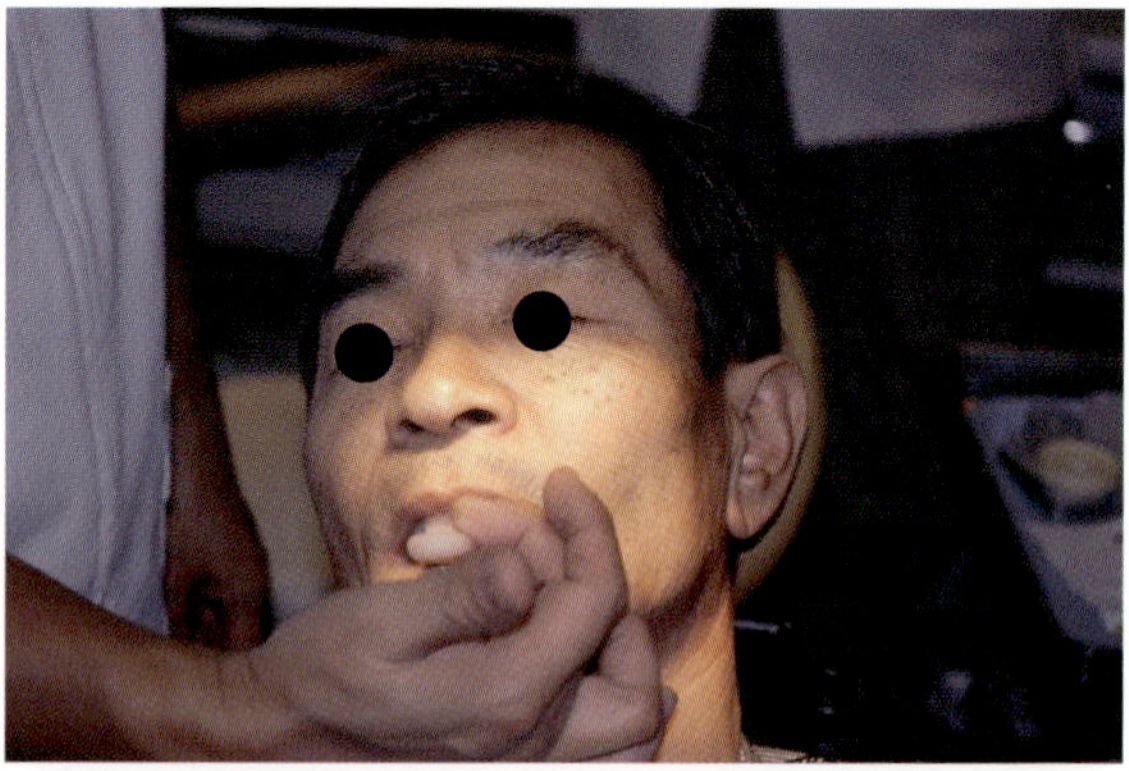

図41-3　左上臼歯部のチェック。

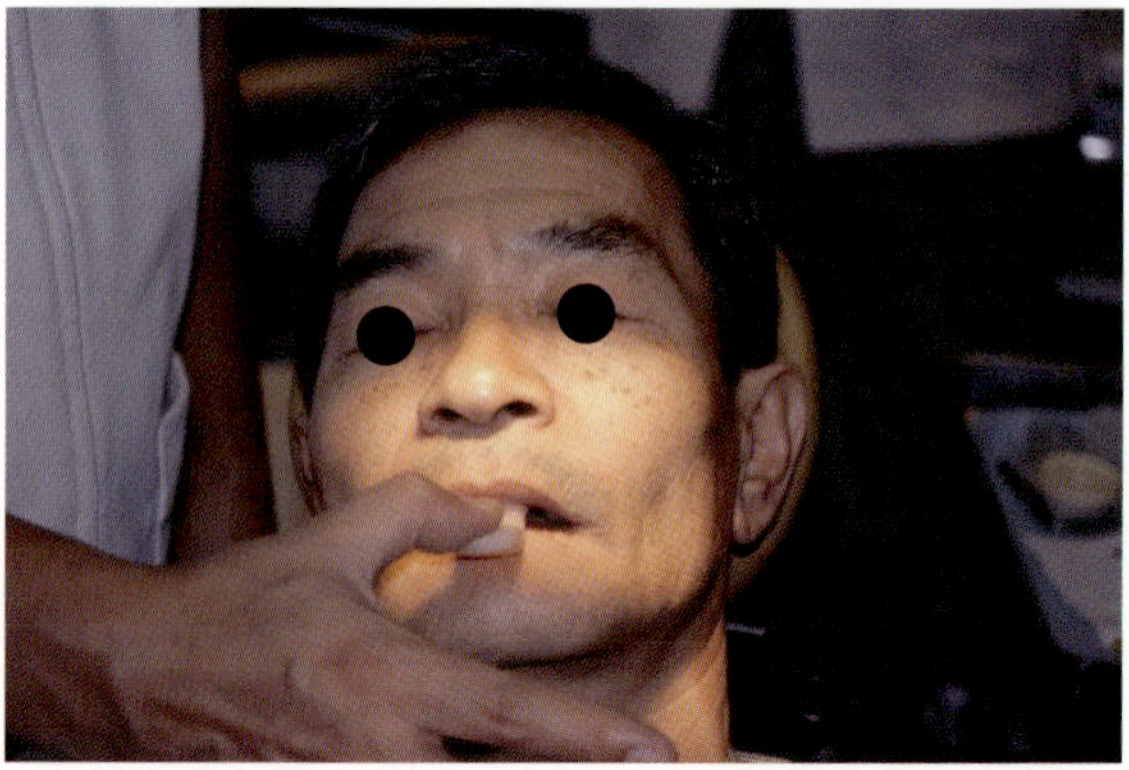

図41-4　上顎前歯部のチェック。

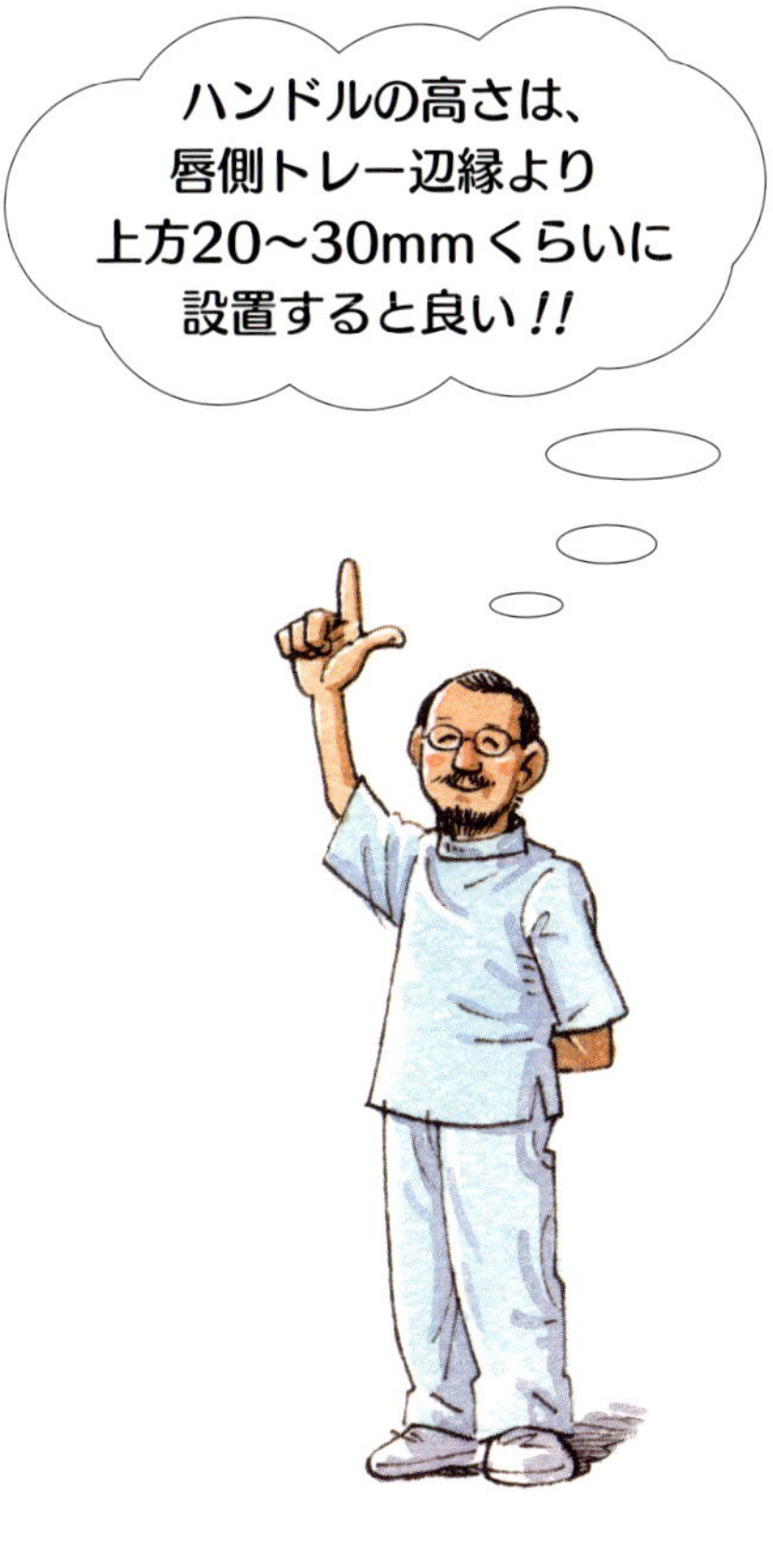
ハンドルの高さは、
唇側トレー辺縁より
上方20～30mmくらいに
設置すると良い!!

42 頼っちゃならない！ウオッシュ・インプレッション

よく、ボーダー・モールディングを行った後、適正なサクション（吸着）が得られていないのに「どうせウオッシュ・インプレッションを行えば大丈夫」などと言った話を耳にしますが、それは大間違いです。

以前の項にてお話ししたように、総義歯の印象採得は大きくつぎに挙げる2つのパートに分けられます。

①義歯床外形および大きさの決定を行う。②義歯床内面形態の決定を行う床下粘膜の印象（ウオッシュ・インプレッション）の2つです。①の「義歯床外形および大きさの決定を行う」は、ボーダー・モールディングにより確立されるもので、サクションはこの段階で得られていなければならないのです。後は、②の「義歯床内面形態の決定を行う床下粘膜の印象（ウオッシュ・インプレッション）」を行えば良いわけです。

「Impression Making」と言うと、ボーダー、すなわち①の義歯床外形および大きさの決定というイメージが強いかもしれませんが、床下粘膜の印象（ウオッシュ・インプレッション）においてもその要素は大きく、印象を採る圧力によって、容易に床下粘膜組織は形態を変えてしまうものです。

そのため総義歯での印象圧についての論争は以前から多数あり、現在においても、加圧印象、無圧印象そして選択圧印象、それぞれを支持する先生方がいらっしゃい

◆無圧印象

言葉で言うのは簡単であるが、実際には印象材を口腔内に挿入するだけでも圧がかかるわけであるから、無圧印象を行うことはたいへん難しいことである。

過去においては印象用石膏（キサンターノ）をビシャビシャの水のように練和して口腔内に吹き付けるように盛って、硬化を待って印象採得が行われていたが、患者さんにとってはかなり苦痛がともなう処置であり、大きなアンダー・カットが存在する場合には、使用できない。

こういったテクニックは臨床的ではないので、筆者は、後のブランチング・テクニックで解説する、2ステップによる無圧印象法を採用している。

ます。ただ、どの理論を主張するにしても、印象前の床下粘膜組織が正常な状態、すなわち、つぶされていない「もともとの姿」になっていなければなりません。

このことは、後の項において解説するティッシュ・コンディショニング（粘膜調整）の必要性につながってきます。言い換えれば、正しいティッシュ・コンディショニング（粘膜調整）が終了していない状態での、印象圧の論争は無意味ということになるわけです（図42-1）。

床下粘膜と総義歯の関係は、スキー靴と足の関係に似ています。スキーをやったことのある先生は、1回か2回はあのスキー靴の痛みや圧迫感を経験されたことがあると思います。

筆者もスキーを始めた40年近く前は、あの痛い思いに閉口していたほうです。最近はかなり改善されてきたようですが、なぜ履き心地の良いスキー靴に巡り合うことが難しかったのでしょうか。

スキー靴には相反する2つの条件があるようなのです。ひとつはスキー操作を意のままに行えるように足とスキー靴を完璧に一体化することです。もうひとつは履き心地を良くすることでしょう。

しかし、スキー靴のもっとも重要な条件は、スキー靴と足との一体化でしょうから、当然硬い材質を使い、靴のなかで足が動かないようにしっかりと締め上げる必要が出てくるわけです。こうすると、もうひとつの条件である履き心地はなかなか良くはなりません。とくに皮膚が薄く、骨と近いくるぶしの部分などはすぐ圧迫され痛みが出てしまいます。

この問題を解決するために各スキー靴メーカーは色々な工夫をしているようです

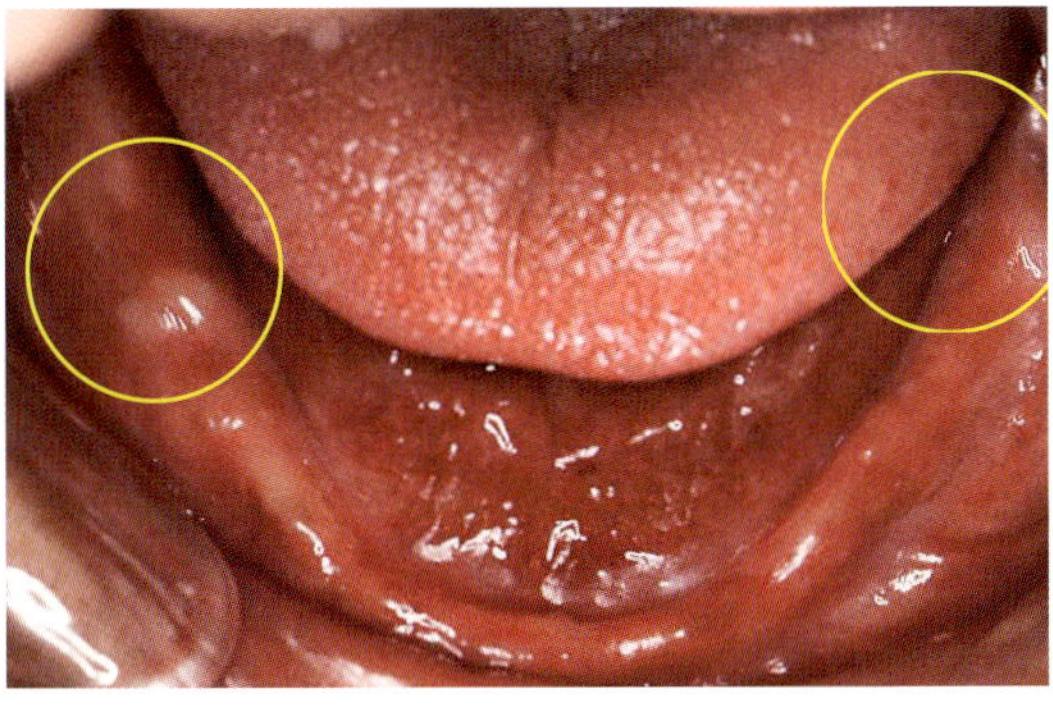

図42-1　旧義歯による圧痕。この状態で床下粘膜の印象（ウォッシュ・インプレッション）を行うならば、印象圧の論争は無意味と言える。

が、筆者が現在使用しているスキー靴では圧迫しても痛みの出にくい部分をしっかり締め上げ、痛みの出やすい部分は柔らかく包み込むように出来上がっているようです。

このスキー靴と足の関係を義歯床と床下粘膜の関係にあてはめてみますと、非常によく似ています。総義歯の大切な目的のひとつに咀嚼があるわけですから、当然硬い食物でもバリバリ食べられることが望まれるでしょう。しかし、そうすればかなりの咀嚼圧が義歯床にかかり、結果として、あの硬いレジンでできた義歯床が顎堤粘膜を圧迫して、粘膜の薄い下の骨のとがっているようなところでは痛みが出てくるということになります。

しかし、総義歯の場合はスキー靴と違って機械的に痛くない部分だけを締め上げるわけにはいきませんから、スキー靴ほど簡単には解決できないということになります。そこで総義歯の場合には印象圧が問題になってくるのです。

加圧印象はチューイング・インプレッション別名、咬座印象あるいは咬合圧印象（図42-2）に代表されますが、咬合床あるいは仮床を製作し、これらの内面に印象材を注入し、上下顎同時に、患者さんに咬合してもらった状態で印象採得する方法です。

要するに、咬合圧をかけた状態での顎堤粘膜の印象を採ることによって、噛んだ時の粘膜の沈んだ状態を再現し、これにより、完成した義歯で噛んだときに痛みが出にくくなるであろうといった考えから生まれた方法といえます。

確かに、この方法では、噛んだときの痛みの発現は少ないように思えますが、噛んでないときもつねに、床下粘膜を圧迫していることになり、また圧迫していない

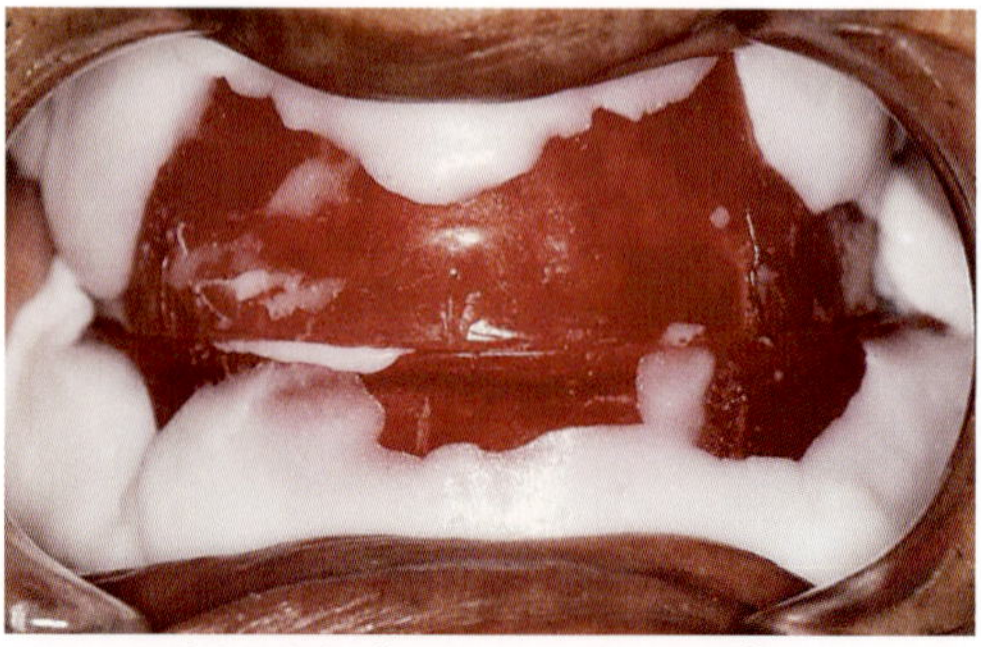

図42-2　咬合圧印象（チューイング・インプレッション）。

とすれば、いつも義歯が浮き上がった状態であることになり、これらは、長期間の義歯の使用においては、床下粘膜組織にあまり良い影響を与えるとは思えません。

筆者は、適正なティッシュ・コンディショニングが終了した、床下粘膜組織をできるだけ無圧に近い状態で「もともとの姿」の状態を印象（無圧印象）したいと思っています。そして、それによって得られた作業模型上で最終総義歯を調製し、その最終総義歯を口腔内で、必要な部分のみリリーフ（粘膜面の調整）して、選択的に圧をコントロールするようにしています。

こうすることにより、十分咀嚼でき、かつ長期間使用しても床下粘膜組織の健康を保持する総義歯を製作できるのです。

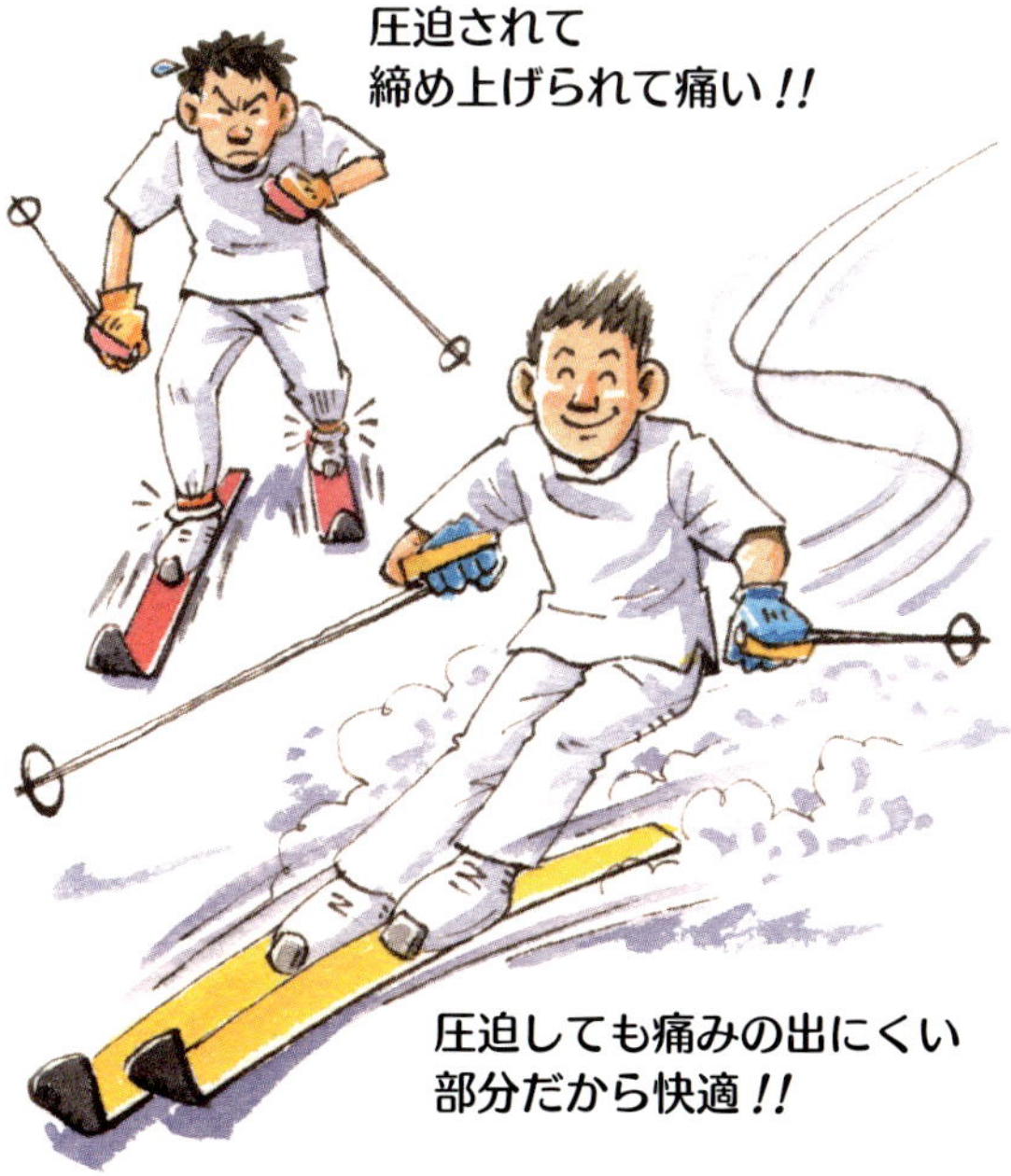
圧迫されて
締め上げられて痛い！！
圧迫しても痛みの出にくい
部分だから快適！！

43 色々あるトレー・マテリアルの色は、何のためについているのか？

床下粘膜の印象（ウオッシュ・インプレッション）は義歯床内面形態の決定を行う操作と言えます。そして床下粘膜組織の捉え方によって、①無圧印象、②選択圧印象、③加圧印象に大別されます。

筆者は、床下粘膜組織の形態を本来の形として捉えたいため、無圧印象を採用したいのですが、各個トレーの性質上それが不可能なため、リニアー・テクニックにおいては選択圧印象を採用しています。

実際の操作においては、上顎ではボーダー・モールディングの終了した各個トレーよりワックス・スペーサーを外し、その移行部をカーバイト・バーなどにより滑らかな状態にして、その後、フローの良い印象材（たとえば、Z.O.Eペーストなど）を油絵用の筆を用いてトレーに塗布し、口腔内へ挿入していきます（図43-1～4）。このとき印象材の一部を筆で口腔内の口蓋皺壁部へ塗布しておくと気泡を防止できます。

下顎では、ボーダー・モールディングの終了した各個トレー内面をカーバイト・バーなどにより一層削除し、上顎より少し硬めの印象材（たとえば、3Mインプレガム・ペンタ・ソフト）を用いて印象採得を行っていきます。このとき意図した部位以外が加圧されていたならば、注意が必要です。つまり最終義歯において、その部分が、多くの場合リリーフを必要とするからで、必ずその部分を記録しておくこ

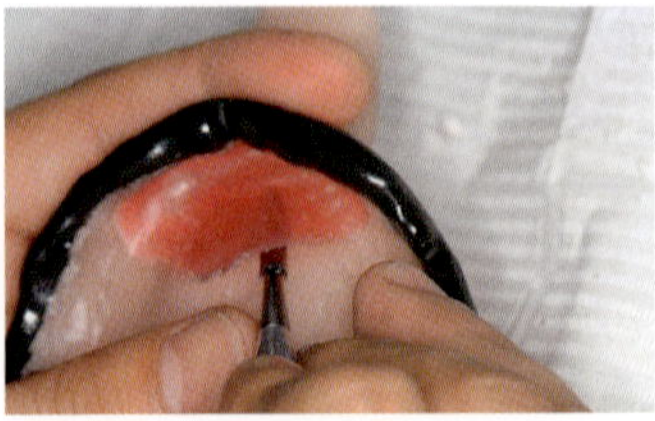
図43-1　ワックス・スペーサーの除去。ボーダー・モールディングの終了した各個トレーからワックス・スペーサーを外す。

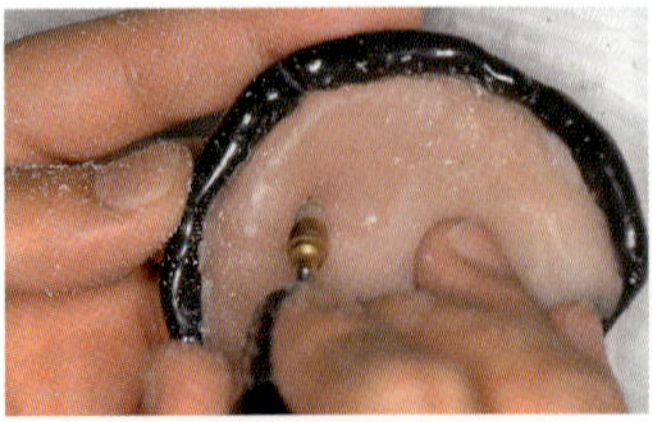
図43-2　その移行部をカーバイト・バーなどで滑らかな状態にしておく。

とが重要です。では、加圧部はどうすればわかるのでしょうか。

現在市販されているトレー・マテリアルには、ホワイト、ブルー、ピンク、クリアーなどの色調がほどこされています。これらの色は何のためにあるのでしょうか。術者の好みで選べるように、でしょうか。いいえ、このトレー・マテリアルの色にも理屈があるのです。

トレー・マテリアルの色は使う印象材により選択できるようになっているのです。使う印象材と異なる色のトレー・マテリアルを選べるようにできているわけです。

もし、使う印象材と同じ色調のマテリアルで各個トレーを製作すると、印象採得では、有歯顎、無歯顎を問わず、異常な圧力がかかった部位が判断できなくなってしまいます。

このことは、選択圧印象を目指す無歯顎の印象採得では重大な問題で、トレー・マテリアルは使用する印象材の色とはっきり区別できる色を用いなければなりません。茶色糸のラバー印象材を使うならホワイトやブルーのものを、ユージノール・インプレッション・ペーストを用いるならブルーやクリアーを選んで使い分ける必要があるのです。

図43－5～11までに上顎と下顎ウオッシュ・インプレッションの手順を示しておきますので参考にして下さい。

下顎ウォッシュ・インプレッションの手順

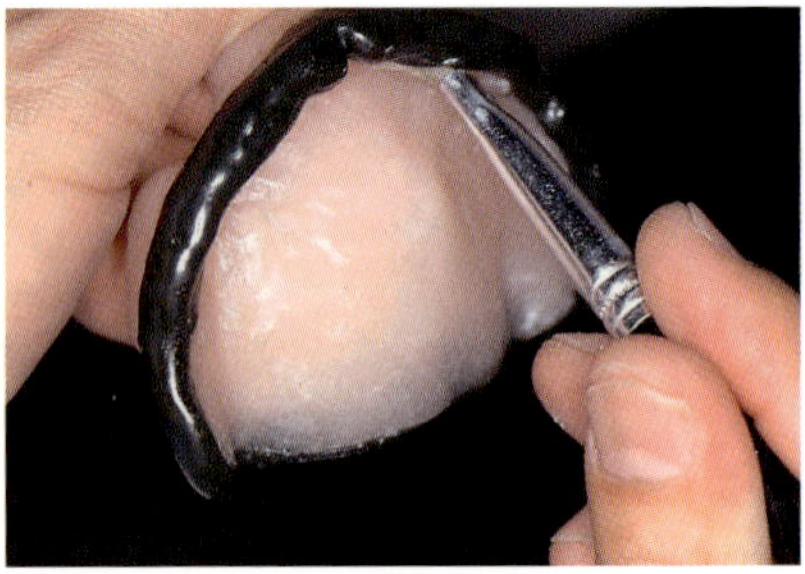

図43-3　その後、もし印象が不備であった場合に再印象のための印象材の除去が容易になるように、薄くワセリンを塗布しておく。

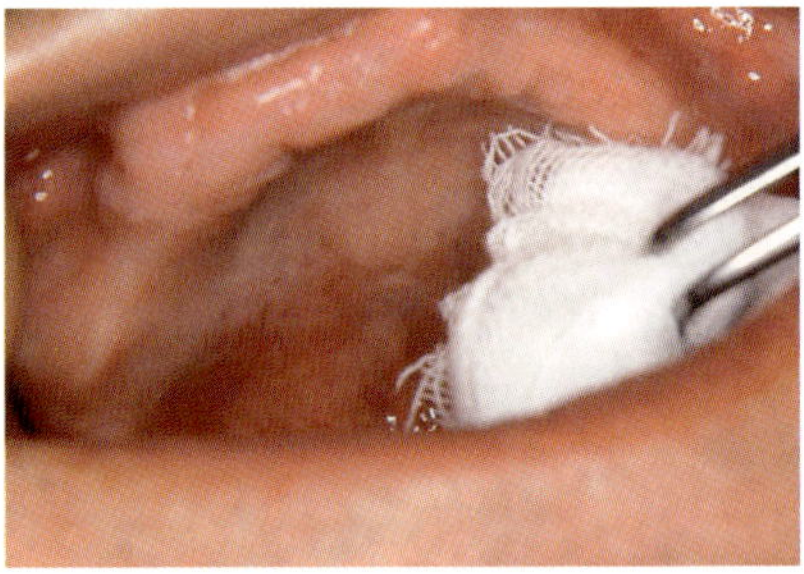

図43-4　唾液の除去。印象採得に先立ちガーゼなどで口腔内の唾液を拭き取っておく。

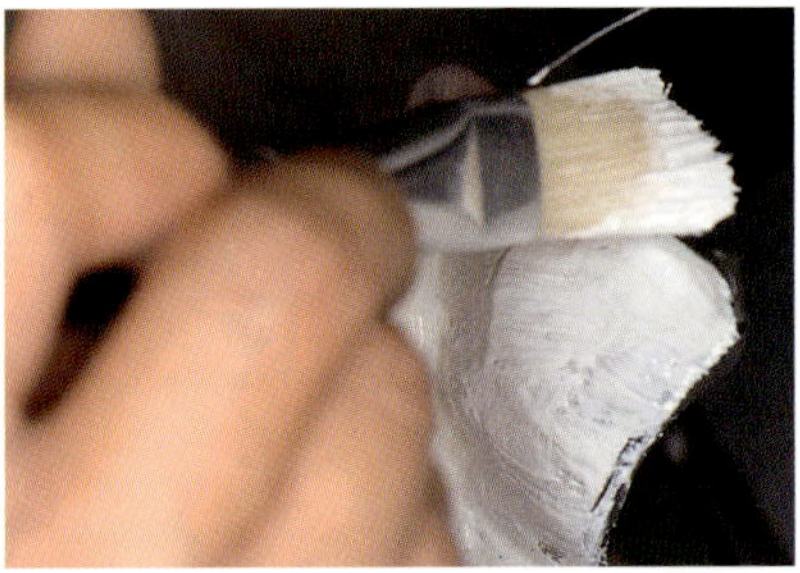

図43-5　上顎のウォッシュ・インプレッション。フローの良い印象材（Z.O.E.ペーストなど）を油絵用の筆を用いてトレーに塗布する。

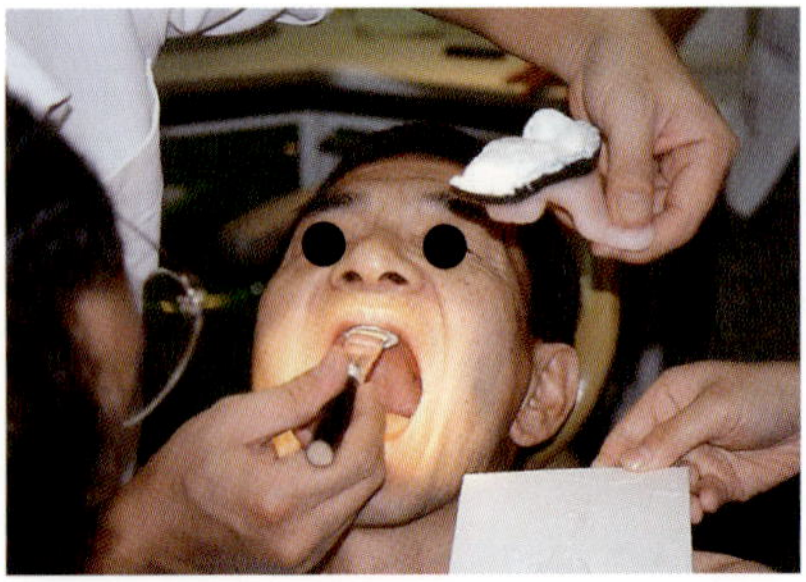

図43-6　つぎに口腔内へ挿入していくが、このとき印象材の一部を筆で口腔内口蓋皺壁部へ塗布しておくと気泡の混入を防止できる。

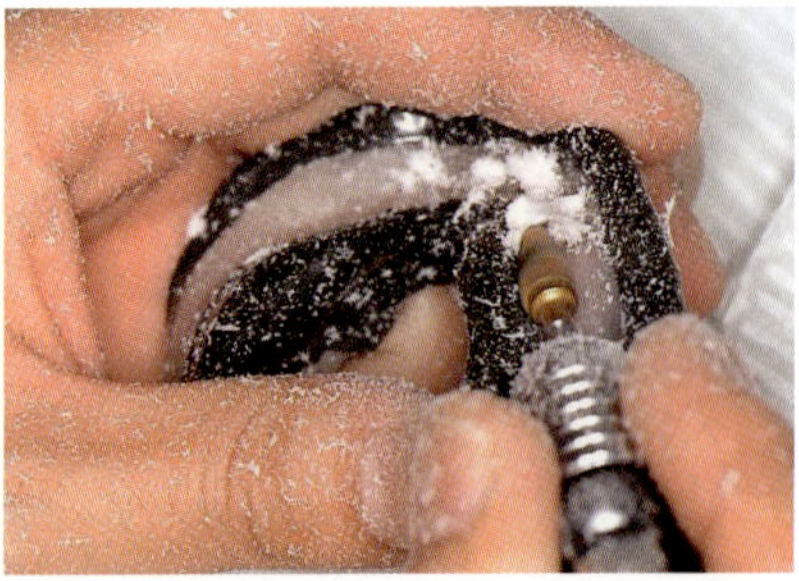

図43-7　下顎のウォッシュ・インプレッション。ボーダー・モールディングの終了した各個トレー内面をカーバイト・バーなどによって一層除去する。

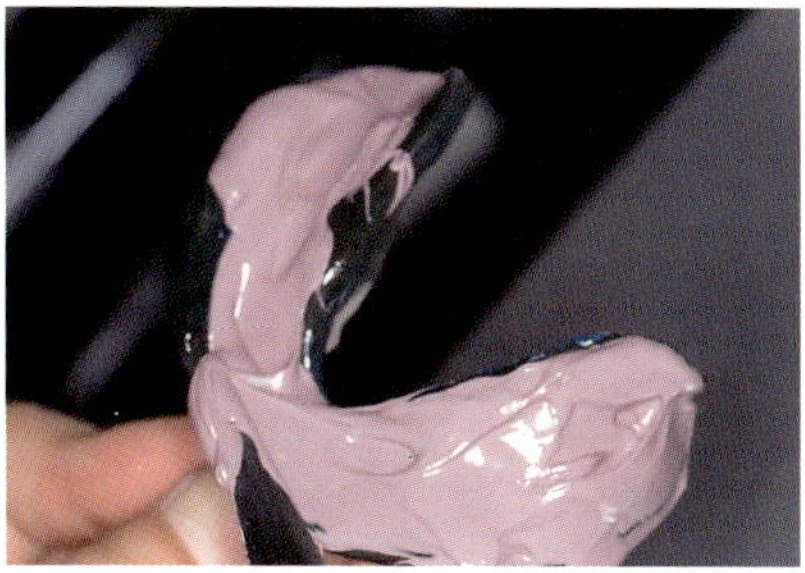
図43-9　上顎時より少し硬めの印象材（インプレ・ガム・ペンタソフトなど）を用いて印象採得を行っていく。

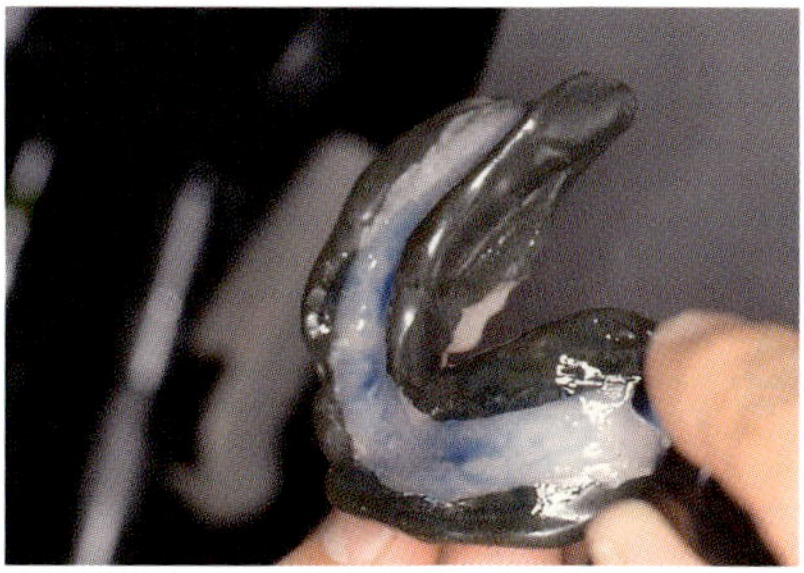
図43-8　接着剤を塗布する。

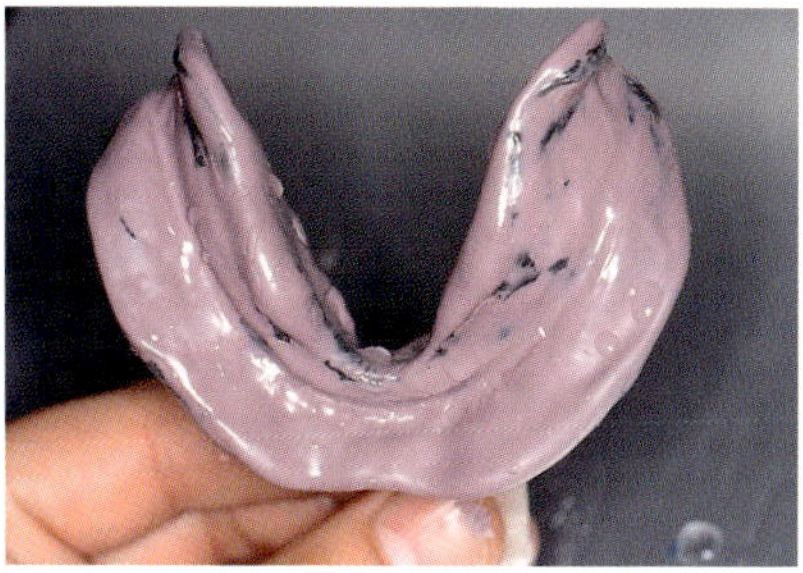
図43-11　採得された印象。

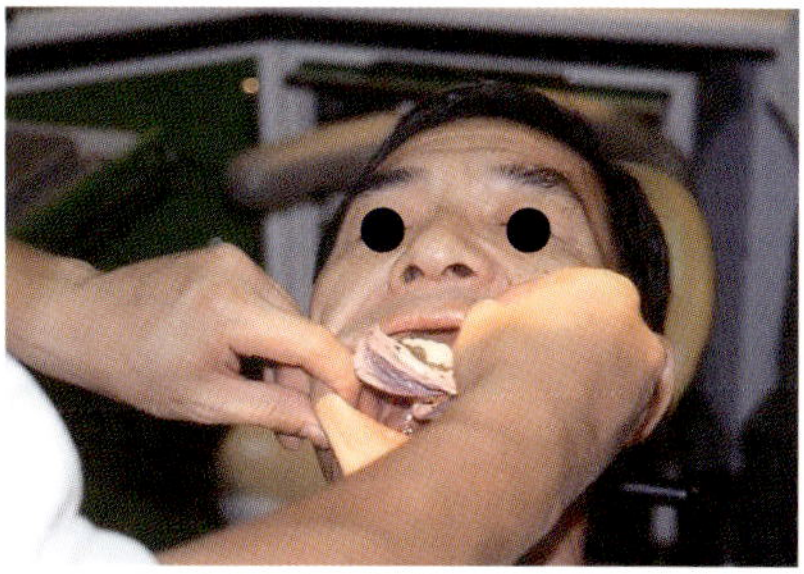
図43-10　印象採得の状態。

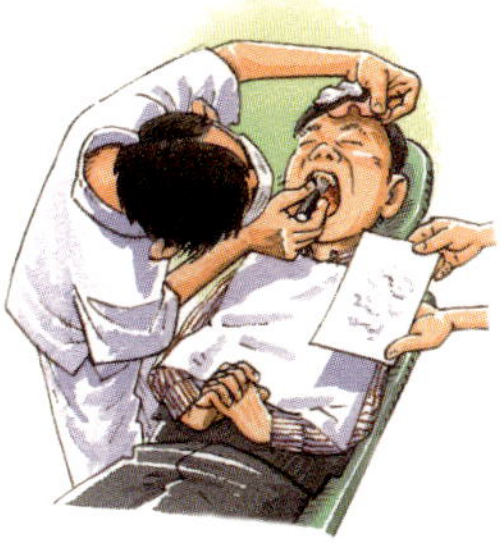
印象材の一部を筆を
使って塗っておくと
気泡の混入が防げる!!

44 上顎の印象の鍵はポスト・ダム
——蝶の形が理想的

上顎の最終印象が終了したら、つぎにポスト・ダムの形成に移ります。ポスト・ダムは上顎義歯後縁のボーダー・シールを担う重要な要素です。ポスト・ダムには多くの形態がありますが、理屈からいうとバタフライ・シェイプ（蝶の形）が理想的だと思います（図44－1，2）。

と言うのは、ポスト・ダムは義歯後縁部に凸部を付与し、粘膜を圧迫することにより、ちょうどタッパ・ウェアーなどの容器のふたが密閉されるようにボーダー・シールできることが必要なことに加えて、義歯床下であって、下部に骨的要素のない軟口蓋に設置されるべきものですから、その形は、おのずとバタフライ・シェイプ（蝶の形）になってくるからです。

すなわち、ポスト・ダム・エリアは前縁が、軟口蓋の前縁、つまり左右の口蓋骨の水平板の後縁および後鼻棘によって規制され、ポスト・ダム・エリアの後縁は義歯床後縁によって規制されますので、バタフライ・シェイプ（蝶の形）となるわけです。

ポスト・ダムの形成法には、最終印象面のポスト・ダム・エリアに軟化したワックスを盛り、それを口腔内に戻して採得するファンクショナル・ポスト・ダム・テクニックと、最終作業模型作製後に模型を削って形成するカービング法の2つがあります。

上顎床下粘膜組織にアンダー・カットがあり、最終印象において弾性印象材を用いた場合には、再度印象を口腔内に戻すことが難しいため、ファンクショナル・ポスト・ダム・テクニックは使用できません。

そこでこのような場合には、カービング法を用います。ほかの場合は通常、ファンクショナル・ポスト・ダム・テクニックを使用していますので、図44-3〜7のなかで、ファンクショナル・ポスト・ダム・テクニックの術式を解説していきましょう。

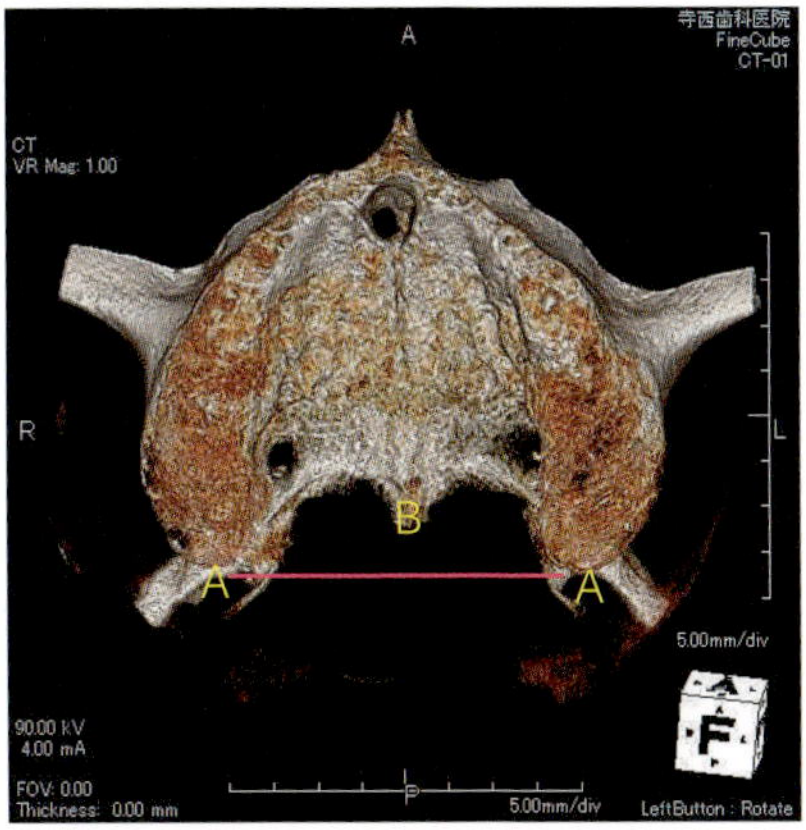

図44-1　上顎骨の咬合面観とポスト・ダムの関係。A：ハムラー・ノッチ。B：後鼻棘。

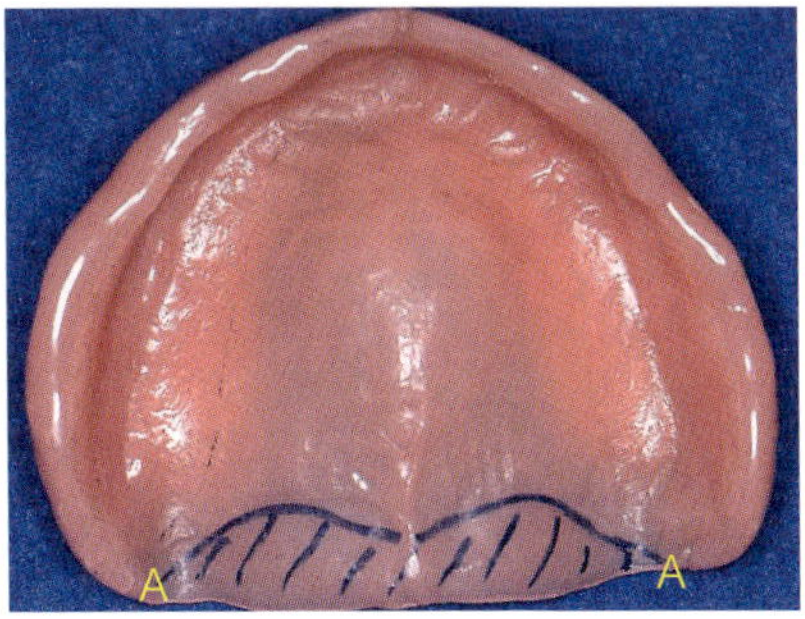

図44-2　ポスト・ダムは軟口蓋に設置される。A：ハムラー・ノッチ。

ファンクショナル・ポスト・ダム・テクニック

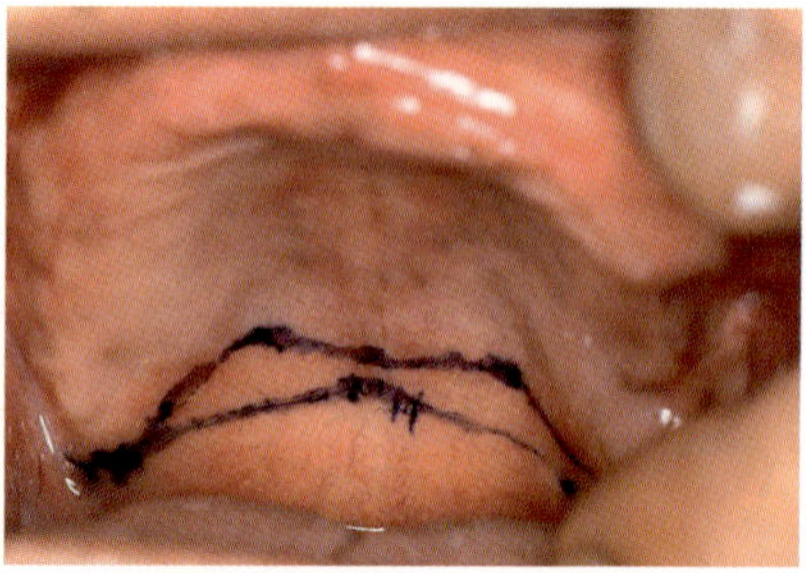

図44-3　ポスト・ダム・エリアの印象面への転写。口腔内にてポスト・ダム・エリアを認知、印記し、印象面へ転写する。口腔内で認知する場合、触診によって軟口蓋前縁を触知するのも良いが、軟口蓋前縁はアンテリオール・バイブレーティング・ライン（前方振動線）と呼ばれ、鼻腔内に空気が入ったときに振動する部分なので、術者が患者の鼻をつまみ、強く鼻をかんでもらうと、下方に膨らみ認知しやすい。そこでわかった前方振動線をコピー鉛筆で印記し、印象を口腔内に戻して、印記したラインを印象面に転写する。

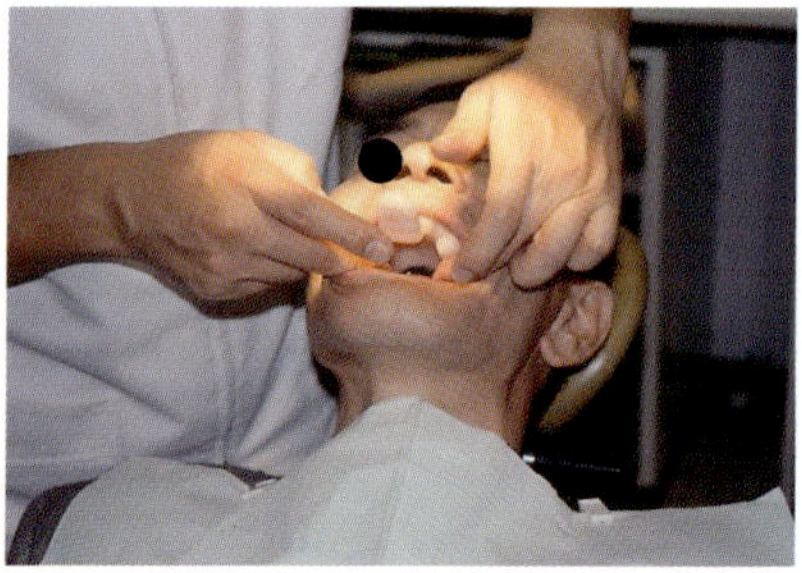

図44-5　ファンクショナル・ポスト・ダムの採得。ポスト・ダム・エリアにSynthetic Occlusal Plane Waxを築盛後、印象を口腔内に戻し加圧する。このとき「ギュッ」という音がするので、それがボーダー・シールの効いたサインである。

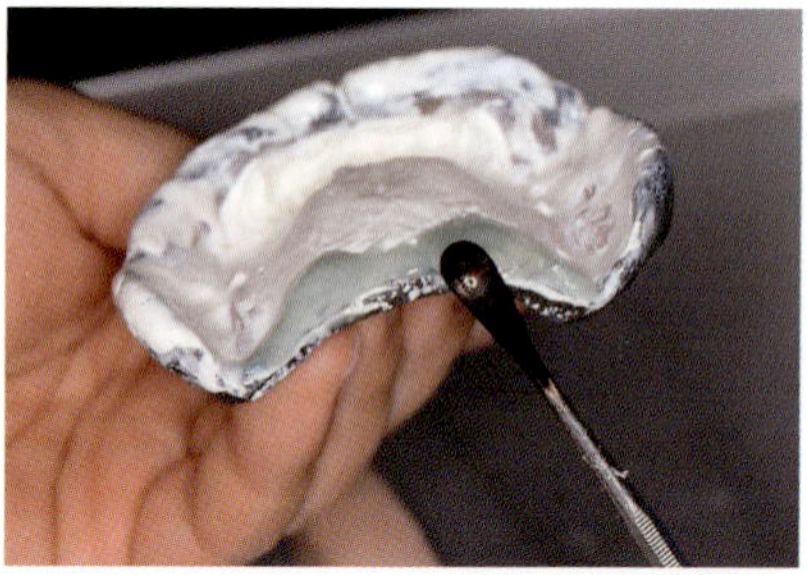

図44-4　Synthetic Occlusal Plane Waxの築盛。印象面に転写されたラインと印象後縁の間のスペースに、軟化したSynthetic Occlusal Plane Waxを築盛していく。

◆Synthetic Occlusal Plane Wax

ブランチング・テクニックを提唱されたDR. Earl Poundが咬合採得用に用いたWaxのことである。

通常のユーティリティー・ワックスよりは少し硬く、薄い青色をしたワックス。

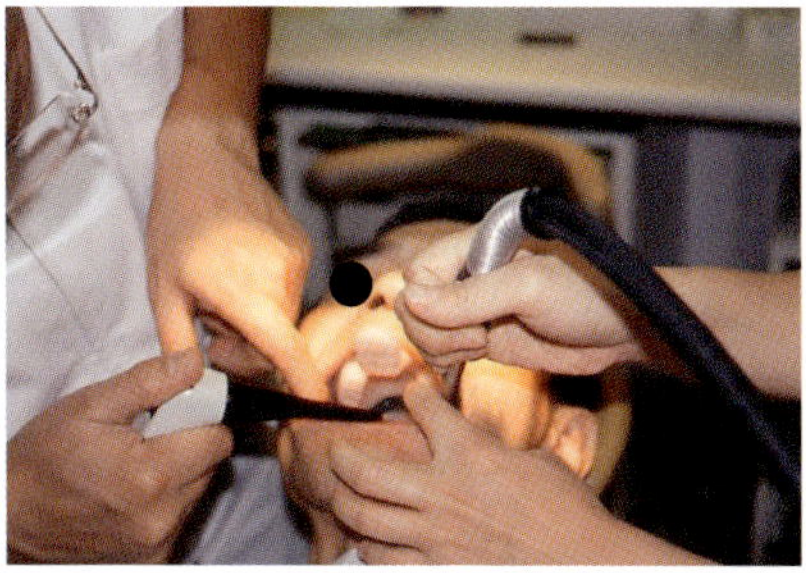

図44-6　その後、ウォーター・スプレーにて冷却し、エアーを送り込んでボーダー・シールを解いた後に印象を口腔内から撤去する。

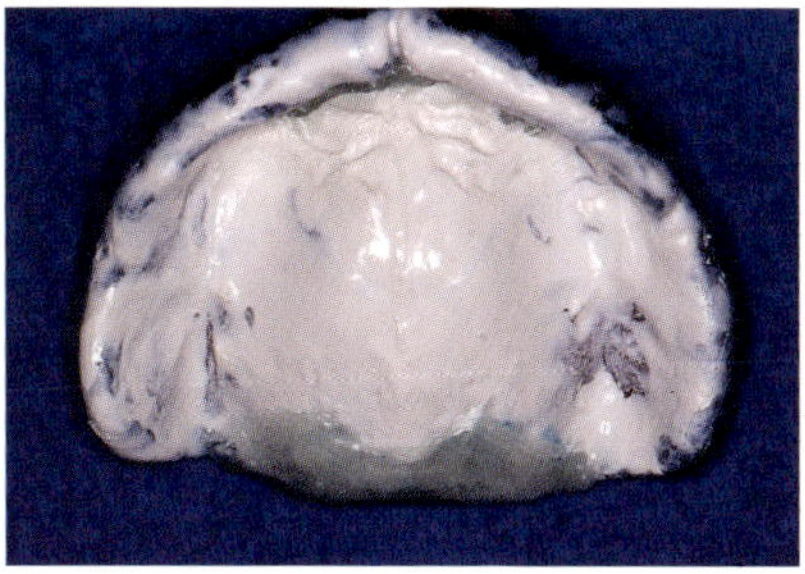

図44-7　後縁部のトリミング。余剰なワックスはトレー後縁部よりオーバー・フローしているので、そのワックスをトレー後縁にてナイフなどでカットしていく。このとき、ナイフをつねに上から下へひき切るようにすると、ワックスが剥離することを防止できる。

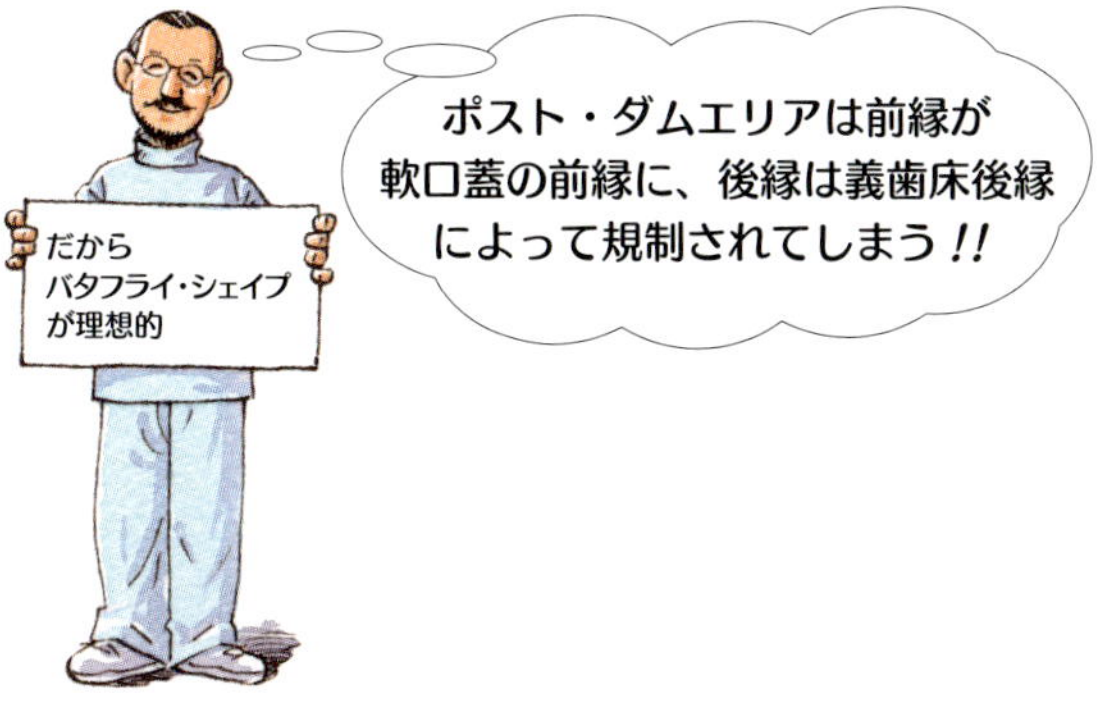
だから
バタフライ・シェイプ
が理想的
ポスト・ダムエリアは前縁が
軟口蓋の前縁に、後縁は義歯床後縁
によって規制されてしまう!!

45 ボクシングはどこまでやればいいのか？

――アルジネート印象材を使おう！

最終印象が終了したら、石膏を注入し、作業模型を製作することになるわけですが、ボーダー・モールディングからウオッシュ・インプレッションへと、手間暇かけて行ってきましたから、いいかげんな模型を作るわけにはいきません。ボーダー部の最大豊隆部まできちんと再現された作業模型を製作する必要があります。

そこで、石膏を注入する前に正しいボクシングをしなければなりません。以前より行われているボクシングの方法は、ボクシング・ストーン（普通石膏とレーズの磨き砂を約1対1で混合）を練和し、これに、印象面を上にした状態で各個トレーを印象辺縁の最大豊隆部まで埋没して、ボクシング・ストーン硬化後にトリミングを行ってから、その周りをボクシング・ワックスで囲み、それに真空攪拌した硬石膏を注入していくものでした。

この方法は良い方法ですが、実際手間のかかるものでしたので、現在はボクシング・ストーンの代わりにアルジネート印象材を用いてボクシングを行っています。

図45-1～7にその方法を紹介していきましょう。

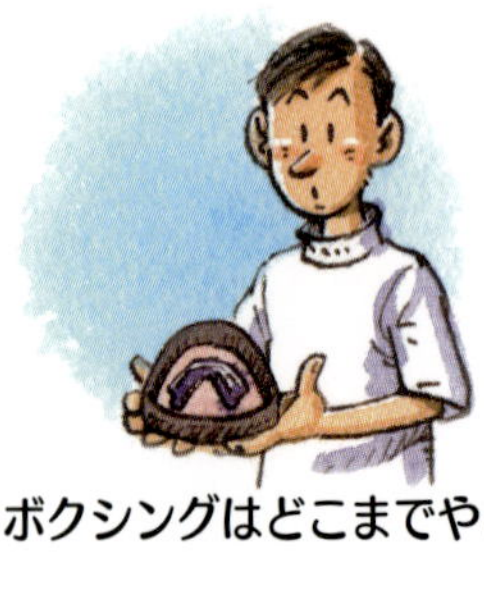

ボクシングはどこまでやるの？

アルジネート印象材を用いたボクシング法

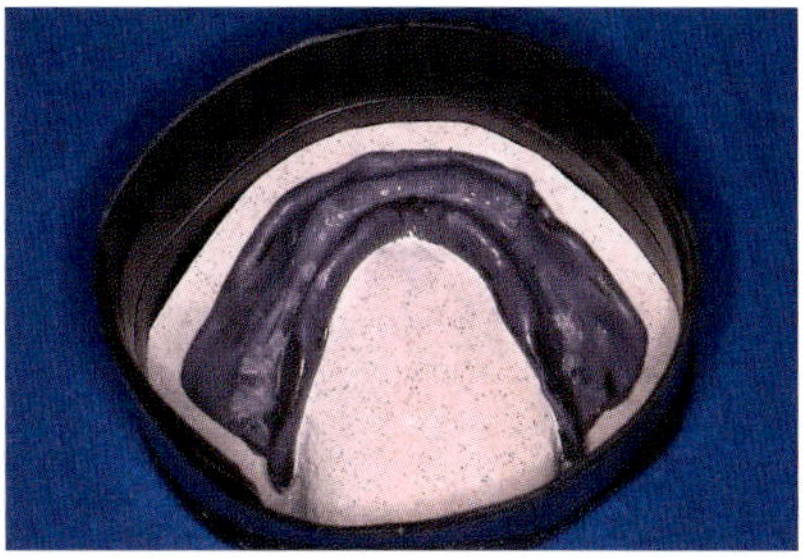

図45-1　ボクシング・ストーン（普通石膏とレーズの磨き砂を約1対1で混合）によるボクシング。印象面を上にした状態で各個トレーを印象辺縁の最大豊隆部まで埋没して、ボクシング・ストーン硬化後トリミングを行ってその後、その周りをボクシング・ワックスで囲み、それに真空攪拌した硬石膏を注入していく方法。

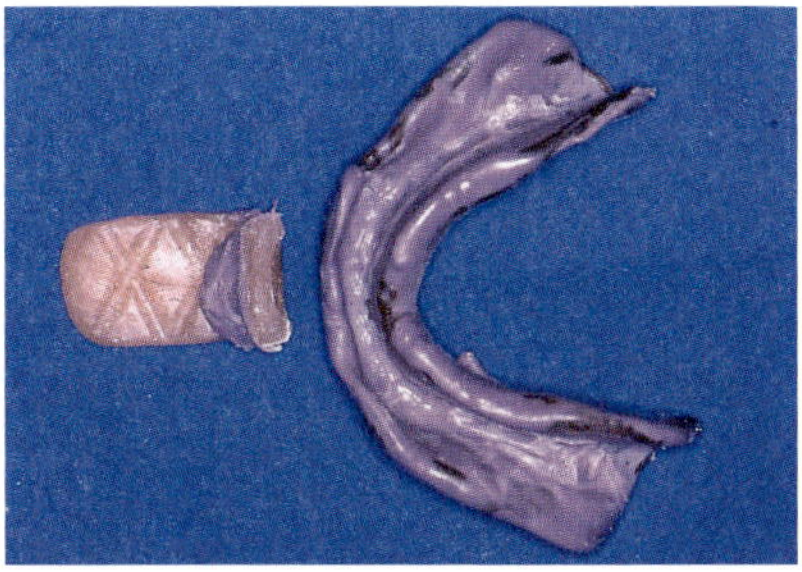

図45-2　トレー・ハンドルの切断。まず、最終印象を終えた上下各個トレーのトレー・ハンドルをカッティング・ディスクなどを用いて各個トレーより切断する。

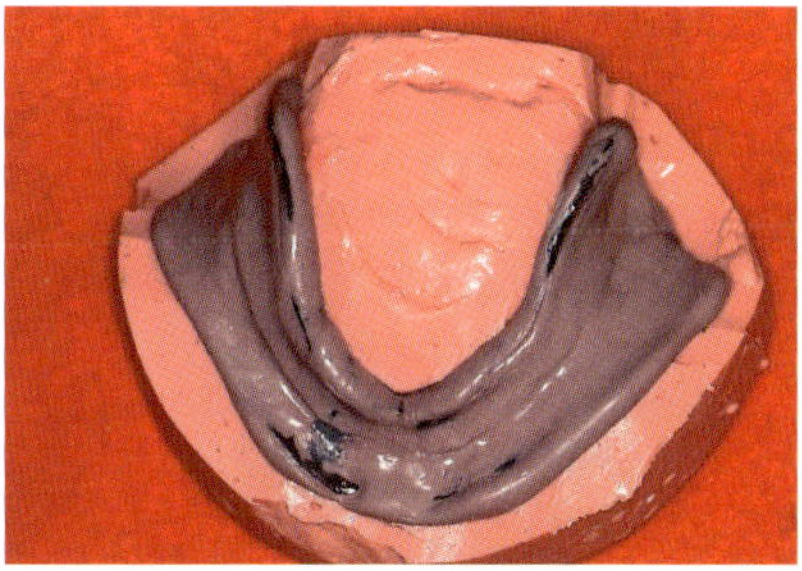

図45-3　アルジネート印象材への埋没。フラスコなどの容器に、練和したアルジネート印象材を満たし、そのなかに各個トレーを、印象面を上にして印象面辺縁部（ボーダー）の最大豊隆部を越える部分まで少し深めに埋没する。印象材のトリミングは、硬化後、印象材をフラスコなどより取り出し、各個トレー印象面辺縁部（ボーダー）の最大豊隆部を越えているアルジネート印象材を、最大豊隆部の位置でトリミングする。また、アルジネート印象材周囲をモデル・トリマーにてトレー辺縁より約10㎜の幅を持つようにトリミングしていく。

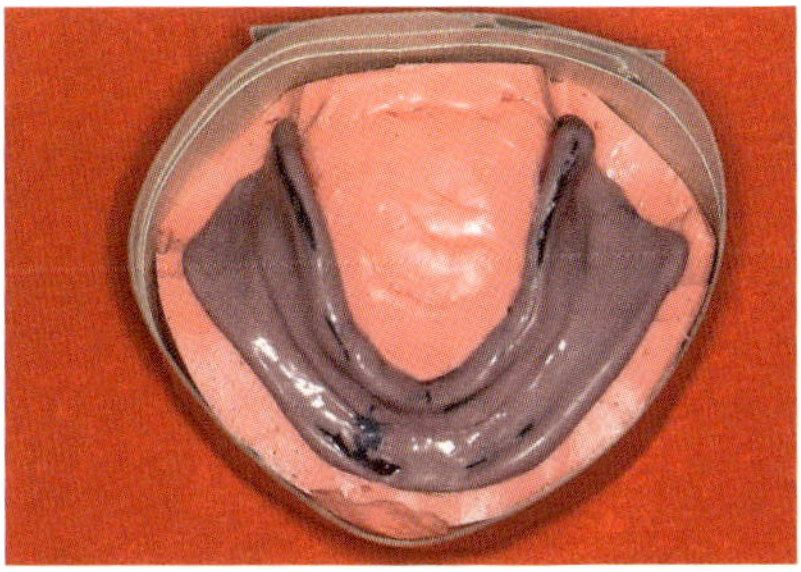

図45-4　ガム・テープによるボクシング。トリミングしたアルジネート印象材周囲にボクシング・ワックスの代わりに、ガム・テープを巻き付ける。このときガム・テープはアルジネート印象材にはピタッとは接着しないので、ガム・テープを重ね合わせて止める。以上のようにボクシングを完了させる。

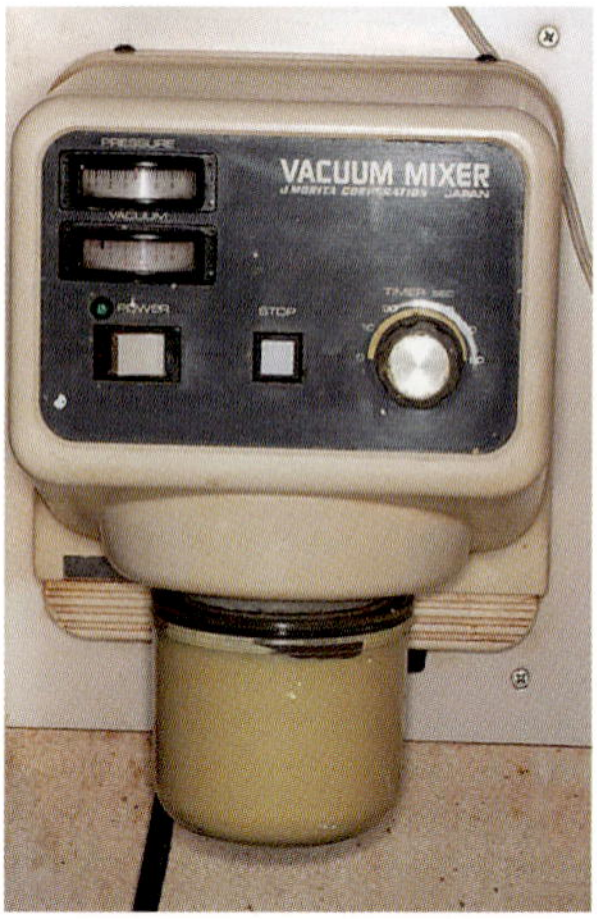

図45-5 硬石膏の注入。ボクシングされた各個トレー印象面に、真空攪拌した硬石膏を注入するが、このとき必ず気泡を作らないように注意する。注入する石膏の量は、完成模型（作業模型のトリミング後）のもっとも薄い部分でも少なくとも10mmの厚さが確保できるように調整する。よく超硬石膏を注入する場合があるが、総義歯にはクラウン・ブリッジほどの精度は必要なく、またレジン重合後の模型分割の容易さを考えると、硬石膏で十分であろう。

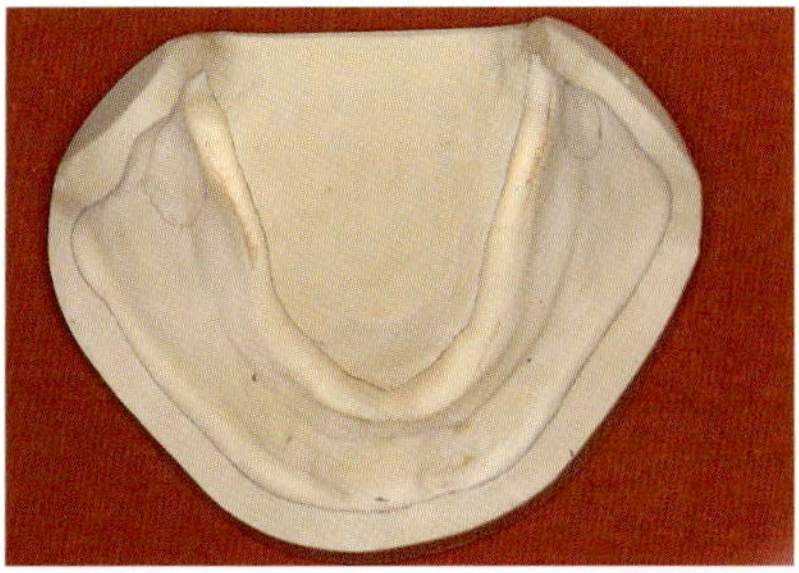

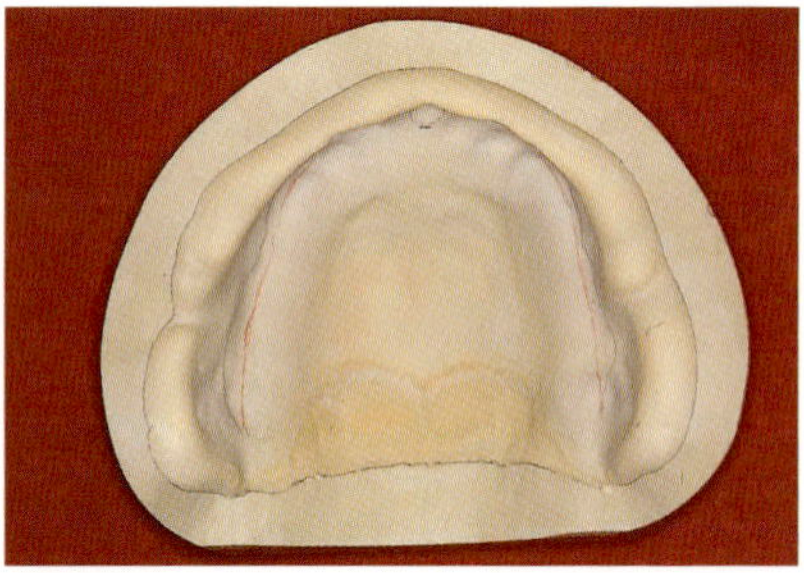

図45-6, 7 作業模型のトリミング。完成した作業模型のトリミングにあたって、基底面においては、上顎は左右ハムラー・ノッチ部の上方約10mmと前歯部ボーダー最深部より上方約25mmの成す平面とおおよそ平行になるように、下顎は左右後臼歯三角（臼歯後隆起）の上部1/3の高さと前歯部ボーダー最深部より上方約20mmの成す平面とおおよそ平行になるようにモデル・トリマーでトリミングする。模型辺縁部は辺縁の頬舌、唇舌的最大豊隆部の高さで、ボーダーより少なくとも5mmの幅を持つようにトリミングしていく。

第3部

リニアー・テクニックによる総義歯調製

3 咬合採得

46 やっぱり「総義歯は船だ！」その2
——咬合採得の目的とは？

さて、ここでもう一度、第31項「総義歯は船だ！」で筆者が言ったことを思い出してみてください（図46-1）。そこでは、「総義歯臨床の決め手の正解は印象採得、そして咬合採得の双方だ」ということをお話ししました。

つまり適正な咬合採得は最重要項目のひとつであるわけです。ここではもうひとつの正解である「咬合採得」の目的についてお話しします。筆者は咬合採得をつぎに挙げる、3つのステップに分けて行っています。

1. 咬合採得Ⅰ

咬合床を用い、人工歯の排列位置および咬合高径の決定、仮の中心位の採得を行う。

2. 咬合採得Ⅱ

ゴシック・アーチ・トレーシングを行い水平的上下顎間関係位（真の中心位）の採得を行う。

3. 咬合採得Ⅲ

総義歯における真の咬合採得。完成義歯を用いてのゴシック・アーチ・トレーシ

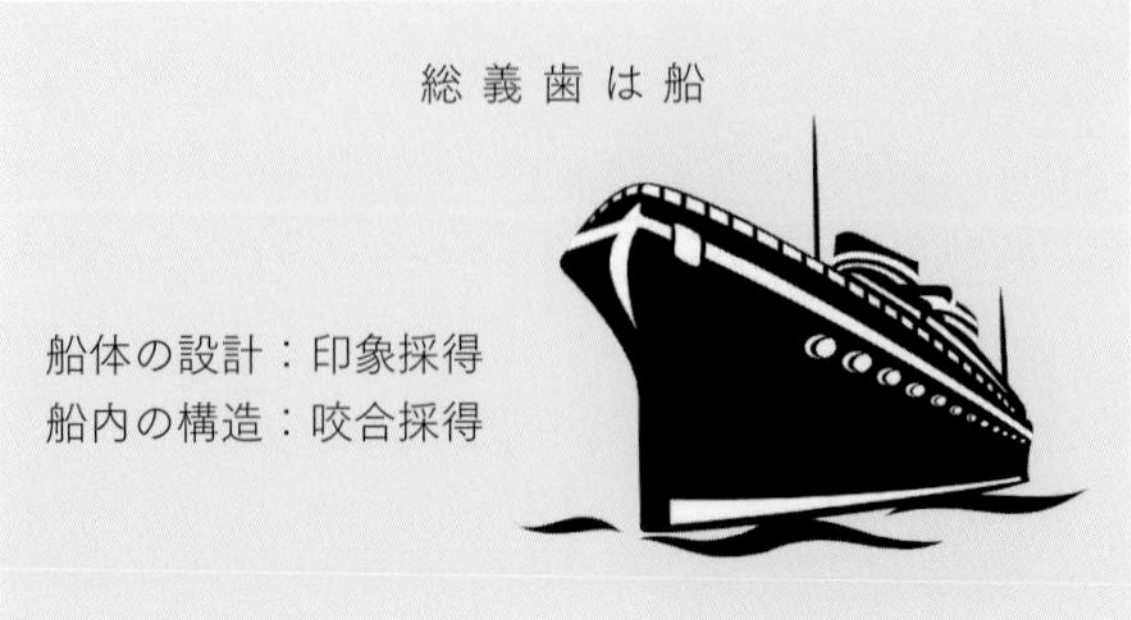
総義歯は船
船体の設計：印象採得
船内の構造：咬合採得

図46-1　総義歯はやっぱり船だ。

ングとリマウントを行う。

さて、気を持たせて申し訳ありませんが、咬合採得のお話をする前に、どうして総義歯と船は相通じるのかについて、もう一度復習をしておきましょう。

安全で多くの乗客や貨物を積載できる大きな船舶を建造しようとした場合、まず、どんな嵐のなかでも安定して航行できる船体の形を決めなければなりません。これは総義歯における義歯床外形に相当し、第31項でお話ししたとおり印象採得に相当します。

ここからがこの項の本題ですが、安定した船体が出来たら、客席やエンジン・ルーム、そして貨物室などを船のバランスや諸事情を考慮して建造するでしょう。そして最後に進水させ、実際の海の上で試験航行をさせながら、バランス良く安定した積み荷の積載や乗客の配置を考慮していくことでしょう。

これらは、総義歯における咬合採得にあたります。もう少し詳しく説明すると、客席やエンジン・ルーム、そして貨物室などを船のバランスや諸事情を考慮して建造する段階が、人工歯を排列していく咬合採得Ⅰと咬合採得Ⅱにあたり、実際の海の上で試験航行しながら、バランス良く安定した積み荷の積載や乗客の配置を考慮していくことが、完成義歯床によるリマウントすなわち咬合採得Ⅲにあたります。

つまり、対象が海の上のような床下粘膜を相手とした総義歯調製での真の咬合採得は、完成義歯床によるリマウント（咬合採得Ⅲ）と言えましょう。そして、リマウント以前の咬合採得Ⅰ、Ⅱは最良の咬合床である完成義歯床を製作するためのステップであると考えれば良いと思います。

◆仮の中心位と真の中心位

中心位についての詳細は後の第50項にて解説するが、筆者が考える中心位とは、側方力が加わらない状態で、両側の下顎頭が側頭骨関節窩内において前上方位にあり、関節円板の薄い凹部に相対している位置で、開閉運動における純粋な回転運動を営む位置のことであり、加えて、再現性があって害のない下顎位と考えている。

総義歯補綴においてはリマウントが必須であるため、再現性があるということが、とくに重要となってくる。

咬合採得Ⅰで行う中心位の採得は、咬合床を用いて術者がある程度誘導して行うものであり、目で見てその再現性を容易に確認できるものではない。このために、ここでの中心位を「仮の中心位」と呼んでいる。

一方、咬合採得Ⅱで行う中心位の採得は、ゴシック・アーチ・トレーシングによって行われるため、再現性の有無をしっかり確認することができるので、ここでの中心位を「真の中心位」と呼んでいる。

47 これは使える！ 咬合床
——すべての治療オプションのために

1. 咬合採得Ⅰ

咬合採得Ⅰでは、咬合床を用いて人工歯の排列位置および咬合高径の決定、そして仮の中心位の採得を行っていくことになりますが、その意味合いは、つぎのようなことです。

①人工歯を上下顎それぞれ、頬舌的にどの位置に排列すべきか。

←

デンチャー・スペースの確認、以前天然歯が植立していたであろう位置

②人工歯を上下的にどこに排列すべきか。

←

咬合平面の決定

③人工歯を上下顎的にどの高さで咬合させるべきか。

←

咬合高径の決定

これらを決定していくためには、咬合床（図47－1）が必要です。そして咬合床はチェアー・サイドで、できるだけ修正する必要が少ないものが臨床的でしょう。でもそんな夢のような咬合床などあるのでしょうか。

それがあるのです。先人たちの多くの研究を利用した咬合床を製作すれば、それらは可能となります。そこでこの項では、筆者が日常活用している咬合床の製作を紹介していきましょう。

この咬合床は第24項の「診査時の咬合採得」にも使用されますし、もちろん無歯顎や多数歯欠損症例でのインプラント補綴やオーバー・デンチャー症例でも、絶大なる威力を発揮するものですから、十分に理解し、実践してみてください。

2．咬合床の製作

では、先人たちの研究を利用した咬合床の製作法を上顎、つぎに下顎と図47－2～36で解説していきます。

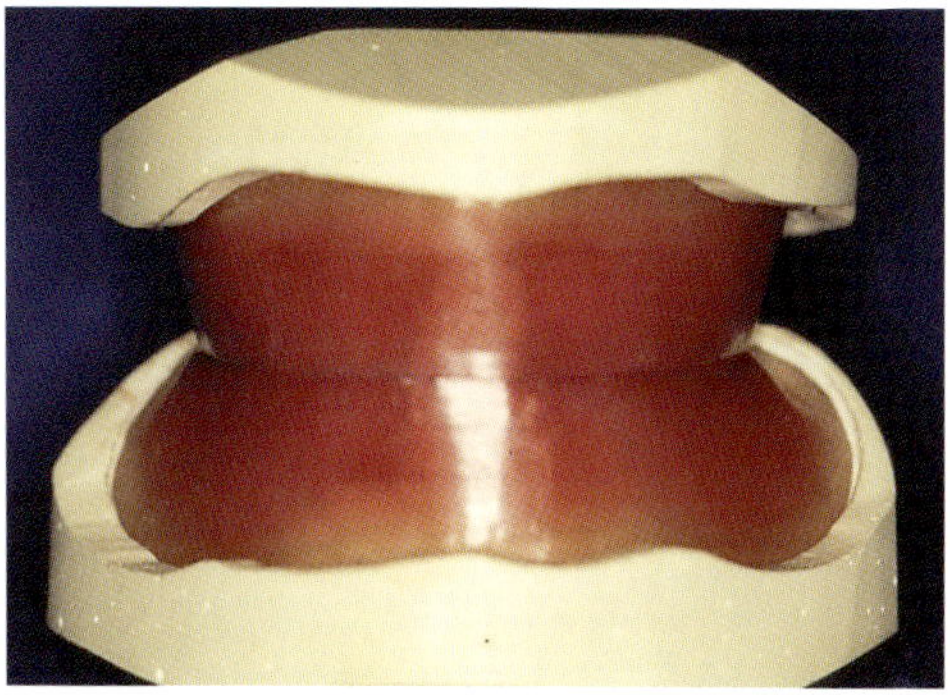

図47-1　完成した上下顎咬合床。適正な咬合床を用いれば、チェアー・サイドにおける修正はわずかなものになる。

咬合床の製作法

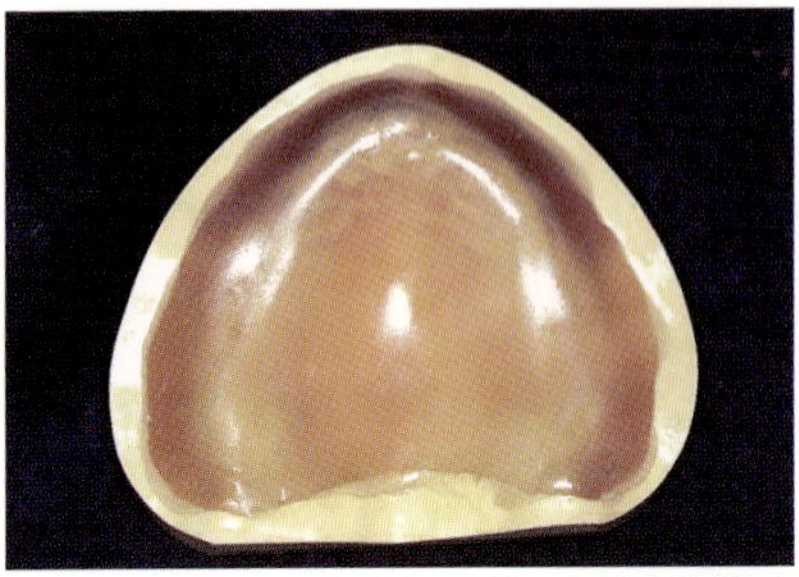
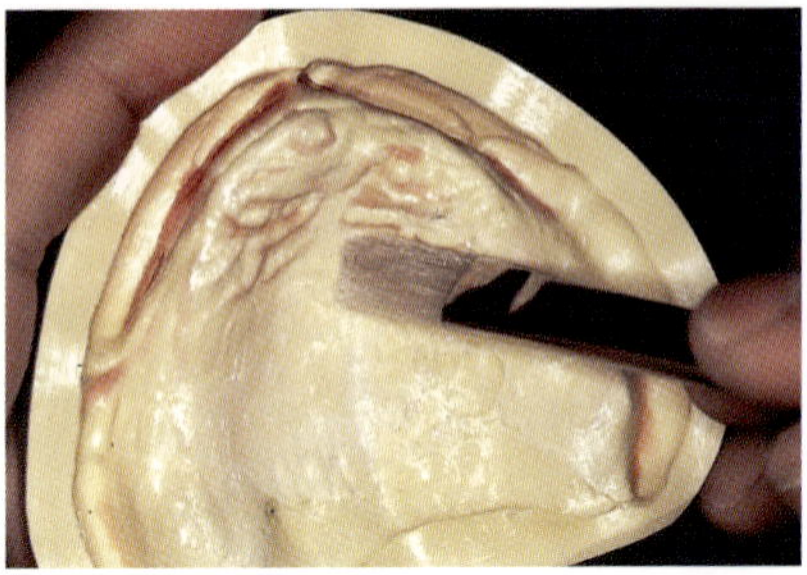

図47-2, 3　上顎の基礎床の製作。最終作業模型の鋭利な部分、そしてアンダー・カットをパラフィン・ワックスにてブロックアウトし、水中に約５分間浸漬させ脱泡した後に、レジン分離剤としてワセリンを塗布する。その後、トレー用レジンを混和し、模型へ圧接していく。このとき、後の人工歯排列を考え、顎堤の吸収の少ない部分はレジンが薄くなるようにしておく。レジンの硬化中は模型ごと水中に浸漬させ、完全硬化してから模型より撤去し、トリミングをする。こうすることで、かなり精度の良い基礎床を得ることができる。

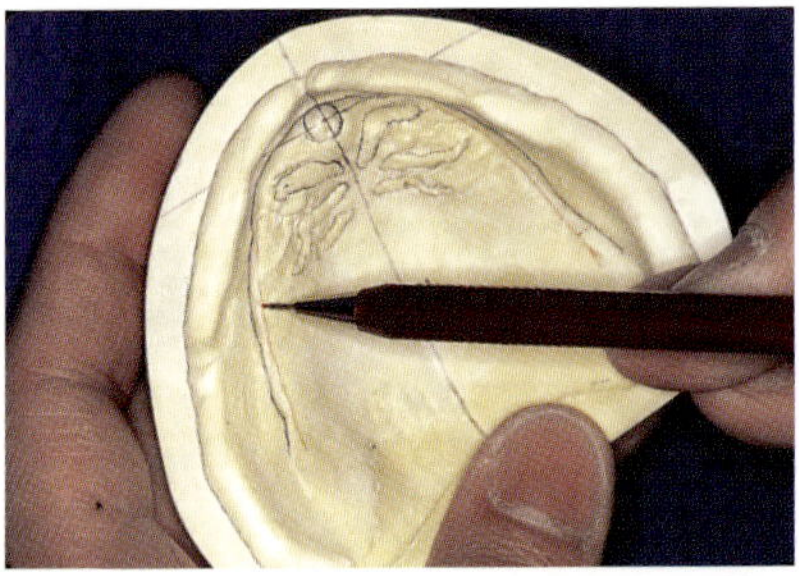

図47-5　舌側歯肉縁修正曲線の描記。先に描記された舌側歯肉縁は顎堤の吸収状態によって有歯顎時における本来の舌側歯肉縁の位置より頬側に移動しているので、吸収状態を考慮しながら、目安としては、高度な吸収状態であれば約３㎜、中等度であれば約２㎜、そして軽度の吸収であれば約１㎜程度舌側へ移動させた修正曲線を描記していく。

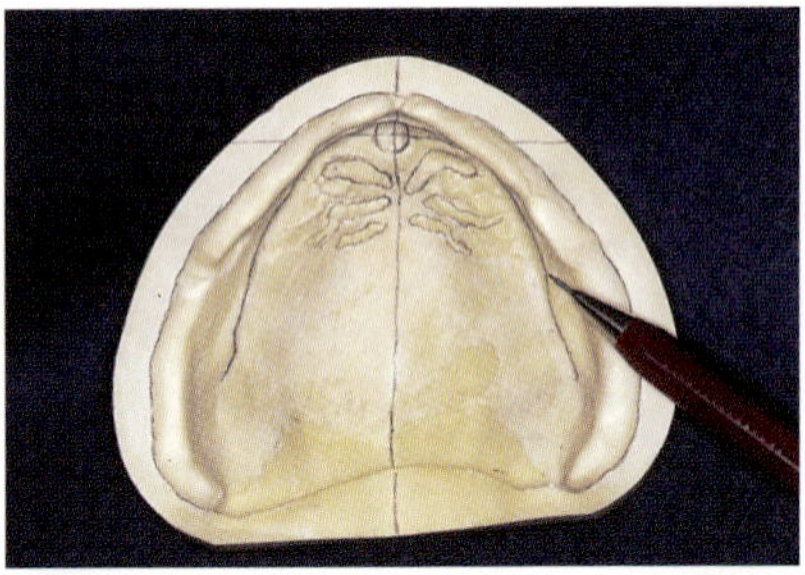

図47-4　基準線の描記。基準線としては、抜歯後頬側に移動している舌側歯肉縁（歯槽頂付近に見られるひだ状の線、有歯顎時の舌側歯肉縁）、切歯乳頭中央と口蓋小窩中央を結んだ正中線、そしてこの口蓋部正中線と直交し切歯乳頭を通過する線を模型上に描記していく。切歯乳頭を通過し正中線と直交する線は切歯乳頭部の顎堤の吸収状態により（吸収が大きければ大きいほど、切歯乳頭は唇側へ移動している）、吸収がほとんどない場合は切歯乳頭中央部を、中等度の吸収であれば切歯乳頭後方1/2を、そして高度な吸収状態であれば切歯乳頭後縁を通過するように描記していく。

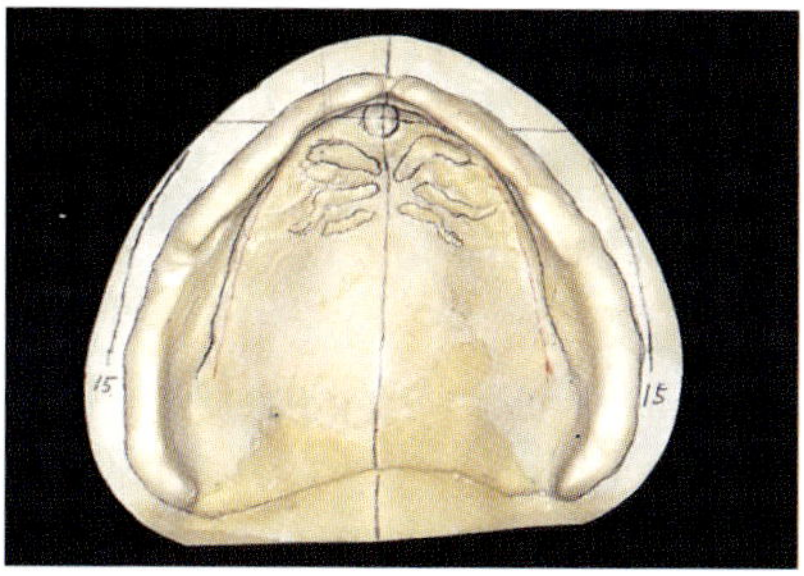

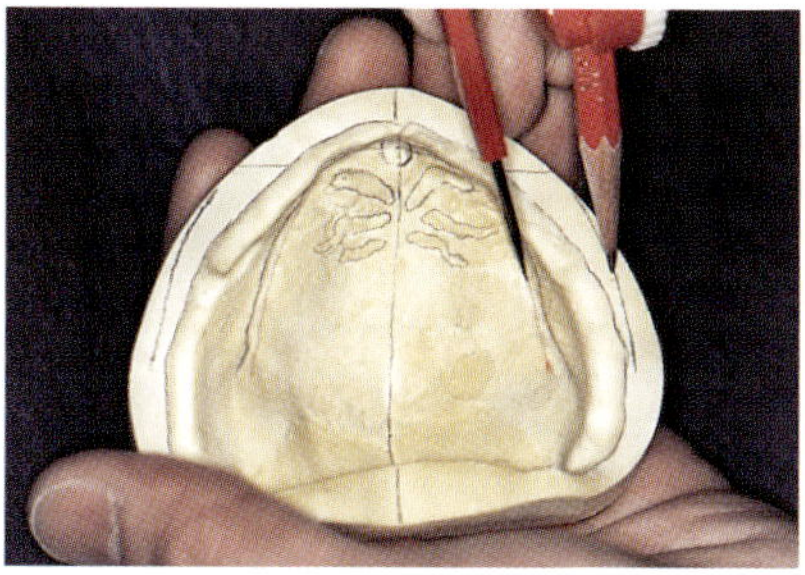

図47-6, 7　この修正曲線は、臼歯部においてロウ堤の舌側面の基準となるが、基礎床を設置すると見えなくなってしまう。そこで一定距離（約15㎜程度）外側に移動し、作業模型の辺縁部に修正曲線を複写しておく。

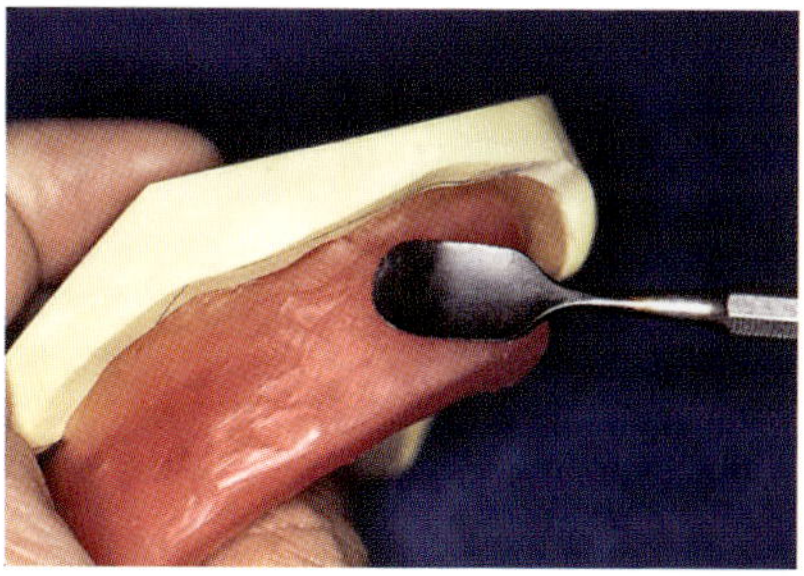

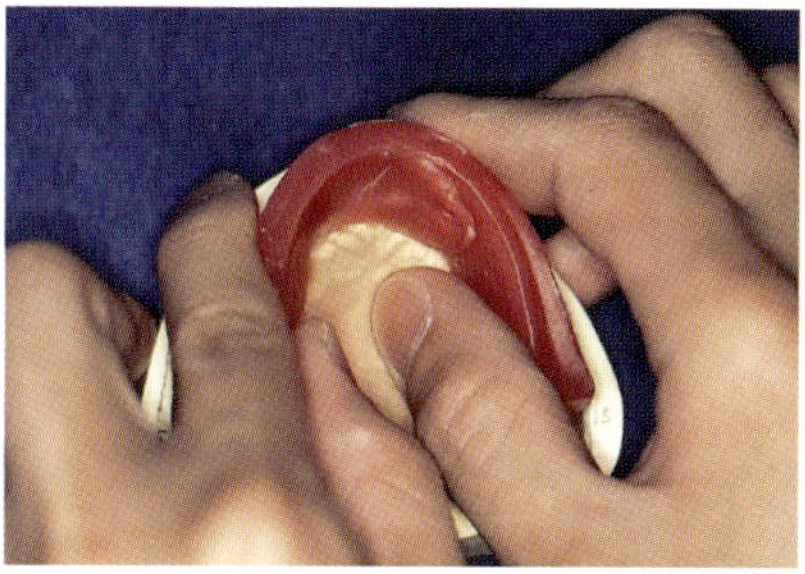

図47-8, 9　ロウ堤の設置。あらかじめ棒状にしておいたパラフィン・ワックス（筆者の医院では前もってロウ堤用のシリコン製の枠を自家製で作りこれを用いている）をお湯で軟化し、臼歯部においては修正曲線、前歯部においては正中線に直交するライン前方約10㎜を目安にして、基礎床に圧接し、その後、唇頬側面、舌側面を基礎床にワックスをよく焼き付けていく。

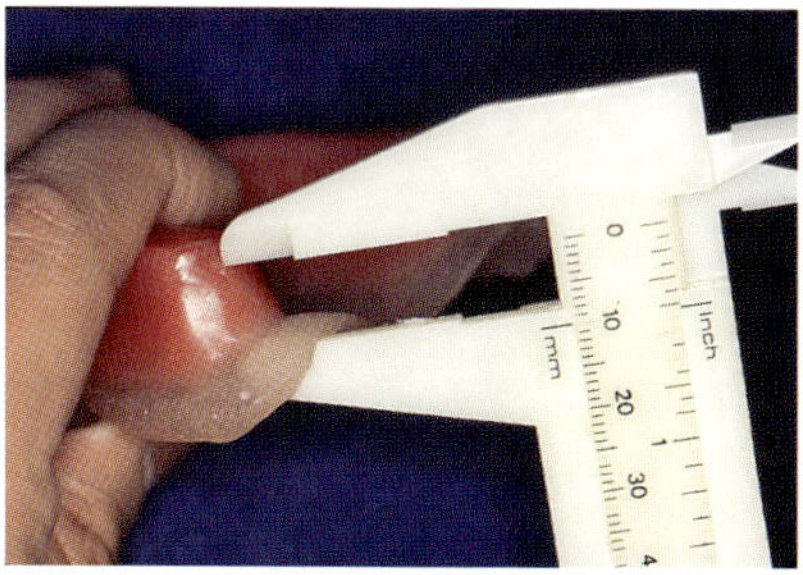

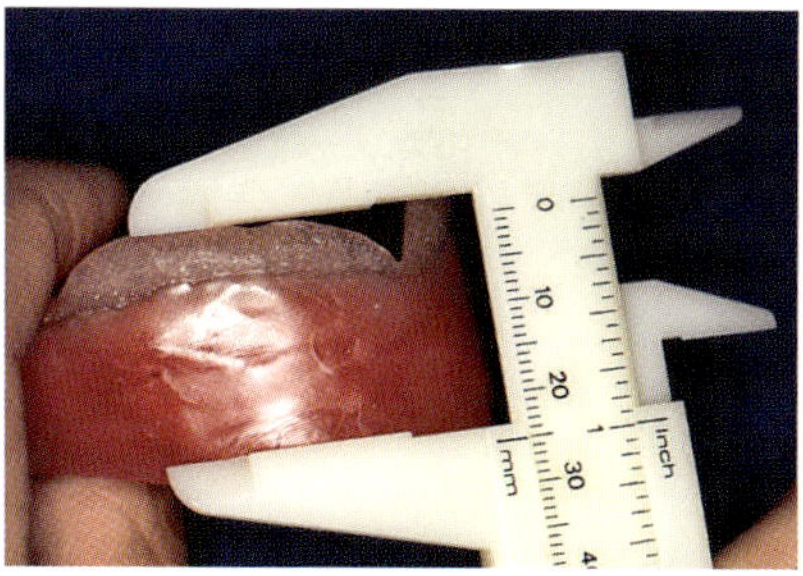

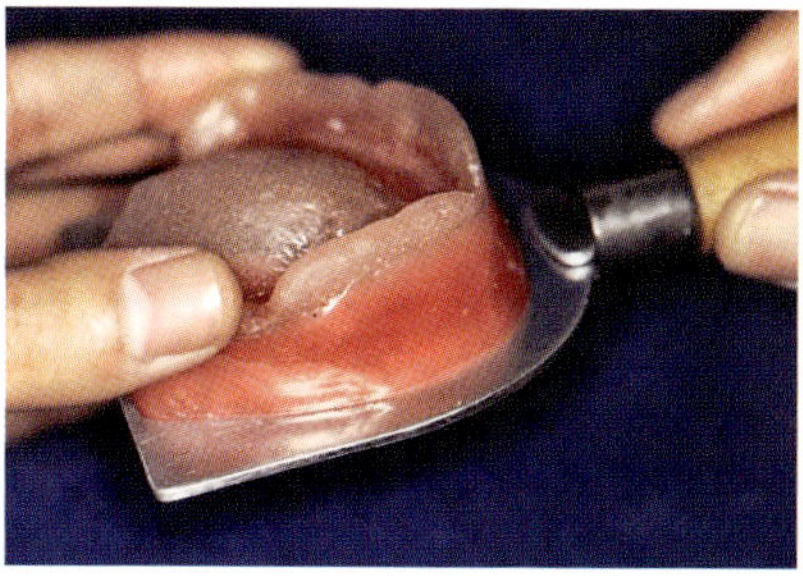

図47-10〜12　咬合堤の高さの調整。咬合堤の高さは、前歯部においては基礎床辺縁より約25㎜、臼歯部においては基礎床辺縁より約20㎜、そしてハムラー・ノッチ部では約10㎜の高さになるように調整していく。この高さは平均的な高さより若干高く設定されているが、これはチェアー・サイドにおいてワックスを加えるよりは、削除するほうが容易であるといった配慮から設定されたものである。

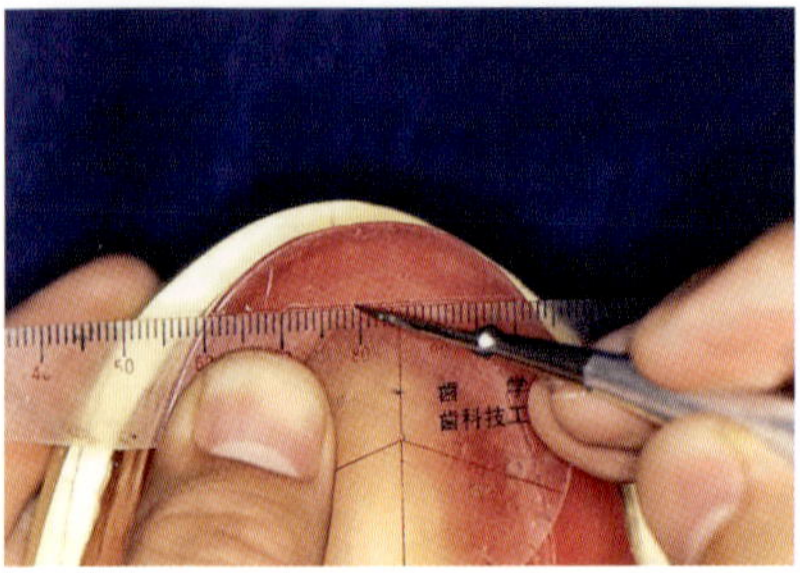

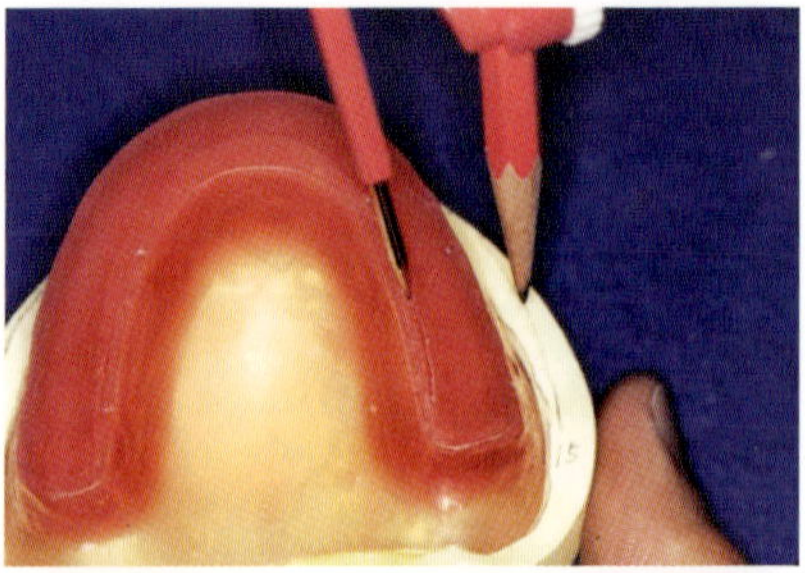

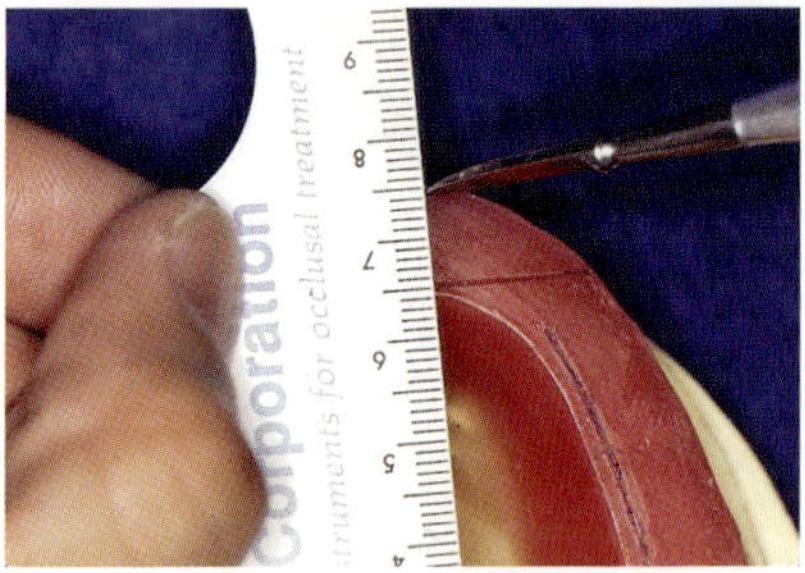

図47-13～15　咬合堤頬舌的位置関係の設定。臼歯部においては先に模型辺縁部に移動しておいた修正曲線をロウ堤上に写し取り、これを咬合堤の舌側面とする。前歯部においては正中線に直交するライン前方約10㎜を咬合堤の唇側面とする。

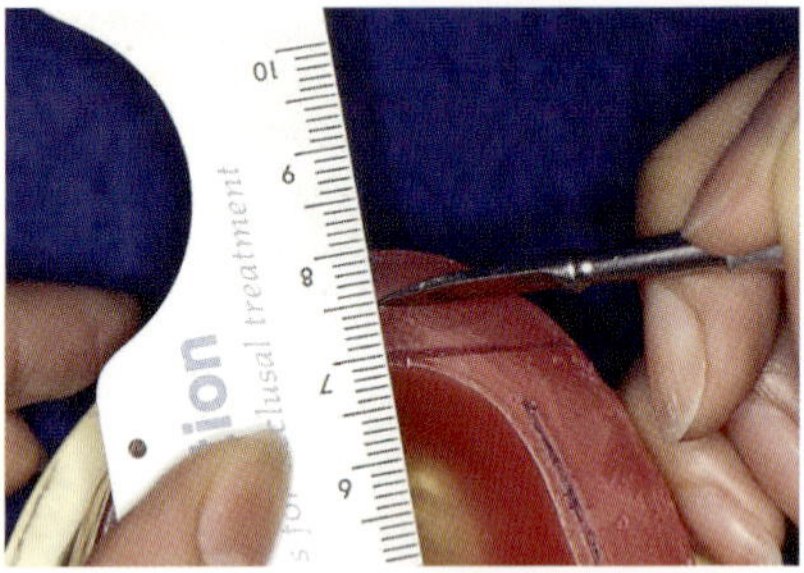

図47-16　前歯部のトリミング。

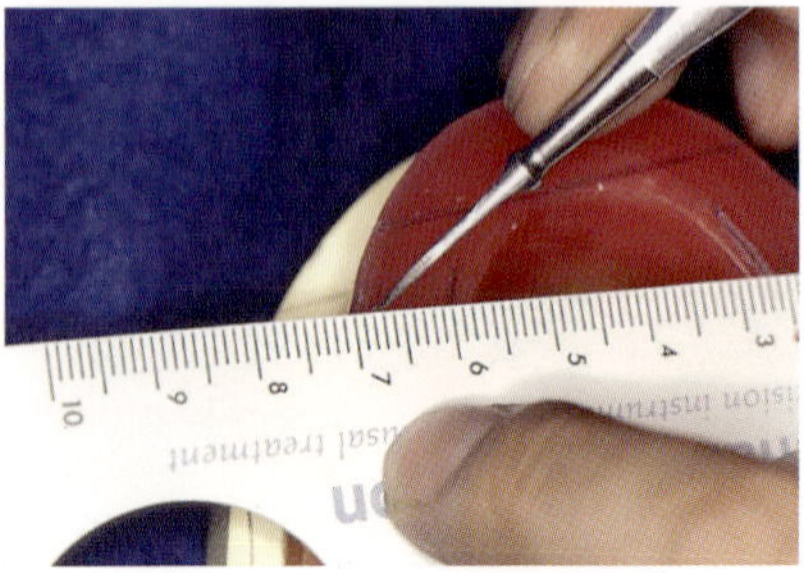

図47-17　小臼歯部のトリミング。

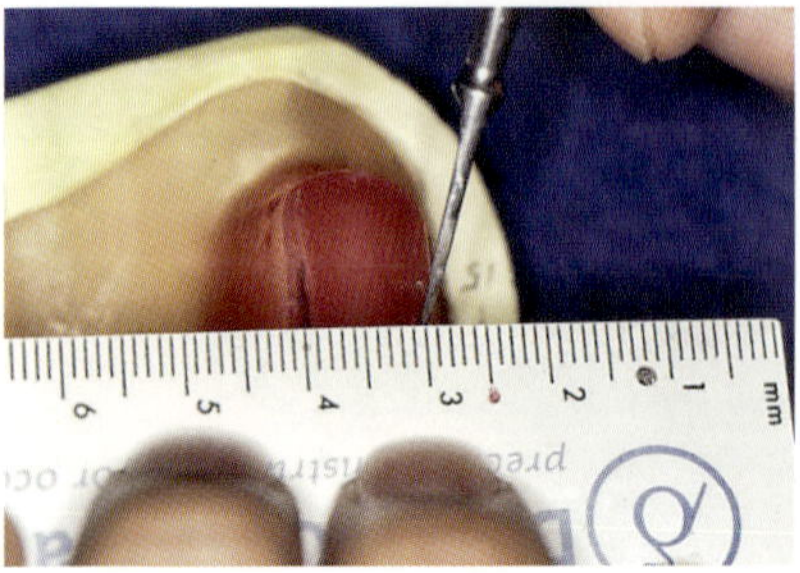

図47-18　大臼歯部のトリミング。

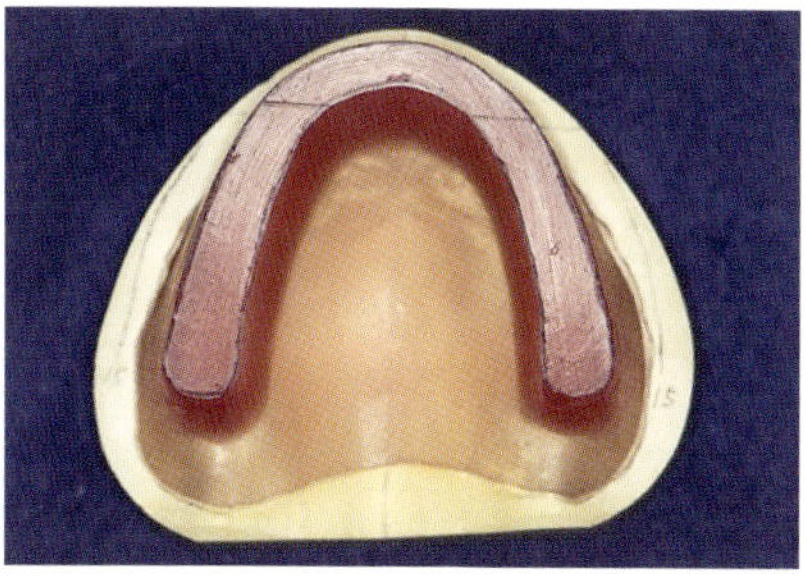
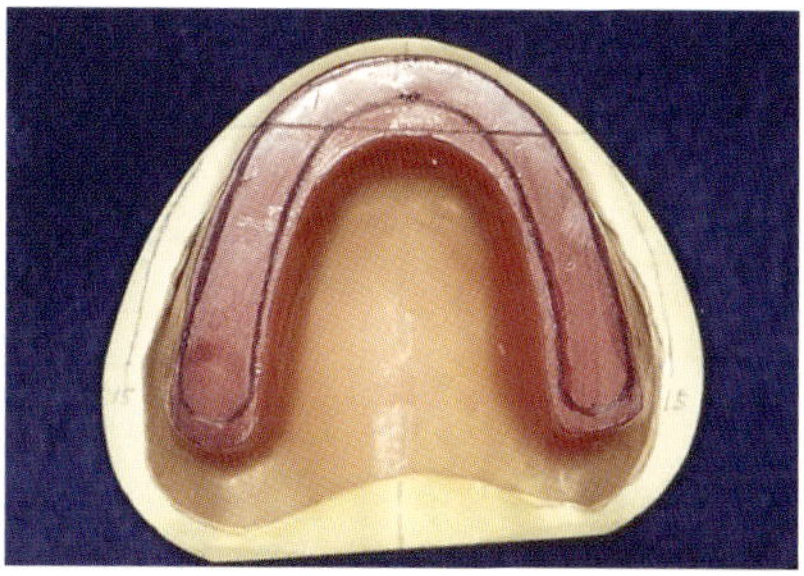

図47-19, 20　上図16～18のように、前歯部においては記入された唇側面より幅約５㎜、小臼歯部においては記入された舌側面より幅約８㎜、そして大臼歯部においては舌側面より幅約10㎜を確保するように、咬合堤をトリミングをする。このようにして、上顎咬合床は完成する。

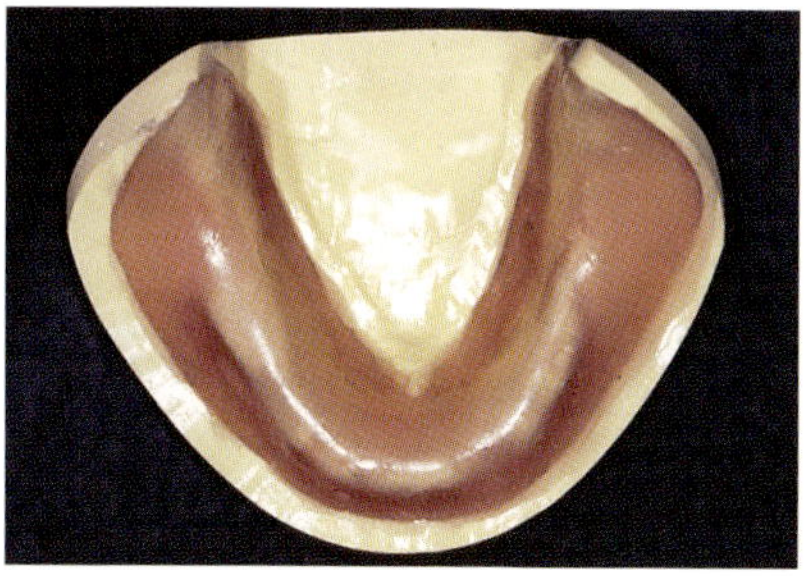
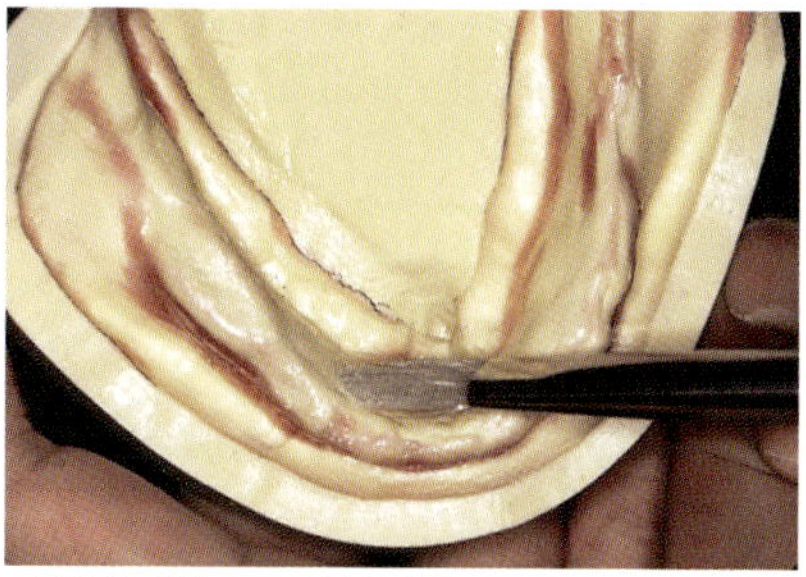

図47-21, 22　下顎の基礎床の製作。下顎においても上顎と同様に、最終作業模型の鋭利な部分、そしてアンダー・カットをパラフィン・ワックスにてブロックアウトし、水中に約５分間浸漬させ脱泡した後、レジン分離剤としてワセリンを塗布する。その後、トレー用レジンを混和し、模型へ圧接していくが、このとき後の人工歯排列を考え、顎堤の吸収の少ない部分はレジンが薄くなるようにしておく。レジンの硬化中は模型ごと水中に浸漬させ、完全硬化してから模型より撤去し、トリミングをする。後に行われるゴシック・アーチ・トレーサーの設置を考え、下顎基礎床は２個製作しておく。

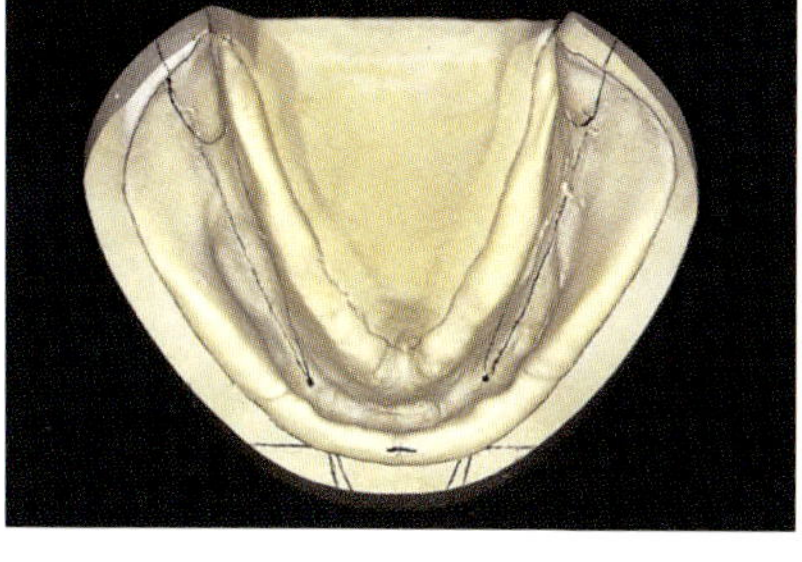

図47-23　基準線の描記。下顎の基準線としては、下顎中切歯唇側ボーダーの最深部を通り、模型の正中に直交するライン、将来排列される犬歯の近心部（おおよその部）と左右後臼歯三角の舌側と頬側を結ぶ線（パウンド・ラインについては第24項参照）を模型上に描記していく。

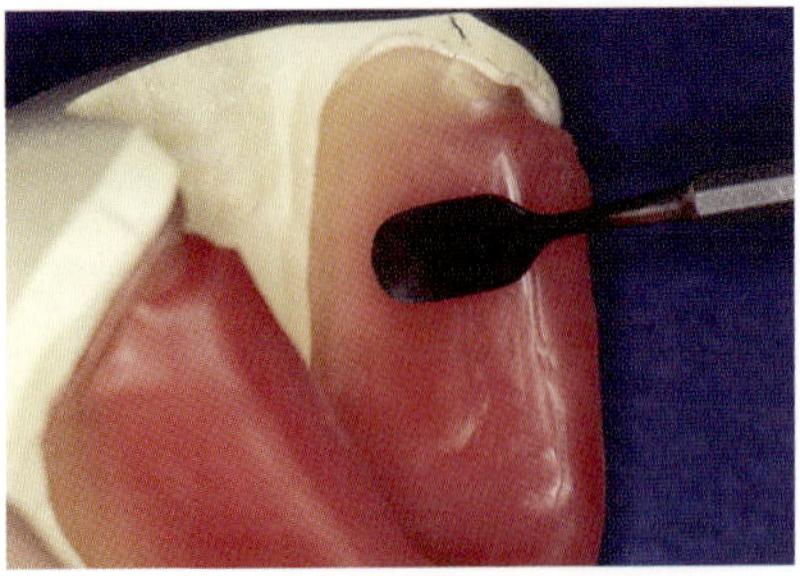

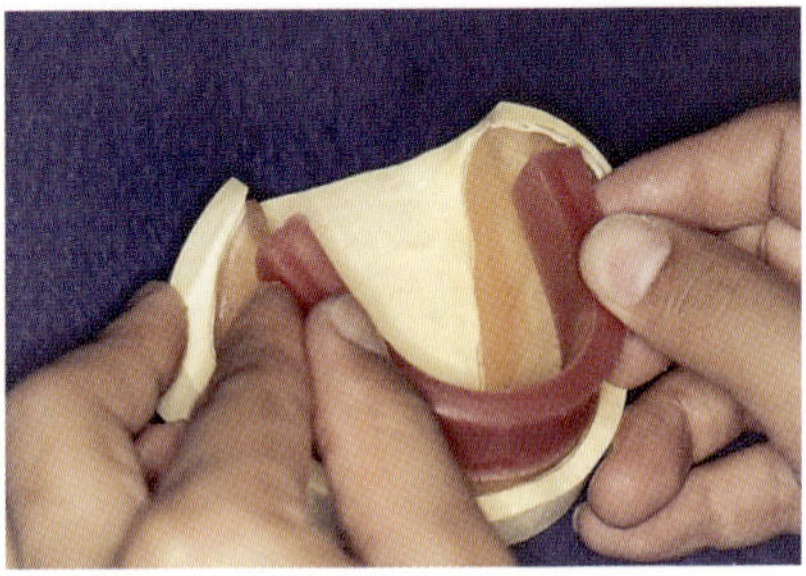

図47-24, 25　ロウ堤の設置。上顎と同様にあらかじめ棒状にしておいたパラフィン・ワックスをお湯で軟化し、臼歯部においてはパウンド・ライン舌側、前歯部においては下顎中切歯唇側ボーダーの最深部を通り、模型の正中に直交するラインを目安にして、基礎床に圧接し、その後、唇頬側面、舌側面を基礎床にワックスをよく焼き付けていく。

図47-26～28　咬合床の高さの調整。咬合堤の高さは、前歯部においては基礎床辺縁より約20㎜、そして臼歯部では後臼歯三角の上方1/3の高さになるように調整していく。上顎と同様この高さは平均的な高さより若干、高く設定されている。

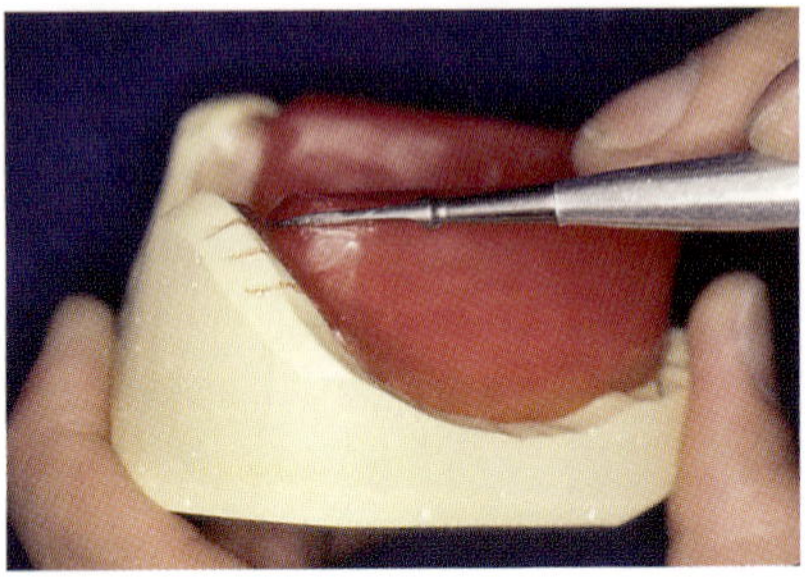

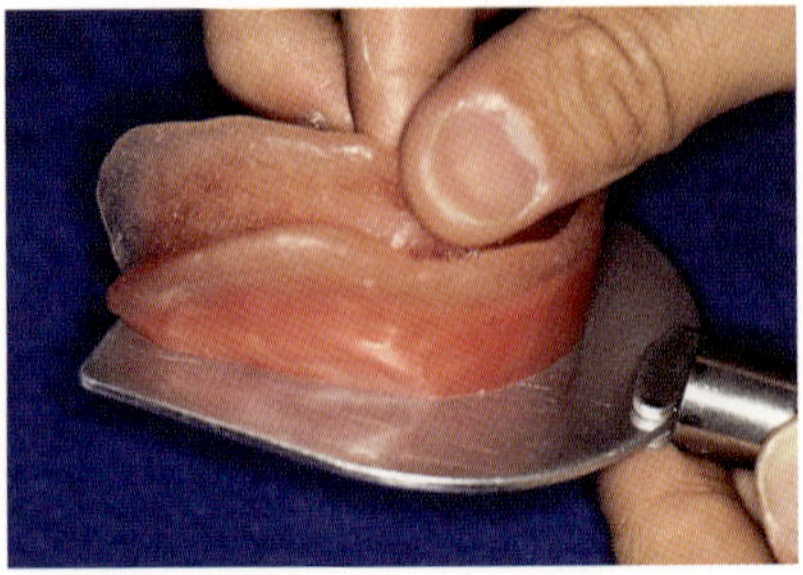

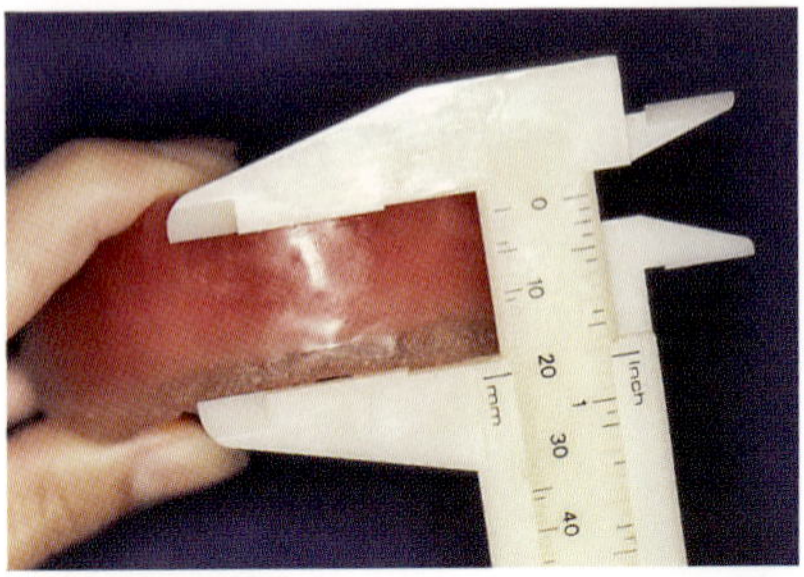

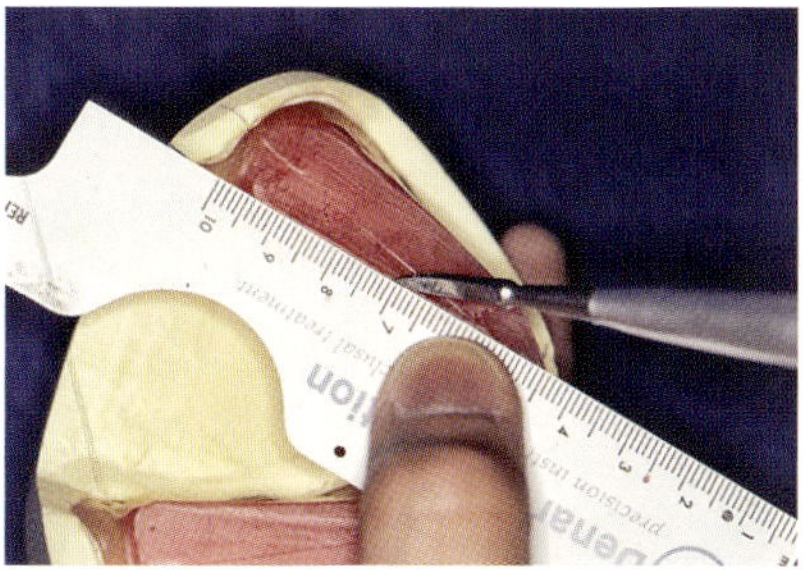

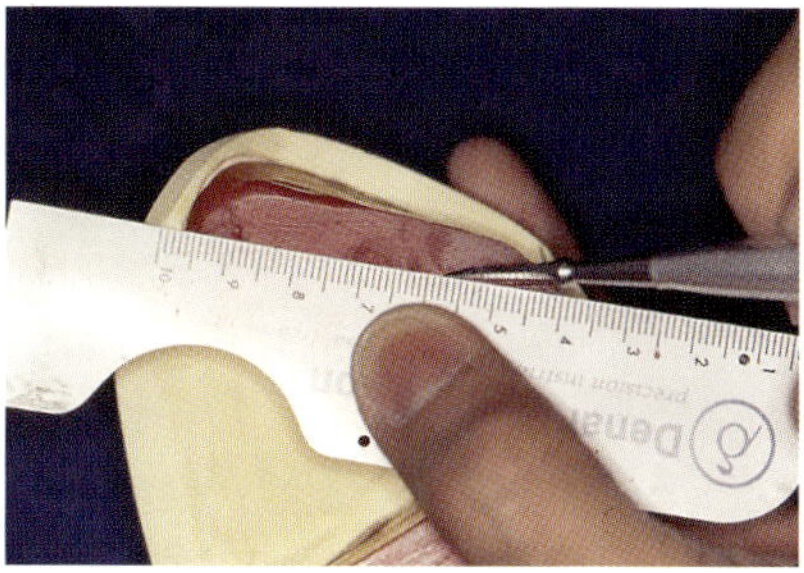

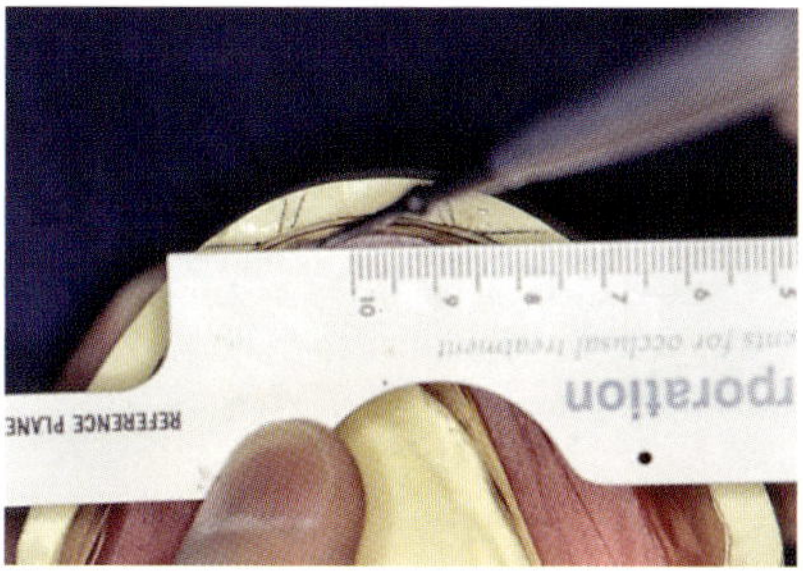

図47-29～31　咬合床頬舌的位置関係の設定。臼歯部においては、パウンド・ライン舌側を咬合堤の舌側面とする。前歯部においては下顎中切歯唇側ボーダーの最深部を通り、模型の正中に直交するラインを咬合堤の唇側面とする。

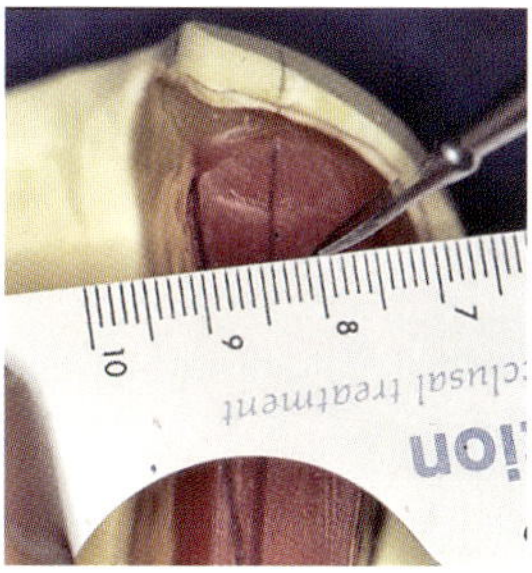

図47-34　大臼歯部のトリミング。

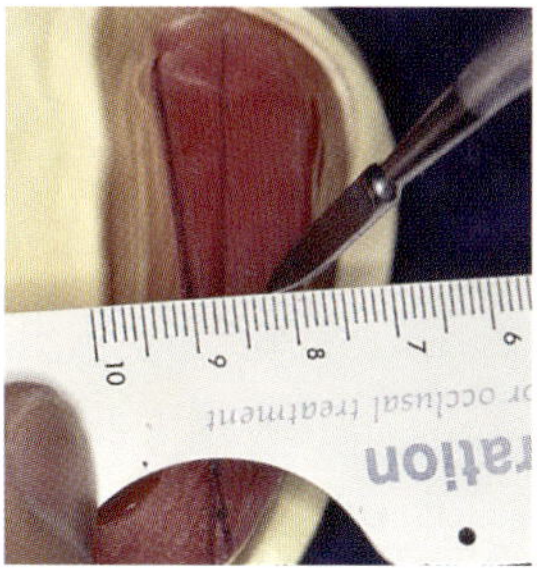

図47-33　小臼歯部のトリミング。

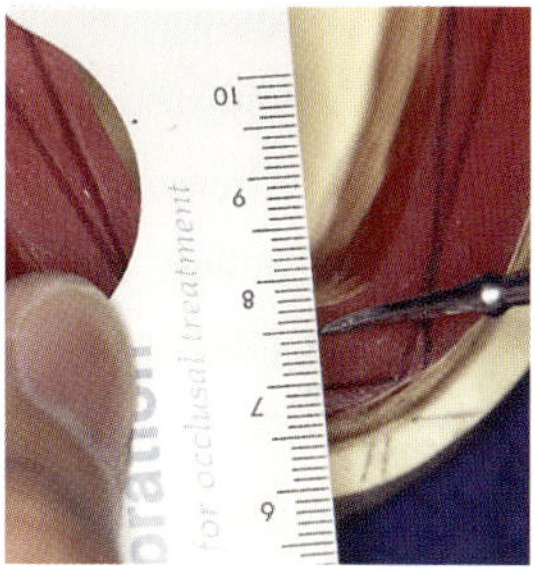

図47-32　前歯部のトリミング。

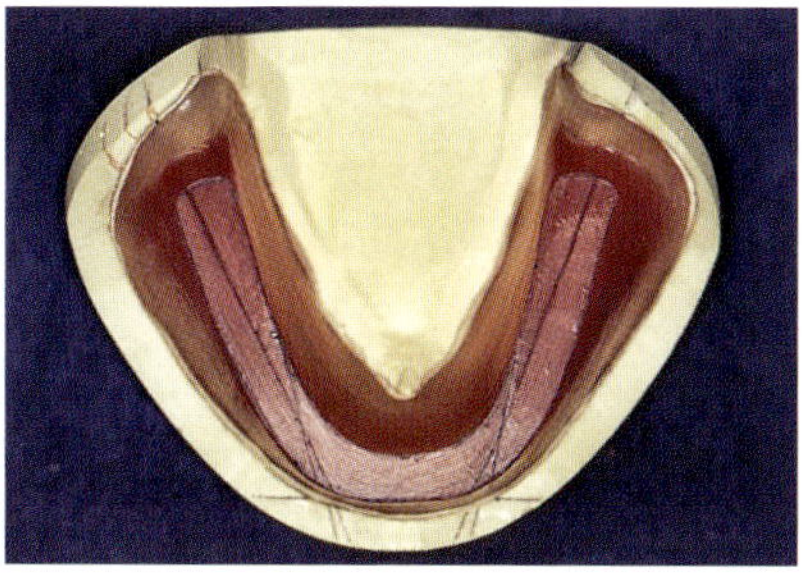

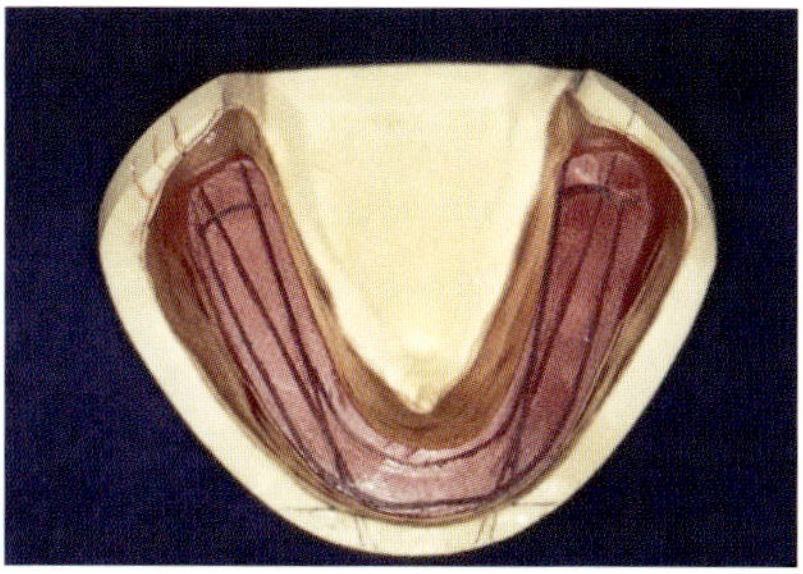

図47-35, 36　上図32～34のように、前歯部においては記入された唇側面より幅約５㎜、小臼歯部においては記入された舌側面より幅約８㎜、そして大臼歯部においては舌側面より幅約10㎜を確保するように、咬合堤をトリミングをしていく。このようにして、下顎咬合床は完成する。

48 知っている知識を全部使おう！ 咬合高径の決定

咬合採得Ｉの実際

咬合床が完成したら、つぎに咬合採得の術式に移ることになりますが、咬合採得Ｉは①リップ・サポート、バッカル・サポートの調整、②咬合平面の決定、③咬合高径の決定、④仮の中心位の採得、⑤フェイス・ボウ・トランスファー、⑥咬合器への作業模型のマウントの順に行っていきます。これは基本的に診査、診断における咬合採得と同一です。

ところで、咬合高径の決定にあたってはつぎの①Niswonger法（図48-1）、②Silverman法、③Boos法、④Shanahan法、⑤筋電図による方法、⑥エックス線を応用する方法、⑦Willis、Wright法などの顔面計測法と呼ばれる決定法があります。

しかしながら、どの方法も決定的とは言えません、咬合高径は治療用義歯を活用しながら吟味していくのがベストな方法であるといえますが、リニアー・テクニックにおいて、あるいは、治療用義歯製作のためには、なんらかの方法で咬合高径を決定しなければなりません。

そこで筆者は、鼻頂点とオトガイ部の皮膚上に2点を設け、嚥下、安静を繰り返した後、安静位における2点間の距離を測定して記録し、つぎに、準備した咬合床を装着、測定した高さになるように咬合堤を加減調整し、さらに前歯部においてフリーウェイ・スペース分として約3ミリ低くして、これを咬合高径と決定する方法

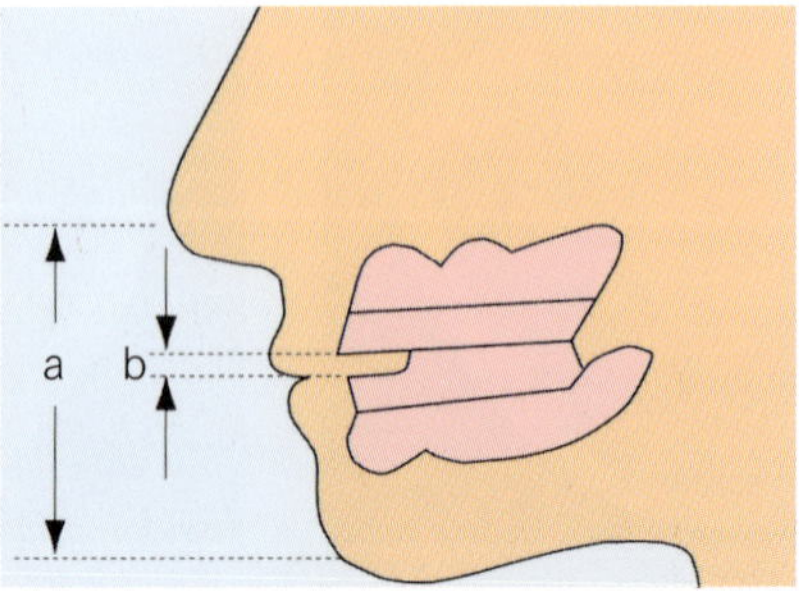

図48-1 Niswonger法。a: 安静時、b: 前歯部におけるフリーウェイ・スペース。

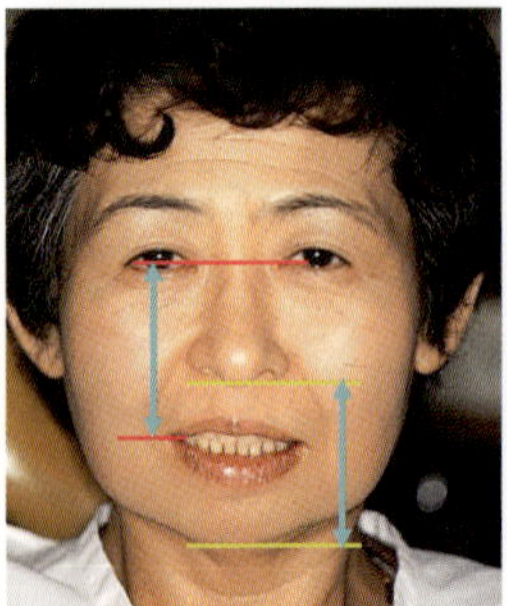

図48-2 顔面計測法。

である①のNiswonger法を参考にし、顔貌との兼ね合いで決定しています（図48-2）。そしてこのときも先に行われた、問診、視診そして旧義歯の診査で得られたデータをもとに、問題点を解消するべく、咬合高径を決定していっています。

つまり視診や旧義歯の診査において咬合高径の低下が疑われたなら、少なくとも、その咬合高径よりは高くなるように吟味していくといった具合に行うわけです。

では実際のやり方について、ステップ・バイ・ステップに説明していきましょう。

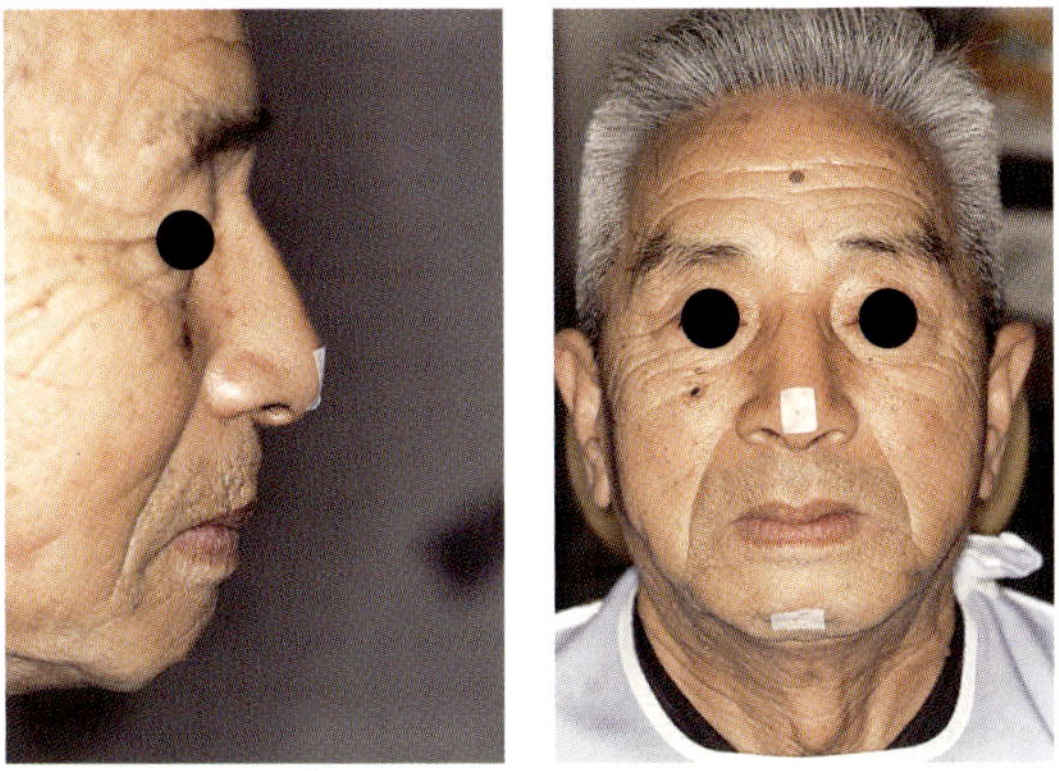

図48-3, 4　リップ・サポート、バッカル・サポートの調整。

①リップ・サポート、バッカル・サポートの調整

上顎咬合床を口腔内へ装着し（必ず水でぬらして装着する）、リップ・サポート、バッカル・サポートに関して、旧義歯のそれと比較しながら、咬合床唇側面、頬側面を調整していきます（図48-3，4）。

②咬合平面の決定

a．上顎前歯部咬合平面の高さの決定

上顎咬合床前歯部咬合堤の高さは、上口唇と咬合床の位置関係で決定していくのですが、一般的には高齢者においては咬合堤のほと上口唇下縁とが一致するか、咬合堤のほ

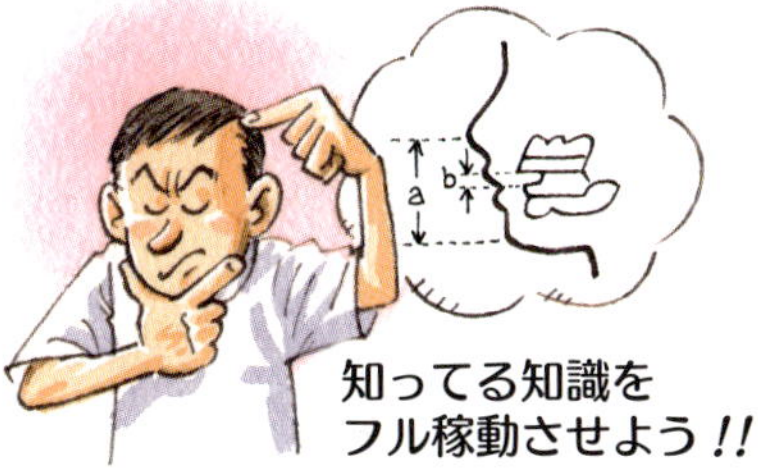

うがわずかに低いかに設定し、比較的年齢の若い方は少し咬合堤が見えるくらいに設定していきますが、最終的には、術者および患者さんがどの程度上顎前歯を露出させたいかで決定していきます（図48-5）。

b．上顎前歯部咬合平面の決定

上顎前歯部咬合平面の左右的な傾きは、両瞳孔線と平行に調整していきます。

c．上顎臼歯部咬合平面の決定

上顎臼歯部咬合平面は、カンペル氏ライン（鼻聴道線）や後臼歯三角の高さの½～⅔に咬合堤を合わせていきます（図48-6）。

③咬合高径の決定

上下咬合床を口腔内に装着して、先にお話した、Niswonger 法を参考にし、顔貌との兼ね合いで決定していきます。そして実際には、下顎咬合堤の高さを調整しながら、合わせていきます。このとき上顎咬合堤咬合面にはインデックス・グルーブを付与しておき、分離剤としてワセリンを塗布しておきます（図48-7～10）。

④仮の中心位の採得

咬合高径を決定したなら、上下咬合堤間に咬合採得材料（シリコン・バイト・マテリアルなど）を置き、術者が中心位へと誘導し、仮の中心位記録を採得します。

このとき下顎咬合床頬側部に左手人差し指と親指を置き、さらに、下顎下縁に右手を置いて、下顎咬合床を安定させた状態で中心位へ誘導していくと、良好に行えるでしょう。

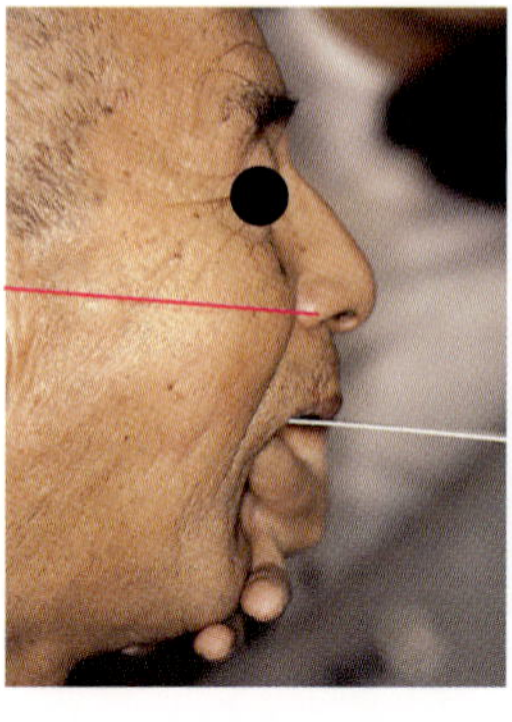
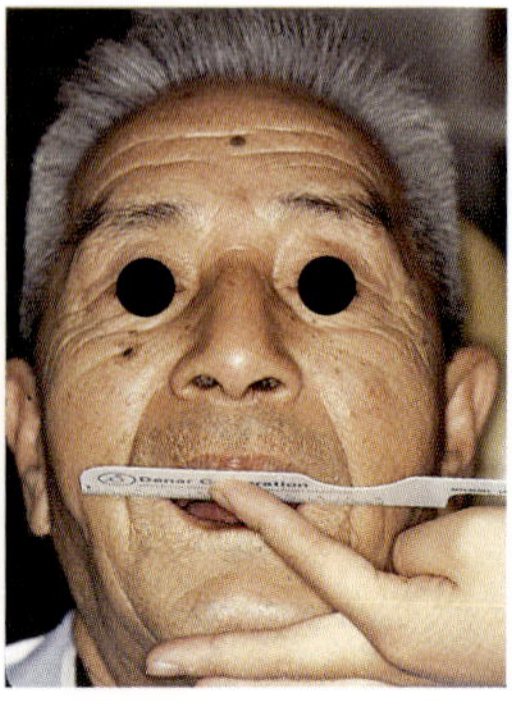

図48-5　上顎前歯部咬合平面の決定。高さは、術者および患者さんがどの程度上顎前歯を露出させたいかで決定していき、上顎前歯部咬合平面の左右的な傾きは、両瞳孔線と平行に調整していく。
図48-6　上顎臼歯部咬合平面の決定。カンペル氏ライン（鼻聴道線）や後臼歯三角の高さの1/2～2/3 に咬合堤を合わせていく。

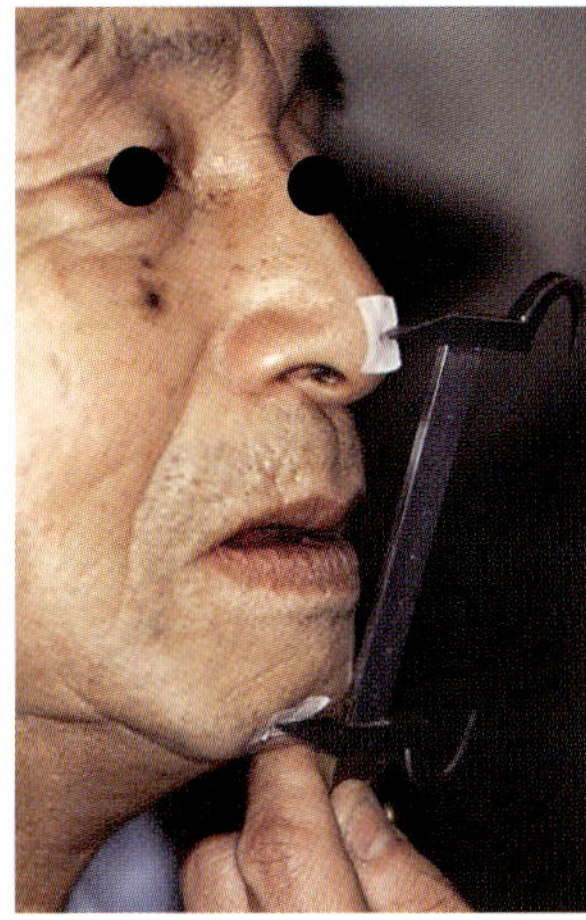

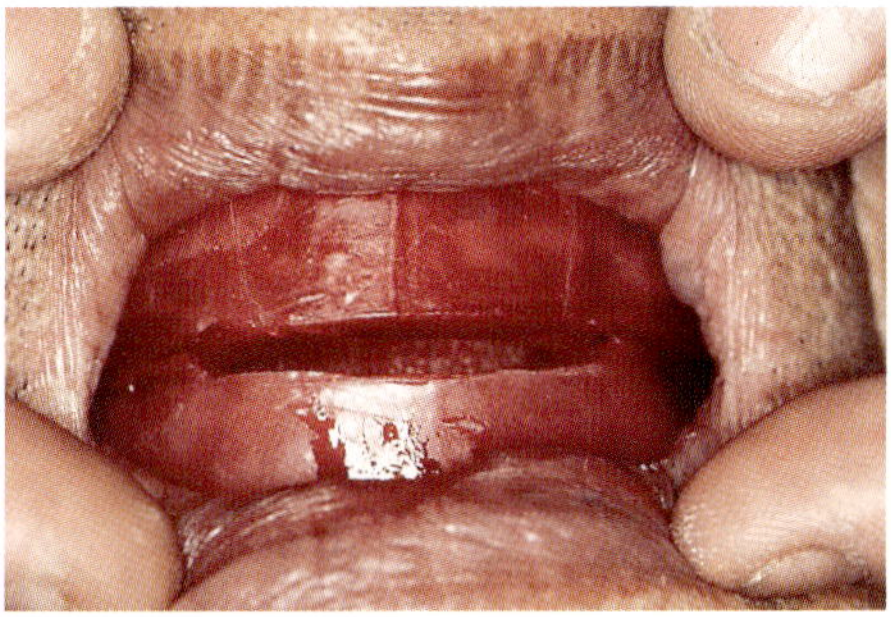

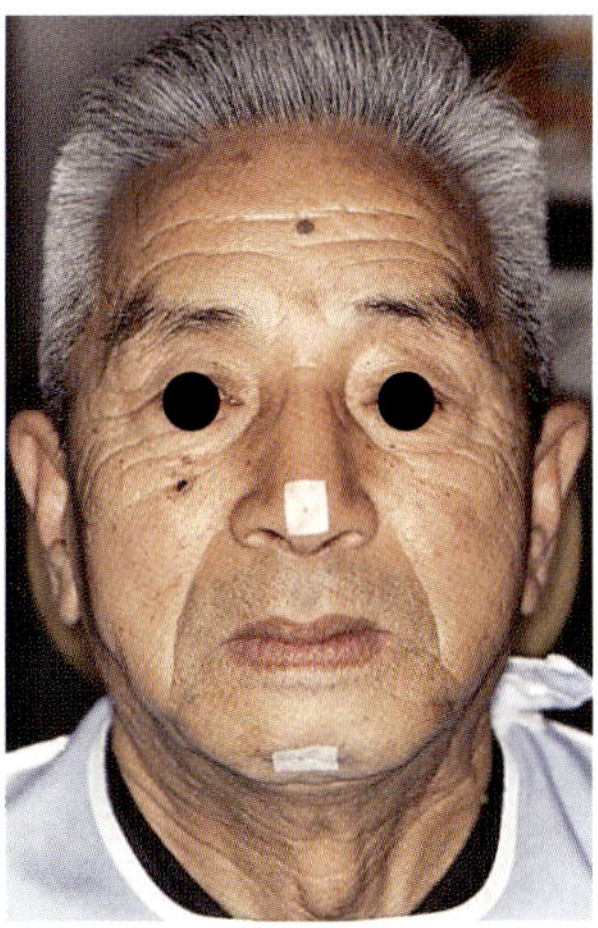

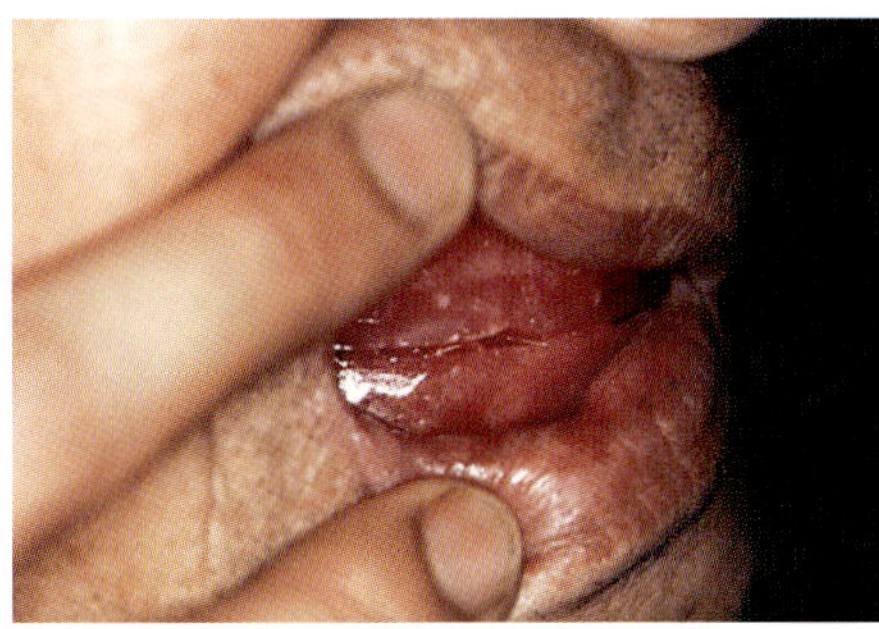

図48-7～10　図48-7：安静位における鼻頂点とオトガイ部の皮膚上に設けた２点間の距離を測定する。図48-8～10：安静位において測定した高さになるように咬合堤を加減調整し、さらに前歯部においてフリーウェイ・スペース分として約３㎜咬合堤を削除し、これがなくなるように咬合させ、咬合高径を決定していく。

49 フェイス・ボウ・トランスファー、それって必要なの？

1．フェイス・ボウは何を使う

本来、フェイス・ボウ・トランスファーは生体の下顎の開閉口運動の下顎頭の回転中心軸（ヒンジ・アキシス）を咬合器における回転中心軸と合わせる操作であり、ターミナル・ヒンジ・アキシス・ポイント、平均的顆頭点、そして外耳道を用いるフェイス・ボウ（顔弓）があり、なかでも外耳道を用いるイヤー・ボウが一般的で、この操作によって、上顎作業模型を咬合器に付着していきます。

ただ、この操作においては、咬合器の平面と実際の咬合平面とが平行にならないため、人工歯排列などの技工作業がしにくいといった点から、最近では、正中矢状面や咬合平面を応用した、フェイス・ボウも使用されるようになってきました。

ハッキリ言ってどれを使用しても良いと思います。ただ、それぞれの長所、短所、そして特徴を理解して使用することが重要と言えます。

筆者はフェイス・ボウ・トランスファーにイヤー・ボウを用いていますが、バイト・フォークは、有歯顎用バイト・フォークにヘビー・ボディー・シリコンを応用していくのも良いでしょうし、また、この段階では人工歯は排列されていませんので、無歯顎用のバイト・フォークを用いて、フェイス・ボウ・トランスファーを行っても良いでしょう（図49-1，2）。

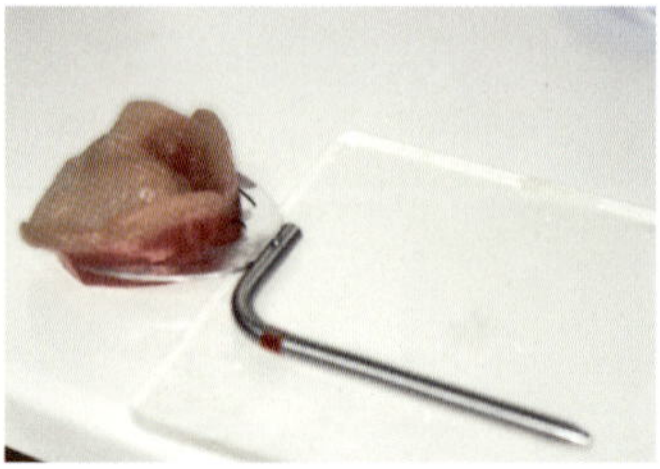

図49-1　無歯顎用のバイト・フォーク。咬合平面に平行に設置する。

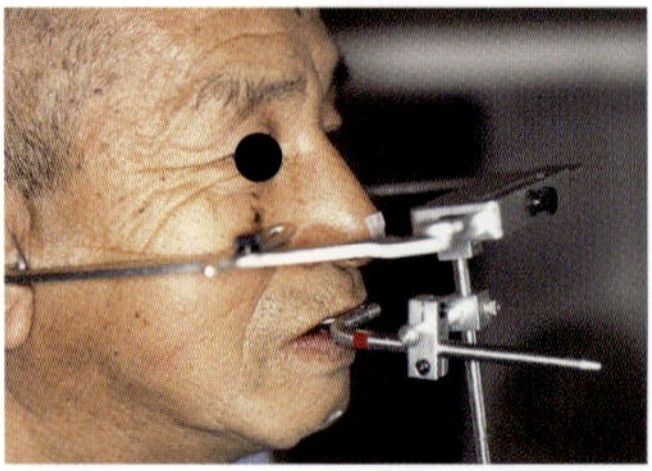

図49-2　イヤー・ボウによるフェイス・ボウ・トランスファー。

2. 咬合器への作業模型のマウント

作業模型を咬合器へマウントするときは、まず、模型基底面と左右外側面そして前方面との隅角部を斜めにモデル・トリマーをかけ、全体として基底面を4面に形成しておきます（図49－3）。こうすることにより、後のレジン重合時のフラスコ埋没時に模型を咬合器より外すのが容易となります。また万一、作業中に模型が咬合器マウンティング・プレートより外れても、すぐに再付着が行えます。

上顎作業模型はフェイス・ボウ・トランスファーにより、下顎作業模型は先に採得された仮の中心位記録により、咬合器へマウントされますが、下顎模型はつぎに行われる咬合採得IIによる中心位記録を用いて咬合器へリマウントされますので、この段階では仮マウントと考え、簡単に咬合器へ付着しておきます（図49－4，5）。

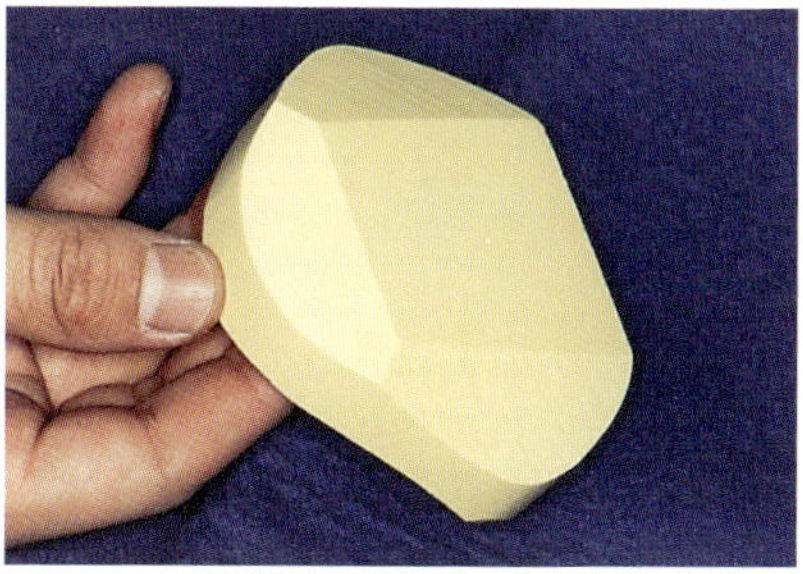

図49-3　模型基底面の調整。模型基底面と左右外側面そして前方面との隅角部を斜めにモデル・トリマーをかけ、全体として基底面を4面に形成しておく。

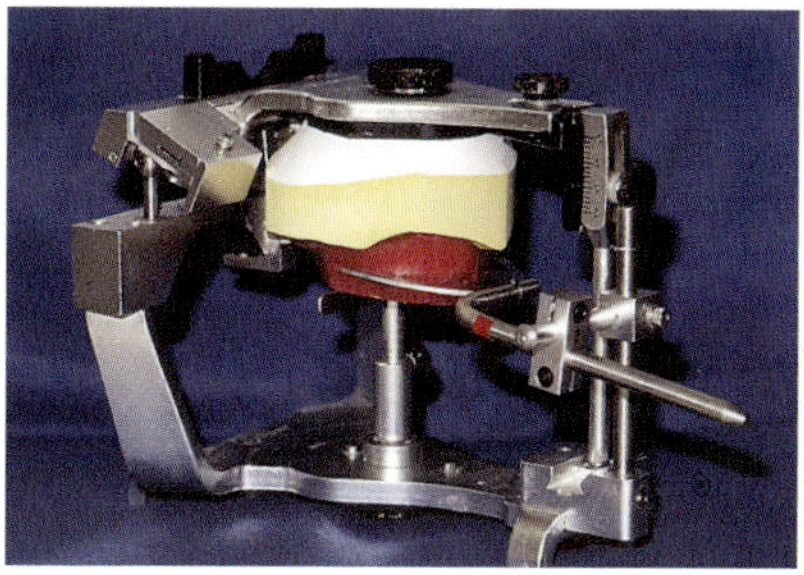

図49-4　フェイス・ボウ・トランスファーによる上顎作業模型の咬合器へのマウント。

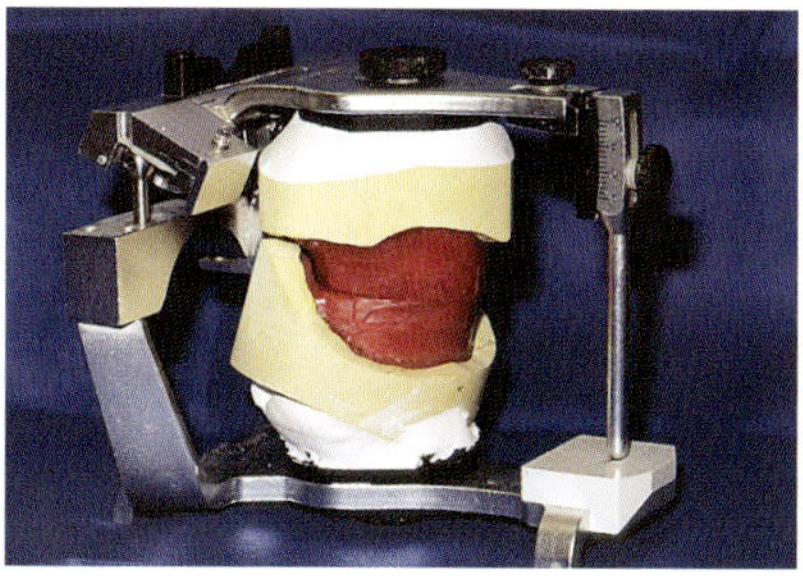

図49-5　咬合器にマウントされた上下顎作業模型。下顎模型はつぎに行われる咬合採得II（ゴシック・アーチ・トレーニング）による中心位記録を用いて咬合器へリマウントされるので、この段階では仮マウントと考え簡単に咬合器へ付着しておく。

50 セントリックとは何だろう？

――セントリック・リレーションでいこう！

1．咬合採得Ⅱ

咬合採得Ⅱでは、上下顎の人工歯を水平的にどの位置で咬合させるかを決定していくことで、すなわち水平的顎間関係位の採得をゴシック・アーチ・トレーシングで行い、決定、採得していくことになりますが、ここでよく問題となってくるのが、どのような上下顎間関係位を採用していくかということです。

総義歯での上下顎間関係位については、多くの理論が存在します。それらを現実的な臨床の観点より大別すると、

①習慣性咬合位を用いる方法

②中心位（セントリック・リレーション・図50－1，2）を用いる方法

の2つが挙げられるでしょう。

①の習慣性咬合位を用いる方法は、なんとなく聞こえは良く、現実

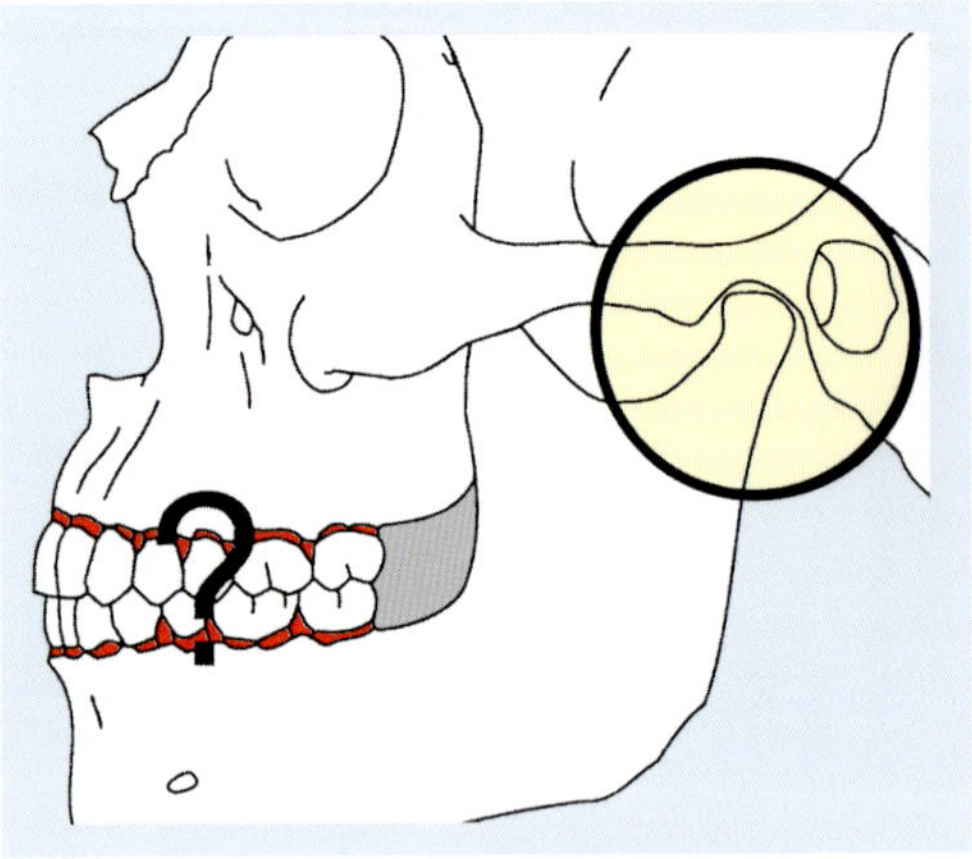

図50-1　中心位。顆頭が下顎窩内で前上方に位置し、再現性のある下顎位。歯によって決まる位置ではない。

◆ポイント・セントリック

中心位と咬頭嵌合位とが一致した状態（中心位咬合）で、その間のずれのない咬合状態を示す。

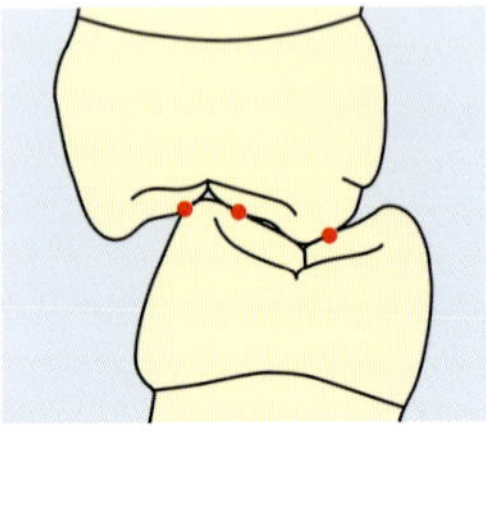

的に感じるのですが、こと無歯顎補綴での採用では、筆者は多くの疑問を持っています。

と言うのは、全歯牙を正常に有しているときであれば、この習慣性咬合位である咬頭嵌合位というものは確かに確保されるものでしょう。しかし総義歯の場合、つねに対象は無歯顎であり、習慣性の咬合位を求めること自体、きわめて難しいと言えるでしょう。

たとえ、それが求められたとしても、患者さんの習慣性咬合位というものは、患者さん自身の持つ「無歯顎に至るまでの経緯」によって著しく変化してきたはずです。

両側遊離端で適正な義歯が装着されていない患者さんの多くは、その習慣性咬合位が「前噛み」になっていることが多いものです。

またそのような習慣性咬合位の変化がなかったとしても、多くの無歯顎患者は有歯顎時になんらかの咬合異常を持っていたと思われます。すべてが正常であったなら無歯顎にはなっていなかったでしょう。

このような観点から考えると、その細かい点で議論があったとして

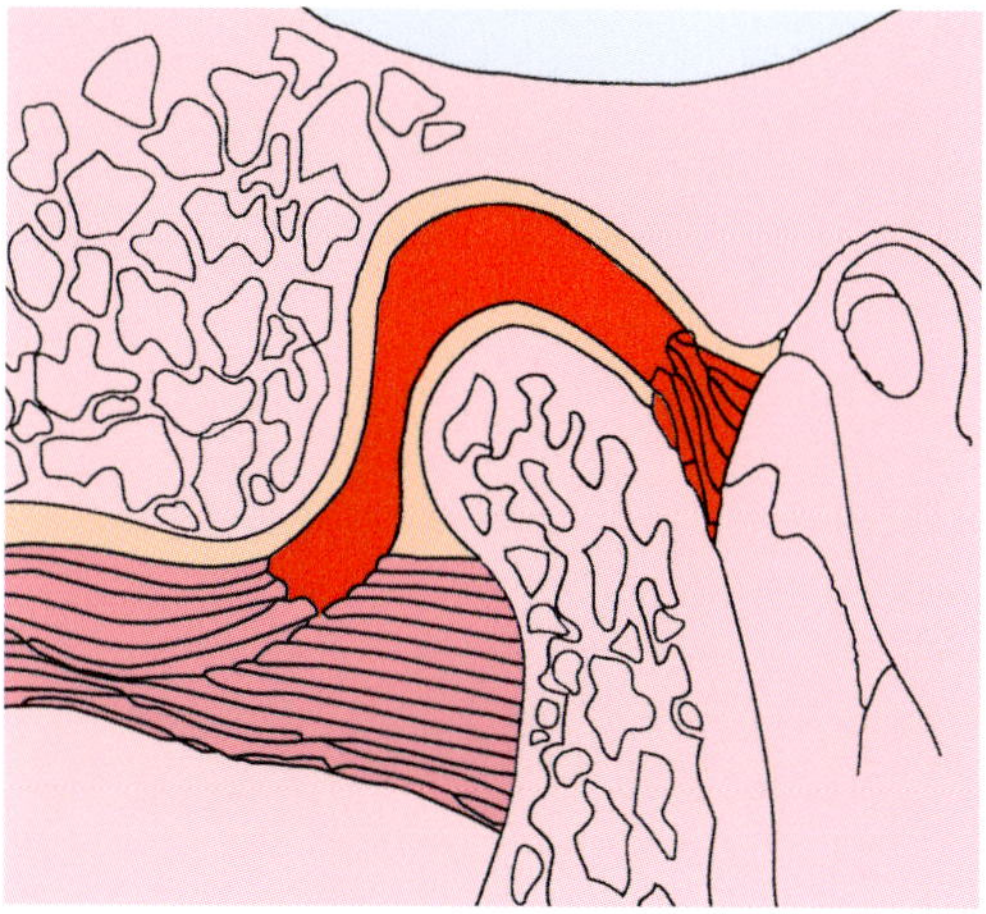

図50-2　そのとき顎関節の状態。

◆ロング・セントリック（ワイド・セントリック）

中心位と咬頭嵌合位との間に咬合高径の変化をともなわない前後的な自由域を持つようなセントリックのことを示す。

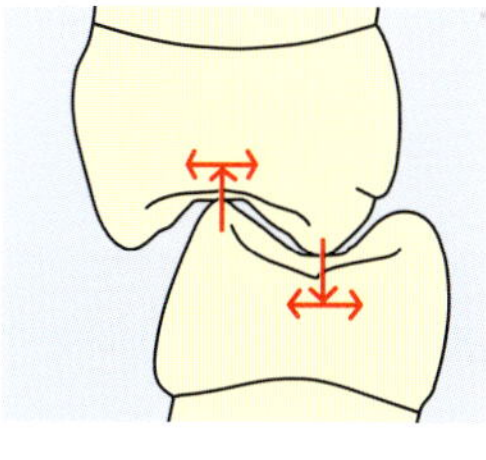

も、総義歯における上下顎間関係位としては②の中心位（セントリック・リレーション）を用いるのが妥当だと、思われます。

2. 中心位の採得法

筆者が考える中心位とは、側方力が加わらない状態で、両側の下顎頭が側頭骨関節窩内において前上方位にあり、関節円板の薄い凹部に相対している位置で、開閉運動における純粋な回転運動を営む位置であると同時に、再現性があって害のない下顎位だと考えています。

総義歯補綴では、リマウントが必須であるため再現性があるということが、とくに重要となってきます。

中心位の採得法には、有歯顎の場合、「チン・ポイント・テクニック」「スリー・フィンガー・テクニック」「ダブル・ハンド・テクニック」など、術者が誘導していく、多くの方法（詳しくは「ビジュアル・セミナー臨床咬合学入門」参照）がありますが、無歯顎の場合、床下粘膜といった海に浮かぶ、咬合床といった船を介して、中心位を採得しなければなりませんので、やはりゴシック・アーチ・トレーサーを用いるのが適正と思います。

また重要な点である再現性の確認といったことからも、目で見て再現性を確認することができる（ビジブル・セントリック・レコーディング）といったことからも、ゴシック・アーチ・トレーサーを使用することは不可欠と言えるでしょう。

◆**リマウント（リマウンティング）**

リマウントとは、咬合を改良するために咬合器に修復物を再装着する方法といわれ、一般的には、補綴物製作時の使用材料の膨張・収縮にともなう変形や技工操作中に起こる避けられないわずかなエラーを修正するためのテクニックとして知られている。その適応症例にはつぎのようなものが挙げられる。

①使用材料の変更や技工操作中のエラーの補正を必要とする広範囲な症例。

②最終補綴物完成後に、その補綴物を用いて咬合採得を行うことによって初めて正確な咬合採得が可能となる症例。

具体的には、総義歯補綴、フルマウス・リコンストラクション、パーシャル・デンチャーなどにおいてリマウントが行われる。

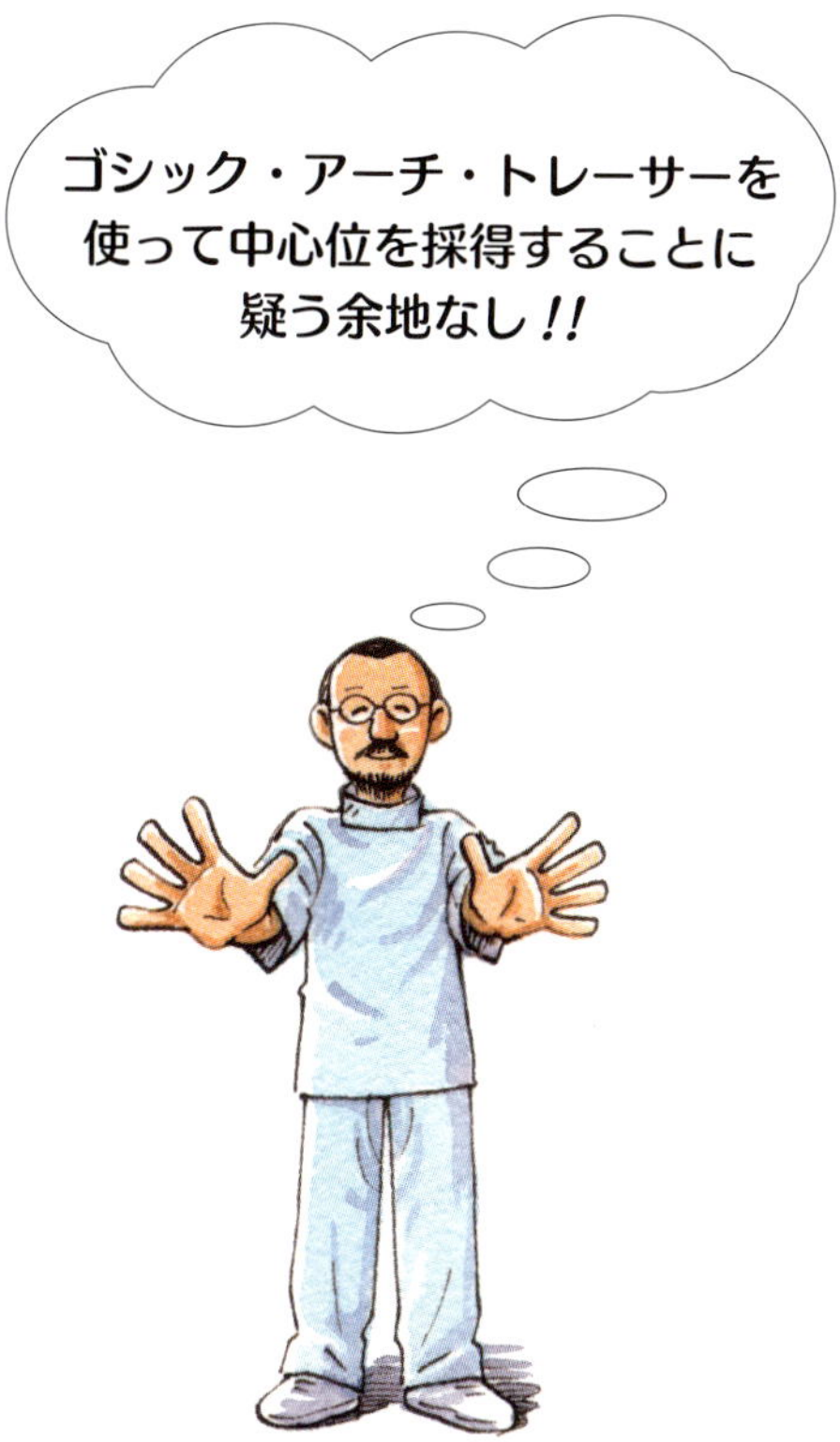
ゴシック・アーチ・トレーサーを
使って中心位を採得することに
疑う余地なし!!

51 急がば回れのゴシック・アーチ・トレーシング

1. ゴシック・アーチ・トレーサー（図51-1，2）

ゴシック・アーチ・トレーサーには、口内そして口外描記法、上顎に描記針を持つもの、そして下顎に描記針を持つものなど、多く種類が市販されていますが、筆者はトレーシング時の安定性、その他の理由から口内描記法で、下顎に描記針を持つ、シンプルで堅牢なゴシック・アーチ・トレーサーが良いと思います。このような点から筆者は現在、Dr.Sosinが考案し、Dr.阿部が開発したS-Aゴシック・アーチ・トレーサーを使用しています。

このトレーサーの特徴は、描記板に超硬質のプラスチック板が用いられていること、また描記針の長さの調節が交換性であることです。

この交換性によって3種の異なった長さの描記針が、抜き差し式で、選択的に用いられるようになっています。

ゴシック・アーチ・トレーサーは単にゴシック・アーチをトレースするだけでなく、チェック・バイト材が硬化する間、顎位を保持できるような機能、機構が必要となります。その点、このトレーサーでは、チェック・バイト採得を行いたい顎位で、2種の描記針のうち、鋭いほうがラウンド・バーで深さ約0.3～0.5ミリで描記板に開けられた嵌入孔に嵌入できるようになっています。

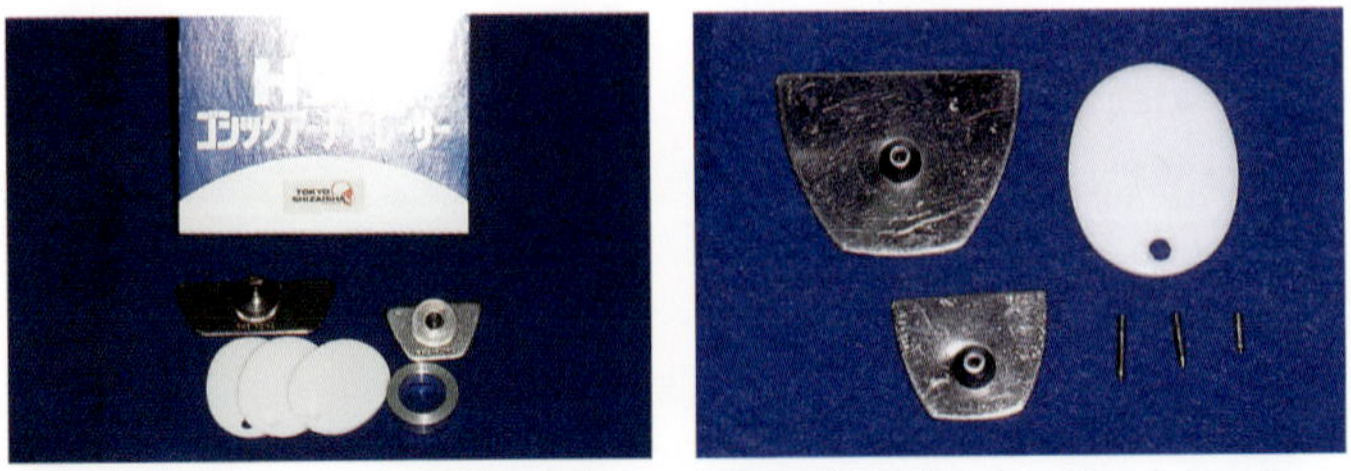

図51-1, 2　図51-1は以前発売されていたS-Aゴシック・アーチ・トレーサー。大きさの異なる2種類のトレーサーと、高径の変更を容易にするための3段階の長さに分けられたピン。一方の先端が生理的顎運動を描記しやすいように丸く鈍的になっており、もう一方は嵌入孔に合うように鋭く製作されている。図51-2はH-Aゴシック・アーチ・トレーサー（阿部晴彦先生開発）。

2. ゴシック・アーチ・トレーサーの設置法

トレーサーの設置に際しては、マウントされた上下顎模型の示す咬合高径で、咬合平面と平行になるよう注意します。さらにトレース時の床の安定確保を考え、下顎を基準に描記針が前後的中央、頬舌的中央に位置するようにしていきます（図51－3）。

またゴシック・アーチ・トレーサーが付設される基礎床は、通常、上顎は咬合採得ーで使用した咬合床を用い、下顎は蝋堤の設置されていない基礎床をもう1個製作しておいて、これを用いると良いでしょう。

トレーサーの付着にあたっては、よくスティック・コンパウンドやスティッキー・ワックスなどを用いて行われているのを目にしますが、これらを行うと、トレーサーの維持が悪くなり操作中離脱することが多発し、描記板の支持が不良になったりしますので、付着に際しては術中離脱しないように即時重合レジン（トレー用レジン）でしっかりと付着する必要があります。

ただ、トレーサーは使用後に簡単に分離できなくてはなりませんから、即時重合レジンで付着する際のポイントとして、あらかじめ付着面に多量のワセリンをコーティングしておくこと、そしてベトつかない、糸を引かない程度の完全な餅状期の即時重合レジンを用いるということが挙げられるでしょう。

このようにしておくと、使用後のトレーサーの撤去は容易となりますし、また万一、操作中にトレーサーが脱落しても、瞬間接着剤などですぐに元の位置に装着することができます。

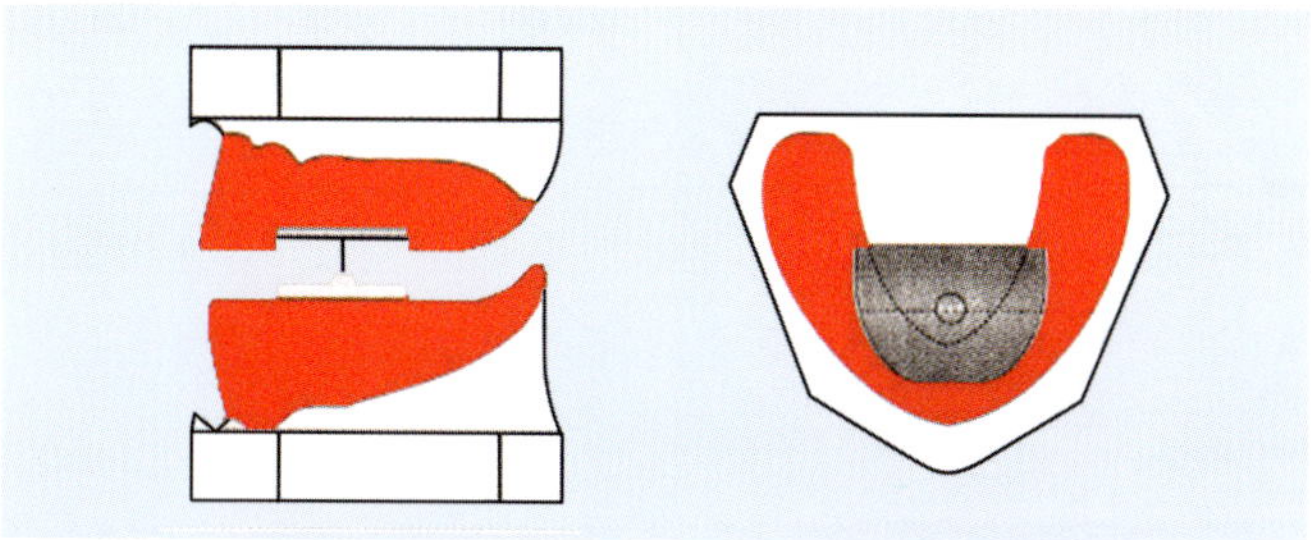

図51-3　トレーサーの設置に際しては、マウントされた上下顎模型の示す咬合高径で、咬合平面と平行になるように、さらにトレース時の床の安定確保を考え、下顎を基準に描記針が前後的中央、頬舌的中央に位置するようにしていく。

①描記板の設置

咬合採得ーで、咬合器にマウントされた模型上の上顎咬合床口蓋面に十分に、ワセリンを塗布し、ベトつかない餅状期の即時重合レジン（トレー用レジン）を置きます。その上から描記板を3枚重ね、さらに上から平滑な板を咬合堤に合わせて圧接していきます。レジン硬化後、上部2枚の描記板を取り去ります。これで描記板を咬合平面に平行に設定でき、かつトレーシングのためのスペースも確保した状態で設置することができます（図51-4，5）。

②描記針の設置

下顎咬合床とは別に、前もって製作しておいた基礎床を設置した下顎模型の舌側前後的中央、頬舌的中央部にユーティリティー・ワックスを盛り上げ、その上に一番短い描記針を設置したトレーサーを置き、咬合挙上「ゼロ」の状態で、描記針が描記板に対し直角に相対するように位置決めをします。

その後トレーサーと基礎床の間隙に即時重合レジンを填入し、トレーサーを基礎床へ付着します。このとき前もって即時重合レジンやヘビー・ボディー・シリコンで描記針が描記板に直角になるような、マウンティング・ジグを製作しておき、活用すると操作はかなり楽になります（図51-6）。

③各種描記針における咬合挙上量のチェック

通常トレーサーは一番短い描記針を用いて、咬合挙上「ゼロ」（咬合採得ーで決定された咬合高径）でもって設置されますが、実際のゴシック・アーチ・トレーシ

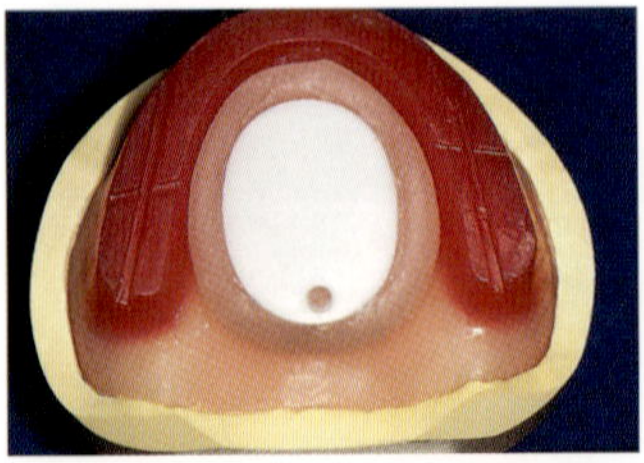

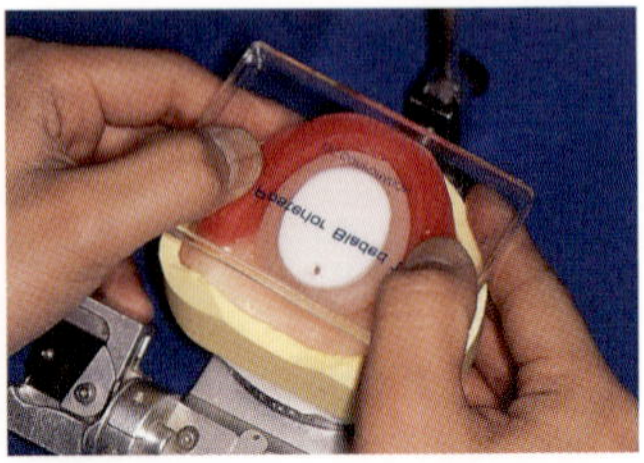

図51-4, 5　描記板の設置。上顎咬合床口蓋面に十分にワセリンを塗布し、べとつきのない餅状期の即時重合レジン（トレー用レジン）を置く。その上から描記板を3枚重ね、さらに上から平滑な板を咬合堤に合わせて圧接する。レジン硬化後、上部2枚の描記板を取り去る。これで描記板を咬合平面に平行に設定でき、かつトレーシングのためのスペースも確保した状態で設置することができる。

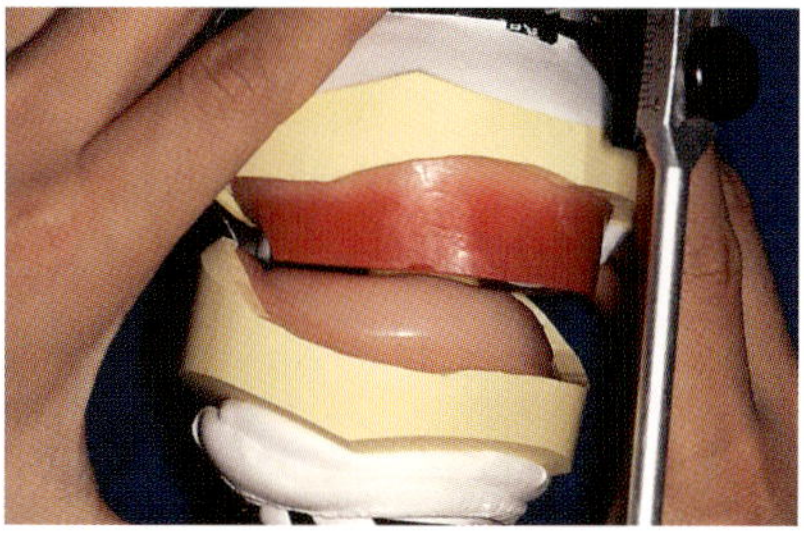

図51-6　下顎基礎床への描記針の設置。マウンティング・ジグを用いることによって、描記板に対し直角に描記針を容易に設置できる。

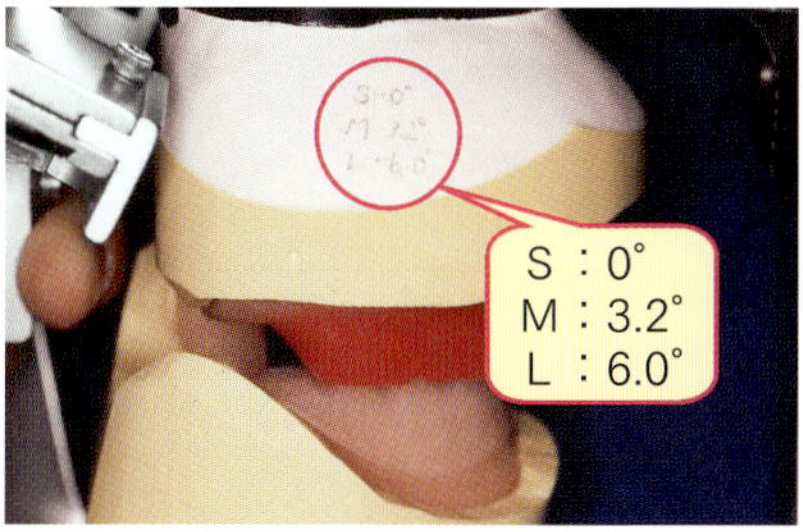

図51-7　模型側面に記入された、各描記針における咬合挙上量。

ング時にチェアー・サイドにおいては場合によって、ほかの描記針を用いることもあります。そのとき元の咬合高径を保存する必要性が生じますので、前もって咬合器上でほかの描記針に交換した場合の咬合挙上量（咬合器インサイザル・ピンの目盛）を模型側面に記入しておきます（図51-7）。

④下顎インデックス・グルーブの付与

咬合採得IIの実際で採得されるプラスター・チェック・バイト記録が正確に模型に復帰できるように、トレーサーの設置された下顎基礎床にカーバイト・バーなどを用いて、インデックス・グルーブを付与しておきます（図51-8，9）。

3．咬合採得IIの実際

①トレーサーの口腔内試適とクリアランスの確認

トレーサーを口腔内に装着し、咬合した状態で患者さんに前後、左右顎運動を行ってもらい、上顎咬合床と下顎基礎床とが干渉しないかどうかをチェックします。

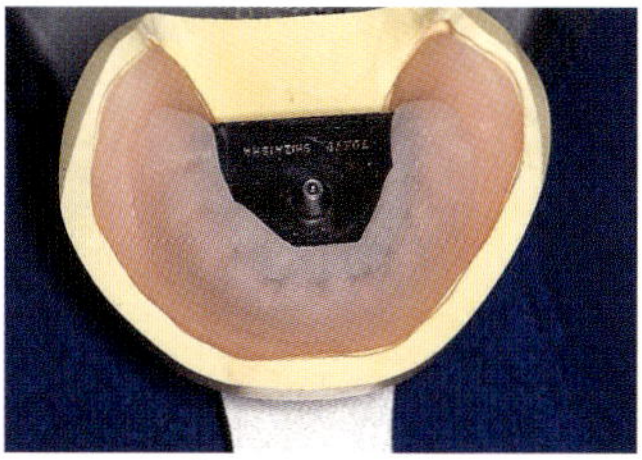

図51-8　プラスター・チェック・バイト記録が正確に模型に復帰できるように、トレーサーの設置された下顎基礎床にカーバイト・バーなどを用いて、インデックス・グルーブを付与しておく。

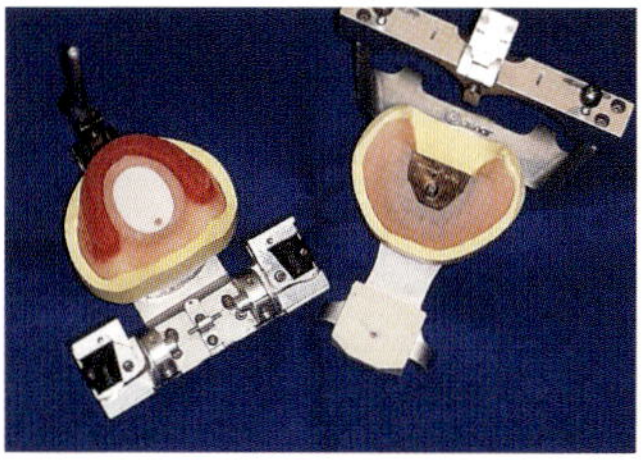

図51-9　咬合床に設置されたS-Aゴシック・アーチ・トレーサー。

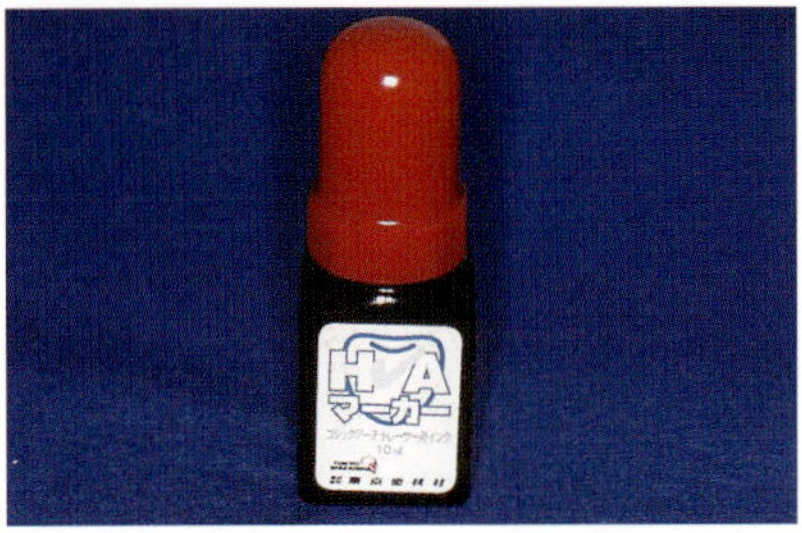

図51-11　H-Aインク・マーカー。

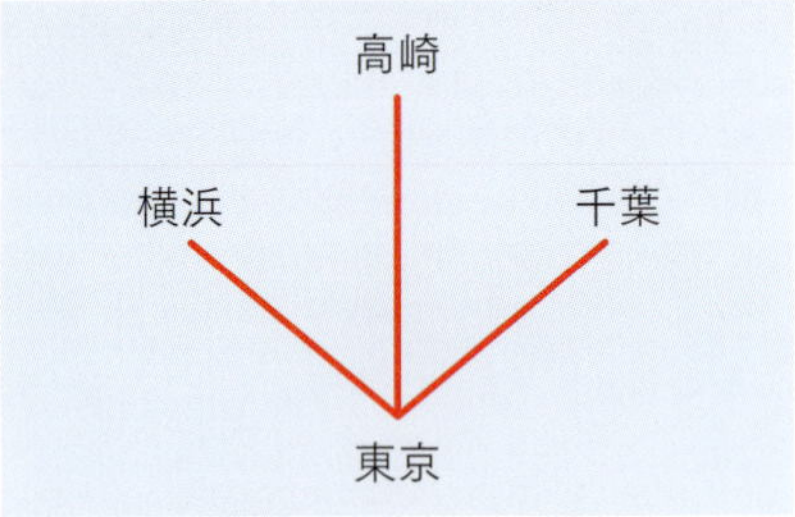

図51-10　顎運動の指導と練習。このようなメモを患者さんの前に張り、顎運動を練習してもらう。

通常では干渉は発現しないと思いますが、もし干渉が生じるとしたら、おそらく上顎咬合堤と下顎基礎床とが前方運動時に干渉してくる場合が多いと思います。

その場合は先ず、下顎基礎床の干渉部を削除していきます。そして、それでも干渉が取りきれない場合は、描記針を長いものに交換していきます。

②顎運動の指導と練習

トレーサーを口腔内に装着し（このときの描記針は先端が丸い鈍的なほうを上にセットしておく）、咬合した状態で患者さんに偏心運動を行ってもらうわけですが、先生方も経験がおありでしょうが、患者さんには、左右あるいは前後と指示しても意外にわかってはもらえないものです。

そこで、メモ用紙にでもゴシック・アーチの矢印を描き、その矢印の先端に地名（例えば、東京、横浜、千葉、高崎など）を記入して、前とか後とか指示するのではなく、メモ用紙を見てもらいながら、東京から高崎へと指示していくと、比較的容易に偏心運動をとってくれるものです（図51-

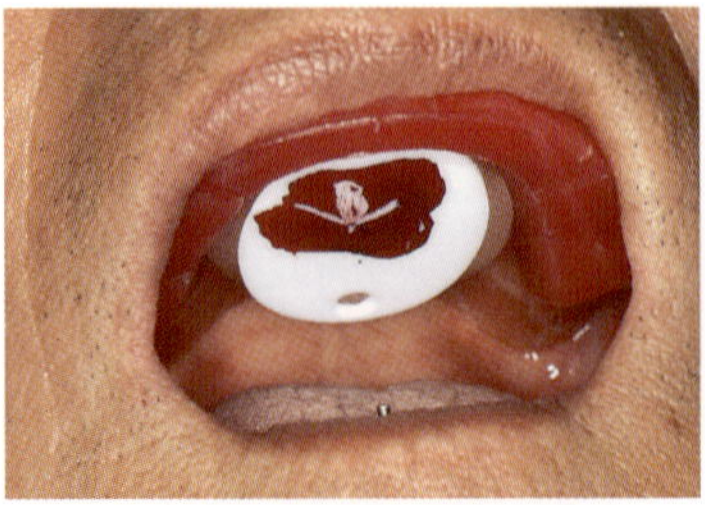
図51-13　ゴシック・アーチ・トレーシング。トレーサーを口腔内へ装着し、前後、右側方、そして左側方偏心運動を2回ずつくらい行わせる。

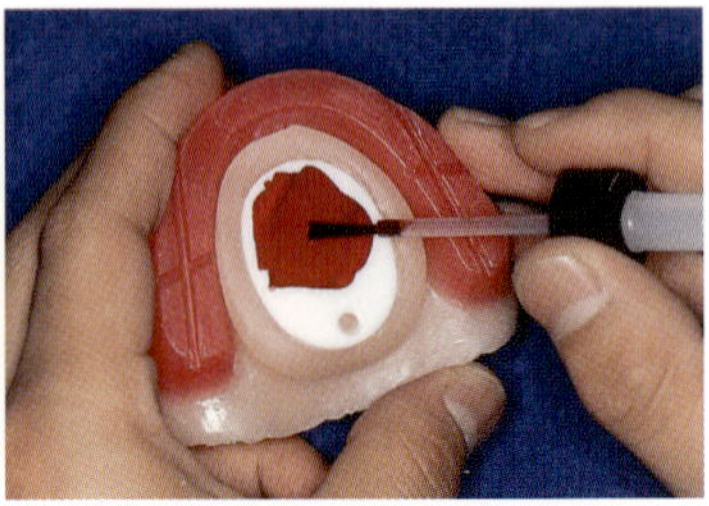
図51-12　描記板表面へのトレーシング用インクの塗布。

10）。

そして患者さんがある程度要領をつかめたら、5分間くらいその練習をしておいてもらいます。このとき患者さんの姿勢はチェアーを起こした状態で行ってもらうほうが良いでしょう。

③ゴシック・アーチ・トレーシング

顎運動の練習が終わった段階で描記板を観察すると、うっすらとゴシック・アーチの図形が認められます。その図形を含んだ状態で、描記板表面にトレーシング用インク（たとえば、H-Aインク・マーカー）あるいはクレヨンを塗布します。そしてエアーで乾燥させた後に、再度トレーサーを口腔内へ装着し、前後、右側方、そして左側方偏心運動を約2回ずつ行ってもらいます（図51-11〜13）。

このとき治療用義歯による顎位の安定化が行われていれば、ほとんどの場合、きれいなゴシック・アーチ・トレーシング・ラインが描記板上に描かれてきます。

万一、どうしても適正な偏心運動が行えないようなら、患者さんに前後、左右めちゃくちゃにこすり合わせるようにしてもらいます。そして描かれたひし形の後方部の最外縁をゴシック・アーチ・トレーシングのラインとして以後の操作を行うようにしていきます。

④ゴシック・アーチ・アペックスのマーキングと再現性の確認

ゴシック・アーチ・トレーシングが終了したなら、つぎにそのトレーシング・ラインのアペックス（頂点部）に#008程度の大きさのラウンド・バーで深さ約0.3ミリ

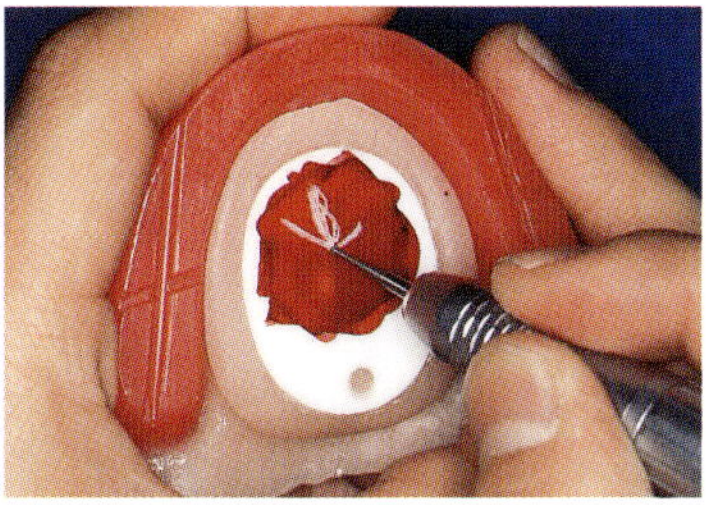

図51-14　ゴシック・アーチ・アペックスのマーキング。ゴシック・アーチ・トレーシングが終了したなら、つぎにそのトレーシング・ラインのアペックス（頂点部）に#008程度の大きさのラウンド・バーで深さ約0.3㎜の凹部を形成する。

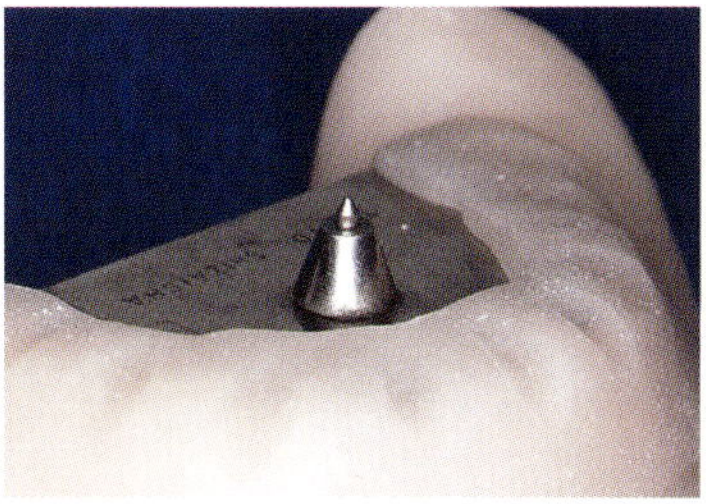

図51-15　描記針の交換。トレーシングに使用した描記針を天地逆に差し換え、先端の鋭利なほうを上にする。

の凹部を形成します。またトレーシングに使用した描記針を天地逆に差し換え、先端の鋭利なほうを上にします（図51-14，15）。

再度トレーサーを口腔内に戻し、咬合紙を介してタッピングしてもらい、何度もアペックス部に形成した凹部に描記針が復帰するのを確認します。このとき何回行っても復帰点が凹部よりずれるようであれば、凹部を修正し、再度咬合紙により復帰を確認していきます（図51-16，17）。

ときには、アペックス部の凹部にも復帰しますが、それより前方の数ヵ所にもタッピングするような場合があり、こういったときは、これはあくまでも筆者の経験則ですが、アペックス部を採用するようにしたほうが良いと思います。

よくタッピング・ポイントを採用するという先生がいらっしゃいますが、これを筆者も何症例か行ってみましたが、最終リマウント時にその採用したタッピング・ポイントに必ずしも復帰はしないものです。そして結局はアペックスにて咬合してしまうものです。

アペックス部の凹部に何回も描記針が復帰することが確認できたら、凹部をもう少し明確にし（0.5ミリ程度の深さに）、保持孔（嵌入孔）とします。

⑤プラスター・チェック・バイトの採得

口腔内においてトレーサーの鋭利な描記針を先に形成した保持孔に嵌入させ、術者が顎位を保持した状態で、印象用石膏（キサンターノなど）を練和し、診査時の予備印象（第23項参照）に用いたシリンジ（50ccカテーテル用シリンジを改良したもの）を用いて、上下ゴシック・アーチ・トレーサーの間隙にプラスターを流し込

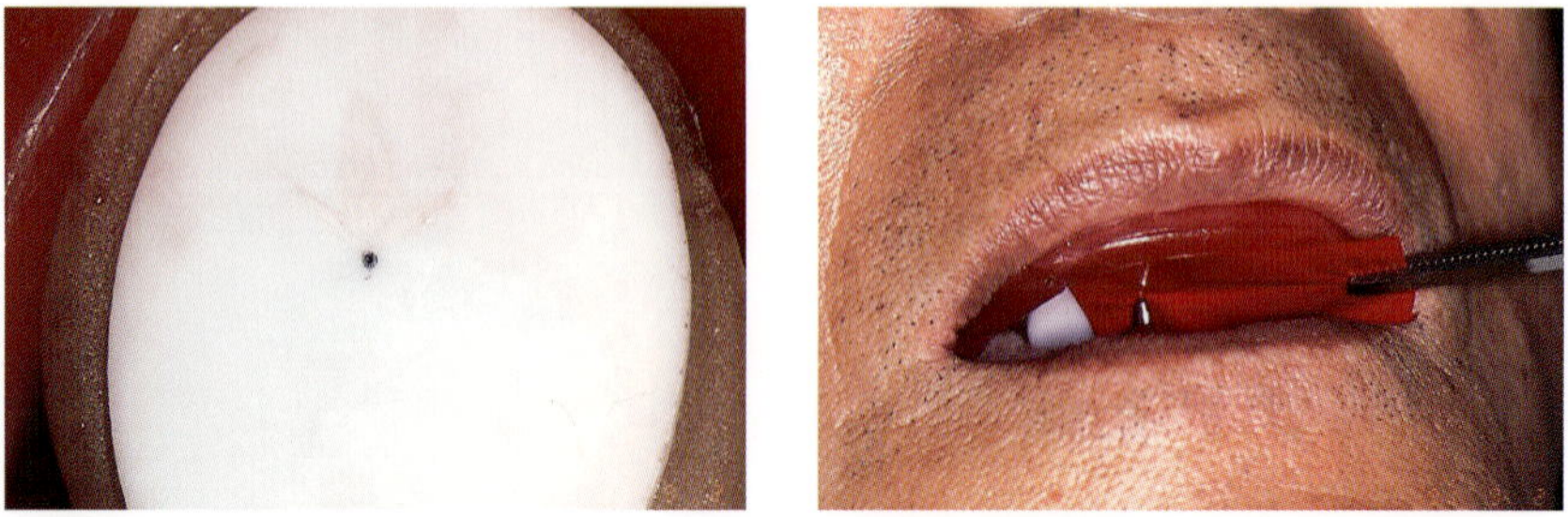

図51-16, 17　再現性の確認。再度トレーサーを口腔内に戻し、咬合紙を介してタッピングしてもらい、何度もアペックス部に形成した凹部に描記針が復帰するのを確認する。このとき何回行っても復帰点が凹部よりずれるようであれば、凹部を修正し、再度咬合紙により復帰を確認していく。

み硬化を待ちます（図51-18）。

このとき描記針が保持孔に納まっているのを確認する意味と患者さんの呼吸をしやすくするといった意味から、前歯部にはプラスターを流さないようにします。プラスターが硬化したなら上下一塊として口腔内より撤去します。

もし上下が別々になったとしても後でチェック・バイトは復帰できますので問題はありませんが、上下一塊として採得できれば、これ以上正確なバイトはないと言えるでしょう（図51-19）。

口腔外に取り出した上下顎間関係位記録（中心位プラスター・チェック・バイト）を後方より観察し、描記針が保持孔にきちんと嵌入しているのを確認し、プラスター・チェック・バイトの採得は完了となります（図51-20）。

⑥中心位プラスター・チェック・バイトを用いての下顎模型のリマウント

咬合採得ーで咬合器にマウントされた下顎作業模型を咬合器より外し、基底面にモデル・トリマーをかけリマウントに備えておきます。つぎに採得された上下顎間関係位記録を上下顎作業模型に戻し、模型とプラスターが干渉を起こしているところがあればトリミングしておきます。上下顎作業模型に上下顎間関係位記録（中心位プラスター・チェック・バイト）を適合させ咬合器へ下顎模型をリマウントします。このとき、もしゴシック・アーチ・トレーシング時に描記針を最初の設定より長いものに変更していた場合は、各種描記針における咬合挙上量のチェック時に記入しておいた咬合挙上量に咬合器のインサイザル・ピンを修正し下顎模型のリマウントを行います。リマウントが終了したら、上顎咬合床に設置されている描記板を

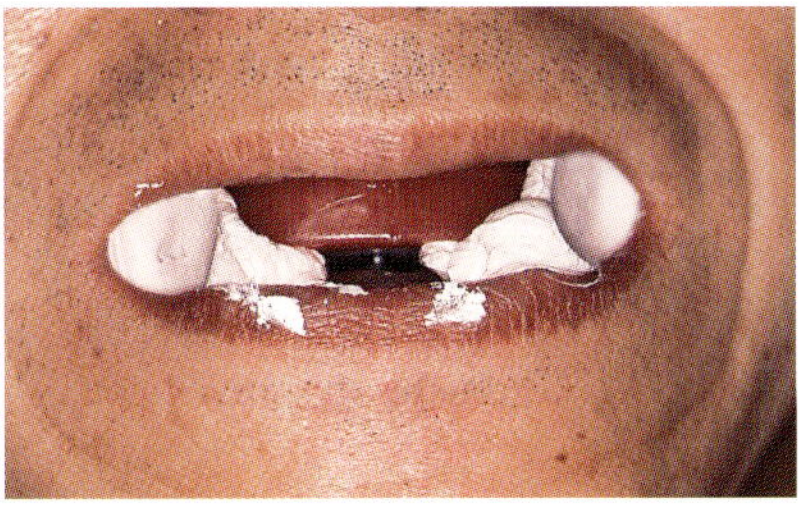

図51-18　プラスター・チェック・バイトの採得。口腔内においてトレーサーの鋭利な描記針を先に形成した保持孔に嵌入させ、術者が顎位を保持した状態で、印象用石膏（キサンターノなど）を練和し、診査時の予備印象（第23項参照）に用いたシリンジ（50ccカテーテル用シリンジを改良したもの）にて上下ゴシック・アーチ・トレーサーの間隙にプラスターを流し込み硬化を待つ。

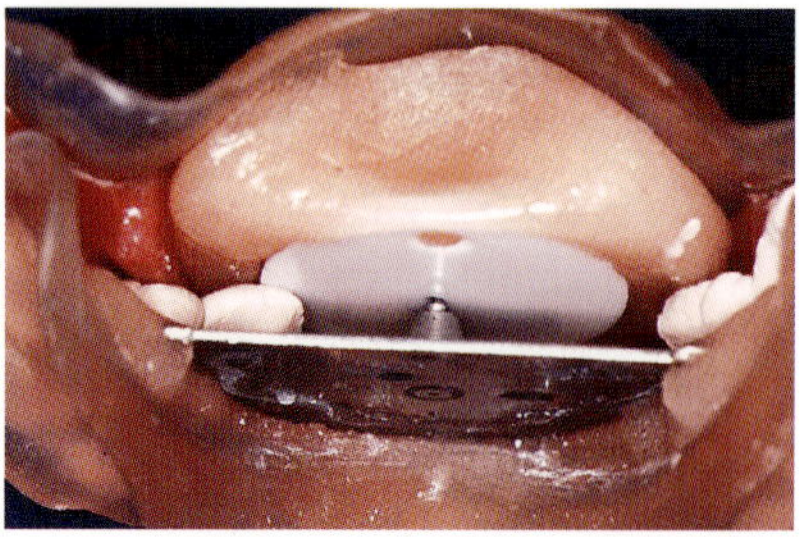
図51-20　描記針の嵌入の確認。口腔外に取り出した上下顎間関係位記録（中心位プラスター・チェック・バイト）を後方より観察し、描記針が保持孔にきちんと嵌入しているのを確認する。

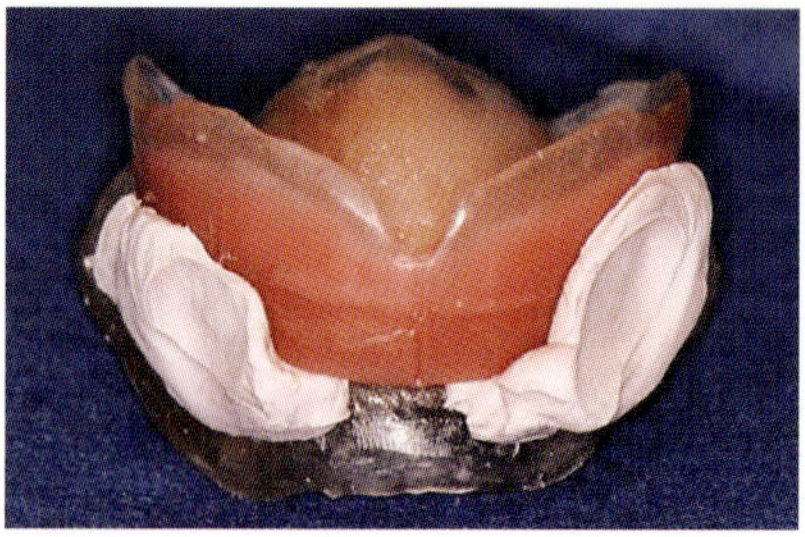
図51-19　上下一塊として口腔内より撤去されたプラスター・チェック・バイト。

撤去します（図51-21）。

⑦下顎咬合堤の修正

下顎作業模型が上下顎間関係位記録（中心位プラスター・チェック・バイト）により咬合器にリマウントされたなら、咬合採得Ⅰで使用した下顎咬合床を下顎模型に戻し、咬合挙上「ゼロ（インサイザル・ピン0度）」の状態で上顎咬合堤と適合するように下顎咬合堤咬合面部を修正します。このようにして咬合採得Ⅱは完了となります（図51-22）。

この後は人工歯排列、重合、咬合採得Ⅲのセットアップ、リマウント、完成義歯の調製、口腔内装着、患者教育、術後管理と続きますが、これらについては下巻で解説していきます。

（下巻へ続く）

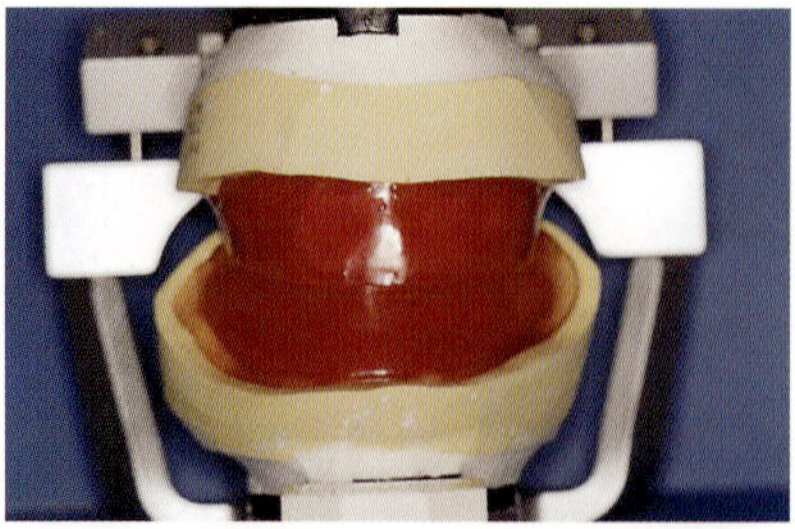
図51-22　下顎咬合堤の修正。下顎作業模型が上下顎間関係位記録（中心位プラスター・チェック・バイト）により咬合器にリマウントされたなら、咬合採得Ⅰで使用した下顎咬合床を下顎模型に戻し、咬合挙上「ゼロ（インサイザル・ピン0°）」の状態で上顎咬合堤と適合するように下顎咬合堤咬合面部を修正する。

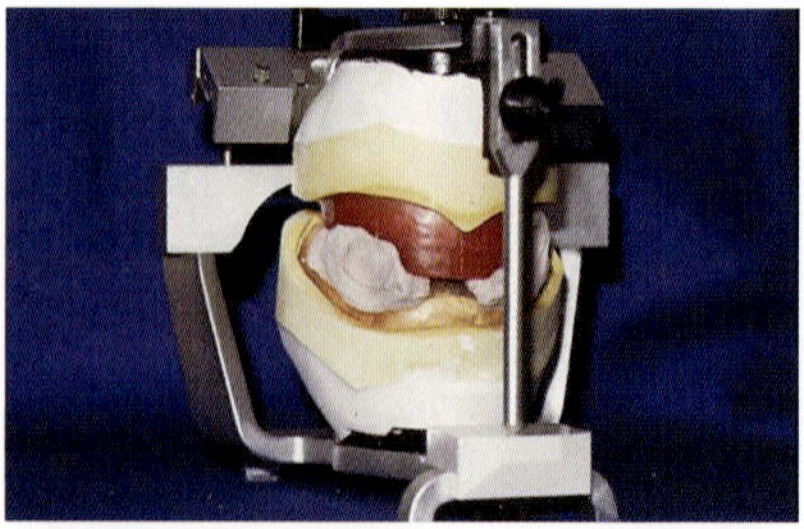
図51-21　中心位プラスター・チェック・バイトを用いての下顎模型のリマウント。上下顎作業模型に上下顎間関係位記録（中心位プラスター・チェック・バイト）を適合させ咬合器へ下顎模型をリマウントする。このとき、もしゴシック・アーチ・トレーシング時に描記針を最初の設定より長いものに変更していた場合は、各種描記針における咬合挙上量のチェック時に記入しておいた咬合挙上量に咬合器のインサイザル・ピンを修正し下顎模型のリマウントを行う。

参考文献・上巻

1. 保母須弥也（編集）、保母須弥也、高山寿夫、波多野泰夫（著）：新編 咬合学事典．東京：クインテッセンス出版．1998；22.
2. Watt, D. M., MacGregor, A. R. : Dssigning complete dentures. W. b. Saunders Co., Philadelphia, London, Tronto, 1976.
3. 保母須弥也（編集）、保母須弥也、高山寿夫、波多野泰夫（著）：新編 咬合学事典．東京：クインテッセンス出版．1998；359.
4. Wright, C. R. et al. : A Study of the tongue and its relation to Denture Stability. J. A. T. A., 1949；39：269 - 275.
5. 栢　豪洋、内村　登、近藤　武ほか（編集）：歯科衛生士のための歯科用語小辞典　臨床編．東京：クインテッセンス出版．1987；6.
6. 保母須弥也（編集）、保母須弥也、高山寿夫、波多野泰夫（著）：新編 咬合学事典．東京：クインテッセンス出版．1998；16.
7. 上條雍彦：口腔解剖学（筋学）．アナトーム社．東京：1975.
8. Schreinemarkers, j. : Die Logik in der Totalprothetik, Qintessenz. Berlin, 1979.
9. 阿部晴彦：コンプリート・デンチャーの臨床．クインテッセンス出版．東京：1991.

著者略歴

寺西邦彦（てらにし　くにひこ）

1954年　東京都生まれ
1979年　日本大学歯学部卒業
1980年　阿部晴彦先生に師事、東京歯科研究会にて阿部晴彦総義歯セミナーのインストラクター(1981年～1987年)
1982年　南カリフォルニア大学歯学部 Advanced Prosthodontics, Advanced Periodontics に留学、Dr. Bernard Levin, Dr. Max B.Sosin, Dr. Raymond L.Kimらに師事
1983年　東京都港区赤坂に寺西歯科医院開業
1994年 ～ 2001年　ノーベル・バイオケア・ジャパン認定インストラクター　ブローネマルク・システム・インプラント Step By Stepコース主催
2002年　O.S.I.東京インプラントセミナー主催、Astra Tech Implantセミナー講師
現在に至る

●主な所属学会など

日本顎咬合学会会員(指導医)、S.J.C.D.International常任理事、スタディーグループ赤坂会顧問、Academy of Osseointegration会員、OSI東京主幹、日本補綴歯科学会、日本歯周病学会、日本矯正歯科学会会員

●主な著書

「総義歯に強くなる本」「ビジュアル・セミナー臨床咬合学入門」「ビジュアル・セミナー臨床総義歯学入門」(クインテッセンス出版)、「臨床歯周補綴IIマニュアル&クリニック」(第一歯科出版)、その他文献多数。

無歯顎補綴に強くなる本 上巻

2009年３月10日　第１版第１刷発行

著　　者　寺西《てらにし》　邦彦《くにひこ》

発 行 人　佐々木　一高

発 行 所　クインテッセンス出版株式会社
東京都文京区本郷３丁目２番６号　〒113‐0033
クイントハウスビル　電話 (03)5842‐2270(代表)
(03)5842‐2272(営業部)
(03)5842‐2279(書籍編集部)
web page address　http://www.quint-j.co.jp/

印刷・製本　サン美術印刷株式会社

ISBN978‐4‐7812‐0063‐7　C3047

定価はカバーに表示してあります